北京大学口腔医学教材
住院医师规范化培训辅导教材

临床龋病学

Clinical Cariology

（第3版）

主　　编　岳　林　董艳梅
副 主 编　罗海燕　刘　鹤
荣誉主编　高学军
编　　委　（按姓名汉语拼音排序）
　　　　　陈　峰（北京大学口腔医院）
　　　　　董艳梅（北京大学口腔医院）
　　　　　高学军（北京大学口腔医院）
　　　　　刘　鹤（北京大学口腔医院）
　　　　　罗海燕（北京大学口腔医院）
　　　　　司　燕（北京大学口腔医院）
　　　　　王晓灵（北京大学口腔医院）
　　　　　岳　林（北京大学口腔医院）
　　　　　郑树国（北京大学口腔医院）
编写秘书　刘思毅　王晓灵

北京大学医学出版社

LINCHUANG QUBINGXUE

图书在版编目（CIP）数据

临床龋病学 / 岳林，董艳梅主编 . —3 版 . —北京：北京大学医学出版社，2021.8
ISBN 978-7-5659-2382-1

Ⅰ. ①临… Ⅱ. ①岳… ②董… Ⅲ. ①龋齿—诊疗—医学院校—教材 Ⅳ. ① R781.1

中国版本图书馆 CIP 数据核字（2021）第 050051 号

临床龋病学（第 3 版）

主　　编：岳　林　董艳梅
出版发行：北京大学医学出版社
地　　址：（100191）北京市海淀区学院路 38 号　北京大学医学部院内
电　　话：发行部 010-82802230；图书邮购 010-82802495
网　　址：http://www.pumpress.com.cn
E-mail：booksale@bjmu.edu.cn
印　　刷：北京信彩瑞禾印刷厂
经　　销：新华书店
责任编辑：崔玲和　　责任校对：靳新强　　责任印制：李　啸
开　　本：850 mm×1168 mm　1/16　印张：15.25　字数：428 千字
版　　次：2021 年 8 月第 3 版　2021 年 8 月第 1 次印刷
书　　号：ISBN 978-7-5659-2382-1
定　　价：39.00 元
版权所有，违者必究
（凡属质量问题请与本社发行部联系退换）

北京大学口腔医学教材编委会名单

总 顾 问　张震康
总 编 审　林久祥　王　兴　马绪臣
主 任 委 员　俞光岩　郭传瑸
副主任委员　李铁军　周永胜
委　　员　（按姓名汉语拼音排序）
　　　　　蔡志刚　陈霄迟　邓旭亮　邸　萍　董艳梅　范宝林　傅开元
　　　　　甘业华　郭传瑸　华　红　江　泳　李铁军　李巍然　林　红
　　　　　林　野　刘宏伟　栾庆先　欧阳翔英　　　　秦　满　佟　岱
　　　　　王晓燕　夏　斌　谢秋菲　徐　韬　俞光岩　岳　林　张　磊
　　　　　张　伟　张　益　张祖燕　郑利光　郑树国　周永胜
秘　　书　董美丽　孙志鹏

第 3 版序

八年制口腔医学教育是培养高素质口腔医学人才的重要途径。2001年至今，北京大学口腔医学院已招收口腔医学八年制学生765名，培养毕业生445名。绝大多数毕业生已经扎根祖国大地，成为许多院校和医疗机构口腔医学的重要人才。近20年的教学实践证明，口腔医学八年制教育对于我国口腔医学人才培养、口腔医学教育模式探索以及口腔医疗事业的发展做出了重要贡献。

人才培养离不开优秀的教材。第1轮北京大学口腔医学长学制教材编撰于2004年，于2014年再版。两版教材的科学性和实用性已经得到普遍的认可和高度评价。自两轮教材发行以来，印数已逾50万册，成为长学制、本科五年制及其他各学制、各层次学生全面系统掌握口腔医学基本理论、基础知识、基本技能的良师益友，也是各基层口腔医院、诊所、口腔科医生的参考书、工具书。

近年来，口腔医学取得了一些有益的进展。数字化口腔医学技术在临床中普遍应用，口腔医学新知识、新技术和新疗法不断涌现并逐步成熟。第3轮北京大学口腔医学教材在重点介绍经典理论知识体系的同时，注意结合前沿新理念、新概念和新知识，以培养学生的创新性思维和提升临床实践能力为导向。同时，第3轮教材新增加了《口腔药物学》和《口腔设备学》，使整套教材体系更趋完整。在呈现方式上，本轮教材采用了现代图书出版的数字化技术，这使得教材的呈现方式更加多元化和立体化；同时，通过增强现实（AR）等方式呈现的视频、动画、临床案例等数字化素材极大地丰富了教材内容，并显著提高了教材质量。这些新型编写方式的采用既给编者们提供了更多展示教材内容的手段，也提出了新的挑战，感谢各位编委在繁忙的工作中，适应新的要求，为第3轮教材的编写所付出的辛勤劳动和智慧。

八年制口腔医学教材建设是北京大学口腔医学院近八十年来口腔医学教育不断进步、几代口腔人付出巨大辛劳后的丰硕教育成果的体现。教材建设在探索中前进，在曲折中前进，在改革中前进，在前进中不断完善，承载着成熟和先进的教育思想和理念。大学之"大"在于大师，北京大学拥有诸多教育教学大师，他们犹如我国口腔医学史上璀璨的群星。第1轮和第2轮教材共汇聚了245名口腔医学专家的集体智慧。在第3轮教材修订过程中，又吸纳75名理论扎实、业务过硬、学识丰富的中青年骨干专家参加教材编写，这为今后不断完善教材建设，打造了一支成熟稳定、朝气蓬勃、有开拓进取精神和自我更新能力的创作团队。

教育兴则国家兴，教育强则国家强。高等教育水平是衡量一个国家发展水平和发展潜力的重要标志。党和国家对高等教育人才培养的需要、对科学知识创新和优秀人才的需要就是我们的使命。北京大学口腔医院（口腔医学院）将更加积极地传授已知、更新旧知、开掘新知、探索未知，通过立德树人不断培养党和国家需要的人才，加快一流学科建设，实现口腔医学高等教育内涵式发展，为祖国口腔医学事业进步做出更大的贡献！

在此，向曾为北京大学口腔医学长学制教材建设做出过努力和贡献的全体前辈和同仁致以最崇高的敬意！向长期以来支持口腔医学教材建设的北京大学医学出版社表示最诚挚的感谢！

俞光岩　郭传瑸

2020年6月

第 2 版序

2001年教育部批准北京大学医学部开设口腔医学（八年制）专业，之后其他兄弟院校也开始培养八年制口腔专业学生。为配合口腔医学八年制学生的专业教学，2004年第1版北京大学口腔医学长学制教材面世，编写内容包括口腔医学的基本概念、基本理论和基本规律，以及当时口腔医学的最新研究成果。近十年来，第1版的14本教材均多次印刷，在现代中国口腔医学教育中发挥了重要作用，反响良好，应用范围广泛：兄弟院校的长学制教材、5年制学生的提高教材、考研学生的参考用书、研究生的学习用书，在口腔医学的诸多教材中具有一定的影响力。

社会的发展和科技的进步使口腔医学发生着日新月异的变化。第1版教材面世已近十年，去年我们组织百余名专家启动了第2版教材的编写工作，包括占编委总人数15%的院外乃至国外的专家，从一个崭新的视角重新审视长学制教材，并根据学科发展的特点，增加了新的口腔亚专业内容，使本套教材更加全面，保证了教材质量，增强了教材的先进性和适用性。

说完教材，我想再说些关于八年制教学，关于大学时光。同学们在高考填报志愿时肯定已对八年制有了一定了解，口腔医学专业八年制教学计划实行"八年一贯，本博融通"的原则，强调"加强基础，注重素质，整体优化，面向临床"的培养模式，目标是培养具有口腔医学博士专业学位的高层次、高素质的临床和科研人才。同学们以优异成绩考入北京大学医学部口腔医学八年制，一定是雄心勃勃、摩拳擦掌，力争顺利毕业获得博士学位，将来成为技艺精湛的口腔医生、桃李天下的口腔专业老师抑或前沿的口腔医学研究者。祝贺你们能有这样的目标和理想，这也正是八年制教育设立的初衷——培养中国乃至世界口腔医学界的精英，引领口腔医学的发展。希望你们能忠于自己的信念，克服困难，奋发向上，脚踏实地地实现自己的梦想，完善人生，升华人性，不虚度每一天，无愧于你们的青春岁月。

我以一个过来人的经历告诉你们，并且这也不是我一个人的想法：人生最美好的时光就是大学时代，二十岁上下的年纪，汗水、泪水都可以尽情挥洒，是充实自己的黄金时期。你们是幸运的，因为北京大学这所高等学府拥有一群充满责任感和正义感的老师，传道、授业、解惑。你们所要做的就是发挥自己的主观能动性，在老师的教导下，合理支配时间，学习、读书、参加社团活动、旅行……"读万卷书，行万里路"，做一切有意义的事，不被嘈杂的外界所干扰。少些浮躁，多干实事，建设内涵。时刻牢记自己的身份：你们是现在中国口腔界的希望，你们是未来中国口腔界的精英；时刻牢记自己的任务：扎实学好口腔医学知识，开拓视野，提高人文素养；时刻牢记自己的使命：为引领中国口腔的发展做好充足准备，为提高大众的口腔健康水平而努力。

从现在起，你们每个人的未来都与中国口腔医学息息相关，"厚积而薄发"，衷心祝愿大家在宝贵而美好的大学时光扎实学好口腔医学知识，为发展中国口腔医学事业打下坚实的基础。

这是一个为口腔事业奋斗几十年的过来人对初生牛犊的你们——未来中国口腔界的精英的肺腑之言，代为序。

徐 韬

二〇一三年七月

第1版序

北京大学医学教材口腔医学系列教材编审委员会邀请我为14本8年制口腔医学专业的教材写一个总序。我想所以邀请我写总序，也许在参加这14本教材编写的百余名教师中我是年长者，也许在半个世纪口腔医学教学改革和教材建设中，我是身临其境的参与者和实践者。

1952年我作为学生进入北京大学医学院口腔医学系医预班。1953年北京大学医学院口腔医学系更名为北京医学院口腔医学系，1985年更名为北京医科大学口腔医学院，2000年更名为北京大学口腔医学院。历史的轮回律使已是老教授的我又回到北京大学。新中国成立后学制改动得频繁：1949年牙医学系为6年，1950年毕业生为5年半，1951年毕业生为5年并招收3年制，1952年改为4年制，1954年入学的为4年制，毕业时延长一年实为5年制，1955年又重新定为5年制，1962年变为6年制，1974年招生又决定3年制，1977年再次改为5年制，1980年又再次定为6年制，1988年首次定为7年制，2001年首次招收8年制口腔医学生。

20世纪50年代初期，没有全国统一的教科书，都是用的自编教材；到50年代末全国有三本统一的教科书，即《口腔内科学》《口腔颌面外科学》和《口腔矫形学》；到70年代除了上述三本教科书外增加了口腔基础医学的两本全国统一教材，即《口腔组织病理学》和《口腔解剖生理学》；80年代除了上述五本教科书外又增加《口腔正畸学》《口腔材料学》《口腔颌面X线诊断学》和《口腔预防·儿童牙医学》，《口腔矫形学》更名为《口腔修复学》。至此口腔医学专业已有全国统一的九本教材；90年代把《口腔内科学》教材分为《牙体牙髓病学》《牙周病学》《口腔黏膜病学》三本，把《口腔预防·儿童牙医学》分为《口腔预防学》和《儿童口腔病学》，《口腔颌面X线诊断学》更名为《口腔颌面医学影像诊断学》，同期还增设有《口腔临床药物学》《口腔生物学》和《口腔医学实验教程》。至此，全国已有14本统一编写的教材。到21世纪又加了一本《𬌗学》，共15本教材。以上学科名称的变更，学制的变换以及教材的改动，说明新中国成立后口腔医学教育在探索中前进，在曲折中前进，在改革中前进，在前进中不断完善。而这次为8年制编写14本教材是半个世纪口腔医学教育改革付出巨大辛劳后的丰硕收获。我相信，也许是在希望中相信我们的学制和课程不再有变动，而应该在教学质量上不断下功夫，应该在教材和质量上不断再提高。

书是知识的载体。口腔医学教材是口腔医学专业知识的载体。一套口腔医学专业的教材应该系统地、完整地包含口腔医学基本知识的总量，应该紧密对准培养目标所需要的知识框架和内涵去取舍和筛选。以严谨的词汇去阐述基本知识、基本概念、基本理论和基本规律。大学教材总是表达成熟的观点、多数学派和学者中公认的观点和主流派观点。也正因为是大学教材，适当反映有争议的观点、非主流派观点让大学生去思辨应该是有益的。口腔医学发展日新月异，知识的半衰期越来越短，教材在反映那些无可再更改的基本知识的同时，概括性介绍口腔医学的最新研究成果，也是必不可少的，使我们的大学生能够触摸到口腔医学科学前沿跳动的脉搏。创造性虽然是不可能教出来的，但是把教材中深邃的理论表达得深入浅出，引人入胜，激发兴趣，给予思考的空间，尽管写起来很难，却是可能的。这无疑有益于培养大学生的创造性思维能力。

本套教材共14本，是供8年制口腔医学专业的大学生用的。这14本教材为：《口腔组织学与病理学》《口腔颌面部解剖学》《牙体解剖与口腔生理学》《口腔生物学》《口腔材料学》《口腔颌面医学影像学》《牙体牙髓病学》《临床牙周病学》《儿童口腔医学》《口腔颌面外科学》《口腔修复学》《口腔正畸学》《预防口腔医学》《口腔医学导论》。可以看出这14本教材既有口腔基础医学类的，也有临床口腔医学类的，还有介于两者之间的桥梁类科目教材。这是一套完整的、系统的口腔医学专业知识体系。这不仅仅是新中国成立后第一套系统教材，也是1943年成立北大牙医学系以来的首次，还是实行8年制口腔医学学制以来的首部。为了把这套教材写好，教材编委会遴选了各学科资深的教授作为主编和副主编，百余名有丰富的教学经验并正在教学第一线工作的教授和副教授参加了编写工作。他们是尝试着按照上述的要求编写的。但是首次难免存在不足之处，好在道路已经通畅，目标已经明确，只要我们不断修订和完善，这套教材一定能成为北京大学口腔医学院的传世之作！

张震康

二〇〇四年五月

第 3 版前言

《临床龋病学》是为适应北京大学口腔医学院的"龋病融合课"教学而编写的教材。2002年，王嘉德教授主持教学改革，开创由涉及龋病教学的多个教研室集中授课的"龋病融合课"教学模式。当时，在牙体牙髓科高学军教授的牵头下，教师们系统梳理了龋病学知识点，架构出新的课程体系，经集体备课，实施了授课。之后，在逐年的教学实践中，高学军教授带领教师们不断对课程予以调整和改进，终于在 2008 年以各位教师的讲义为基础成书为第 1 版《临床龋病学》。在之后的教学中，师生将此书作为教材。经过 6 年的使用和意见反馈，这本书于 2013 年修订并纳入第 2 轮北京大学口腔医学教材。"龋病融合课"至今已经过了 18 年的磨砺，逐渐由联合授课进入相互融合。也正是在此背景下，《临床龋病学》有了进一步提升的内容基础。2020 年，在各授课教研室、教学一线教师以及第 2 版作者的支持下，我们用近 1 年的时间完成了第 3 版的编写。第 3 版仍保持了鲜明的北医特色，一方面强调基础理论、基本知识和基本技能，力求概念清楚、技术规范；另一方面注重引导思考和探索，留出学生在龋病研究领域中的升华空间。第 3 版在保留第 2 版经典内容的基础上，按照知识点的逻辑关系对章节顺序进行了较大的调整，使内容更利于学生学习的连贯性和教学的衔接性；将原分布在多个章节的重复内容进行了合并，全书由第 2 版的 18 章整合、缩减为新版的 12 章；尽最大可能统一各学科对同一内容的观点、概念和名词术语；补充了近年来文献中较新且得到专家共识的内容；在第 2 版文字加图片的形式基础上，增加了纳入二维码扫描内容的病例解析等新的立体化教材形式，以利读者更易于理论联系临床实际，了解学科进展。

在第 3 版的编写中，我们根据 2017 年第四次全国口腔健康流行病学调查结果，更新了我国龋病流行特点；结合经典著作和多学科讨论，统一了牙髓-牙本质复合体对龋源性刺激反应的概念；通过文献回顾和查新，补充了国内外龋病诊断术语的演变，增加了牙本质龋损中感染组织的临床识别，更新了近年临床诊断龋齿的新技术和新理念。

第 3 版的编委为老、中、青相结合的队伍，多数为"龋病融合课"教学一线的教师。在编写过程中，第 1 版及第 2 版主编、第 3 版的荣誉主编和编委高学军教授将他毕生对龋病的深刻认知、研究成果以及对该领域未来发展的思考毫无保留地奉献于笔端，也给予我们编写工作细致入微的指导，在此特别感谢高老师一如既往的帮助和支持。此时此刻，我们更加怀念敬爱的王嘉德教授，也想以此书向创立"龋病融合课"的王嘉德老师表达崇高的敬意。在编写过程中，虽然全体编委都竭尽心智，勉力而为，但仍暴露出我们知识结构的局限性和后备人才的短缺，书中也难免会有不尽如人意的遗憾，诚挚希望广大读者不吝赐教，予以指正，以帮助此书后续版本进一步完善和提高。

岳　林　董艳梅
2020 年 12 月

第 2 版前言

《临床龋病学》的编著，是乘当年教学改革的东风，是北京大学口腔医学院龋病融合课程科学研究的成果。如今，北大口腔医学院的龋病融合课程已经走过了十几年的历程，许多当年的年轻教师都已经成为了医院的学术顶梁柱，他们对龋病的认识有了更进一步的提高。本次再版仍然由这些教师执笔，对原有内容根据教学实践进行了少许调整，增加了必要的章节，减少了与临床联系不够紧密的章节。

龋病仍然是口腔中的常见病。随着经济文化的发展，人们会越来越意识到综合防治龋病的重要性。同时，有效防控龋病必须依赖全体口腔从业者的共同努力，而要使全体口腔从业者理解龋病的特殊性并自觉地担当龋病防治的重任，口腔医学教学中的龋病教学质量是至关重要的。愿第二版《临床龋病学》成为口腔医学教学和临床实践的良师益友。

高学军

2013 年 7 月

第1版前言

龋病是人类最常见的口腔疾病，特点是牙齿的慢性进行性破坏，而且一旦形成牙齿的缺损，必须靠人工的方法予以修复。龋病如果得不到及时控制，可能导致更多更严重的健康问题。对龋病病因和防治的研究涉及多学科，既有医学的学科，也有其他自然科学的学科，还涉及社会学、经济学、心理学等多方面的问题。自2002年以来，北京大学口腔医学院试行以龋病为中心的教学改革，将原来分散在不同教研室的与龋病有关的内容集中讲授，称为龋病融合课程。经过几年的实践，这种做法加强了学科之间的交流，提高了教师对龋病的整体认识，同时也取得了很好的教学效果。在这些工作的基础上，参加教学的老师联合口腔医学院的相关专家，完成了这本《临床龋病学》。与国内外相似类别的龋病专著不同，本书以临床防治为主线，力图突出相关的基本知识和临床防治方法。书中也适当介绍了国内外有关龋病病因、龋病防治相关的最新研究成果和研究动向。

本书分为三个部分，第一部分，重点介绍与龋病发生有关的基础知识、龋病的病因病理、发病过程、流行情况等；第二部分，重点介绍龋病的临床特点、分类、诊断方法和鉴别诊断、治疗原则、预防技术；第三部分，着重介绍龋病研究的一些前沿问题。对于龋病缺损的修复方法，一般在《牙体牙髓病学》和《口腔修复学》等专著中介绍，读者可以参见相关的书籍，本书不专门介绍。

本书是北京大学口腔医学长学制本科生龋病学融合课程的主要教材，也适合其他口腔医学专业本科生、研究生和临床口腔科医师参考阅读。

本书的编者都是北京大学从事龋病临床教学的教师，在临床实践方面有丰富的经验，但就完成龋病学专著来说，在许多基础知识方面，仍然感到捉襟见肘。因此，对于书中可能出现的错误和不足，还请读者原谅，并不吝赐教，以便我们改正。

感谢王嘉德教授。北京大学口腔医学院的龋病学融合课程由当时担任教学办公室主任的王教授提出、组织并推动，所有的成绩都凝聚着她的心血和努力。感谢口腔医学院的领导和教育处的同事，本书的完成离不开他们的帮助与支持。

高学军
2007年10月

目 录

第一章 概论
Introduction ·········· 1

第一节 龋病学简介
Brief of cariology ·········· 1
一、龋病 ·········· 1
二、龋病学 ·········· 2
三、龋病学涉及的领域 ·········· 2

第二节 龋病的历史
History of the dental caries disease ·········· 3
一、人类历史上龋病的发病情况 ·········· 3
二、人类对龋病的早期记载 ·········· 4
三、古人对龋病治疗的尝试 ·········· 4
四、现代龋病治疗及预防方法在西方国家的萌芽 ·········· 5

第三节 龋病的流行特征与临床特点
Epidemical and clinical characteristics of dental caries ·········· 6
一、龋病在人群中的流行特点 ·········· 6
二、龋病的临床特点 ·········· 7
三、龋病对人类健康和社会生活的危害 ·········· 8
四、强化龋病防控体系的建设 ·········· 8

第四节 龋病研究概览
Overview of current caries research ·········· 9
一、病原学的研究 ·········· 9
二、发病机制的研究 ·········· 10
三、预防和治疗技术的研究 ·········· 10

小结
Summary ·········· 11

第二章 牙的发育与组织结构
Development and histology of the tooth ·········· 12

第一节 牙的发育
Development of the tooth ·········· 12
一、牙胚的形成 ·········· 12
二、牙胚的分化 ·········· 13
三、牙体组织的形成 ·········· 15
四、牙根的发育 ·········· 16
五、牙的萌出与替换 ·········· 17

第二节 牙釉质
Enamel ·········· 18
一、牙釉质发生 ·········· 18
二、牙釉质的组织结构 ·········· 19
三、牙釉质的理化特性 ·········· 22

第三节 牙本质
Dentin ·········· 23
一、牙本质发生 ·········· 23
二、牙本质的组织结构 ·········· 24
三、牙本质的理化特性 ·········· 26

第四节 牙骨质
Cementum ·········· 27
一、牙骨质发生 ·········· 27
二、牙骨质的组织结构 ·········· 28
三、牙骨质的理化及生物学特性 ·········· 28

第五节 牙髓
Dental pulp ·········· 29
一、牙髓的发育 ·········· 29
二、牙髓的组织结构 ·········· 29

小结
Summary ·········· 31

名词术语
Definition and terminology ·········· 31

第三章 牙的口腔生态环境
Teeth and its oral ecological environment ·········· 32

第一节　唾液
　　Saliva ································ 32
　一、唾液分泌量 ························ 32
　二、唾液成分 ···························· 34
　三、唾液与龋病 ························ 38
　四、唾液功能及其临床应用 ······ 38
第二节　口腔常驻微生物
　　The resident oral microflora ··· 39
　一、细菌 ···································· 40
　二、真菌 ···································· 45
　三、支原体、病毒和原虫 ········ 46
第三节　口腔微生物群落的生态特性
　　Ecological properties of oral
　　microbial community ············ 46
　一、口腔微环境中生物膜脱落与
　　　定植的动态平衡 ················ 47
　二、口腔不同生境的微生物特性 ··· 48
　三、影响口腔不同生境微生物群落
　　　特性的因素 ························ 49
小结
Summary ·· 51
名词术语
Definition and terminology ············ 51

第四章　龋病病因学理论
　　Etiology of dental caries ············ 52
第一节　化学细菌学说
　　Chemico-bacterial theory ······ 52
　一、化学细菌学说的萌芽 ········ 52
　二、化学细菌学说的确立 ········ 52
　三、化学细菌学说的局限性 ···· 53
　四、化学细菌学说的完善 ········ 53
第二节　其他龋病病因学说
　　Other theories on the etiology of
　　dental caries ························ 54
　一、蛋白溶解学说 ···················· 54
　二、蛋白溶解-螯合学说 ·········· 54
　三、其他早期学说 ···················· 55
第三节　现代龋病病因学理论
　　Contemporary theories of the
　　development of dental caries ··· 56
　一、细菌和牙菌斑 ···················· 57
　二、食物 ···································· 57
　三、宿主 ···································· 58
　四、时间 ···································· 59
小结
Summary ·· 60
名词术语
Definition and terminology ············ 60

第五章　龋病微生物学和发病机制
　　Microbiology and mechanisms of
　　dental caries ························ 61
第一节　致龋微生物的特点
　　Properties of cariogenic
　　microorganisms ···················· 61
　一、牙面的黏附与定植 ············ 62
　二、糖转运代谢产酸 ················ 62
　三、耐酸性 ································ 62
　四、合成细胞内和细胞外多糖 ··· 62
第二节　致龋微生物的种类及其致龋特性
　　Cariogenic microorganism species
　　and their virulence properties ··· 63
　一、链球菌属 ···························· 63
　二、乳杆菌属 ···························· 68
　三、放线菌属 ···························· 69
　四、其他口腔细菌 ···················· 69
第三节　牙菌斑与牙菌斑液
　　Dental plaque and dental plaque
　　fluid ······································ 70
　一、牙菌斑 ································ 70
　二、牙菌斑液 ···························· 73
第四节　饮食中的糖对龋病形成的作用
　　The role of diet sugar in dental
　　caries ···································· 74
　一、牙菌斑中糖代谢与龋的形成 ······ 75
　二、糖的种类和性状对牙菌斑
　　　产酸性和龋的影响 ············ 76
　三、摄糖方式和时间对龋的影响 ······ 76
第五节　龋形成的动力学过程
　　Dynamics of dental caries ······ 78
　一、牙硬组织的脱矿机制 ········ 78
　二、摄糖产酸与脱矿过程 ········ 79
　三、唾液和牙菌斑对酸的清除作用与
　　　再矿化过程 ························ 80
　四、早期龋与龋洞的形成 ········ 81

五、龋形成的多因素特征 …………… 83
小结
Summary …………………………… 84
名词术语
Definition and terminology ………… 84

第六章 龋病病理学
Pathology of dental caries ……… 85

第一节 龋病的形态学研究方法
Histologic methods for dental caries research …………………… 85
一、龋病标本制作方法 ……………… 85
二、透射光显微镜 …………………… 86
三、偏光显微镜 ……………………… 86
四、显微放射摄影 …………………… 86
五、电子显微镜 ……………………… 86

第二节 牙釉质龋
Enamel caries ……………………… 87
一、平滑面龋 ………………………… 88
二、窝沟龋 …………………………… 94

第三节 牙本质龋和牙骨质龋
Dentin caries and cementum caries …………………………… 94
一、牙本质龋 ………………………… 94
二、牙骨质龋 ………………………… 97

第四节 牙髓-牙本质复合体对龋的反应
Reactions of pulp-dentin complex to dental caries ………………… 98
一、牙髓-牙本质复合体的生物学特性 ………………………………… 98
二、牙髓-牙本质复合体对龋的早期反应 ……………………………… 99
三、龋与牙髓炎 ……………………… 99

小结
Summary ………………………… 100
名词术语
Definition and terminology ……… 100

第七章 龋病的临床表现与诊断
Clinical manifestation and diagnosis of dental caries …… 102

第一节 龋齿的基本临床特征
Essential manifestation of dental caries ………………………… 102
一、临床表现 ……………………… 102
二、龋好发牙齿和好发部位 ……… 104

第二节 龋病的临床分类
Clinical classification of dental caries ………………………… 105
一、根据病变侵入牙齿的深度分类 … 106
二、根据病变发生的解剖部位分类 … 107
三、根据病变的进展速度分类 …… 107
四、根据致龋的特殊因素分类 …… 108
五、根据病变的发生与既往牙体治疗关系的分类 ……………… 109
六、龋病分类和诊断术语的演变 … 109

第三节 龋齿的临床检查和龋损组织识别
Clinical examination of decayed tooth and detection of caries lesion … 111
一、龋齿常规检查方法 …………… 112
二、龋齿辅助检查方法 …………… 112
三、龋的特殊检查方法 …………… 114
四、牙本质龋损中感染组织的临床识别 ……………………………… 116

第四节 龋齿的临床诊断
Dental caries diagnosis ………… 117
一、早期釉质龋 …………………… 117
二、浅龋 …………………………… 118
三、中龋 …………………………… 118
四、深龋 …………………………… 118
五、继发龋 ………………………… 118
六、猛性龋 ………………………… 119
七、静止龋 ………………………… 119

第五节 龋齿的鉴别诊断
Differential diagnosis of dental caries ………………………… 119
一、浅、中龋的鉴别诊断 ………… 119
二、深龋的鉴别诊断 ……………… 120

小结 ………………………………… 121
Summary ………………………… 121
名词术语
Definition and terminology ……… 121

第八章 龋病的临床处理策略
Clinical treatment strategy of dental caries …………… 123

第一节　控制龋的发展
　　Control of carious progress……123
　　一、口腔护理措施……………………123
　　二、诊断与病因分析…………………124
　　三、制订并实施"防-控-修复"
　　　　一体化的治疗计划………………125
第二节　龋损牙体修复的原则
　　Principles of dental restoration of
　　carious teeth ……………………126
　　一、生物学考虑………………………126
　　二、美学和功能的考虑………………126
　　三、固位和抗力的考虑………………126
　　四、修复材料的选择…………………127
第三节　龋病风险评估
　　Caries risk assessment ………127
　　一、龋病风险评估的目的……………127
　　二、龋病风险评估的方法……………127
第四节　口腔疾病治疗中的龋病管理
　　Caries management in dental
　　treatment ………………………129
　　一、口腔疾病治疗中龋病管理的
　　　　必要性……………………………129
　　二、口腔疾病治疗中龋病管理的
　　　　途径和方法………………………130
　　三、口腔疾病治疗中龋病管理的
　　　　实施方案…………………………132
小结
　Summary………………………………134
名词术语
　Definition and terminology…………134

第九章　儿童和青少年龋病及其治疗特点
Dental caries in child and
adolescent and treatment………135
第一节　乳牙龋和年轻恒牙龋的特点
　　Characteristics of dental caries
　　in deciduous and immature
　　teeth………………………………135
　　一、乳牙龋……………………………135
　　二、年轻恒牙龋………………………139
第二节　儿童和青少年龋病的治疗
　　Treatment for dental caries in child
　　and adolescent……………………140

　　一、控制龋进展的策略与措施………140
　　二、治疗方法…………………………142
第三节　儿童和青少年龋病的临床管理
　　The management of dental caries in
　　child and adolescent ……………146
　　一、风险评估…………………………146
　　二、管理措施…………………………148
小结
　Summary………………………………153
名词术语
　Definition and terminology…………153

第十章　龋病的流行病学
Epidemiology of dental caries……155
第一节　龋病流行病学调查方法和指标
　　Methods and diagnosis criteria
　　of oral health survey for dental
　　caries ……………………………155
　　一、龋病流行病学调查方法…………155
　　二、龋病流行病学调查诊断标准……158
　　三、龋病的测量指标…………………164
第二节　龋病的流行状况和流行趋势
　　Epidemic characteristics and
　　trends of dental caries…………167
　　一、全球龋病的流行状况和流行
　　　　趋势………………………………167
　　二、中国龋病的流行状况和流行
　　　　趋势………………………………170
第三节　影响龋病流行的因素
　　Factors related to the distribution of
　　dental caries ……………………177
　　一、社会人口和经济学背景因素……177
　　二、氟化物的摄入……………………178
　　三、饮食习惯…………………………178
　　四、口腔卫生习惯……………………178
　　五、其他因素…………………………179
小结
　Summary………………………………179

第十一章　龋病的预防
Prevention of dental caries……180
第一节　龋病的预防措施
　　Measures of dental caries

　　　　prevention ·················· 180
　一、菌斑控制 ····················· 180
　二、饮食控制 ····················· 182
　三、增强特殊人群牙齿抵抗力 ······· 182
　四、定期口腔检查 ················· 183
第二节　社区群体龋病预防
　　　　Prevention of dental caries in
　　　　community ················ 183
　一、龋病的三级预防 ··············· 183
　二、口腔健康促进 ················· 184
　三、高危人群的龋病预防 ··········· 185
　四、龋病综合防治模式 ············· 187
第三节　窝沟封闭
　　　　Pit and fissure sealing ········· 188
　一、窝沟封闭的防龋原理 ··········· 188
　二、窝沟封闭剂的构成与发展 ······· 190
　三、窝沟封闭的适应证与非适应证 ··· 191
　四、窝沟封闭的操作步骤 ··········· 192
　五、窝沟封闭的效果评价 ··········· 193
第四节　预防性树脂充填
　　　　Preventive resin restoration ··· 194
　一、预防性树脂充填的原理 ········· 194
　二、预防性树脂充填的适应证与
　　　禁忌证 ······················· 194
　三、预防性树脂充填的操作步骤 ····· 195
　四、预防性树脂充填的效果 ········· 195
小结
Summary ······························ 196
名词术语
Definition and terminology ············ 196

第十二章　氟化物防龋
　　　　Fluoride in caries prevention····**198**
第一节　氟化物与人体健康
　　　　Fluoride and human health ···· 198
　一、人体对氟的摄入与代谢 ········· 198
　二、氟对牙齿矿化的影响 ··········· 200
　三、过量摄入氟对人体健康的影响 ·· 200
第二节　氟化物防龋的机制
　　　　Anticaries mechanism
　　　　of fluoride ················· 204
　一、牙釉质结合氟与龋的关系 ······· 204
　二、氟对龋病形成动力学过程的影响 ·· 204
　三、口腔液中氟的来源 ············· 205
　四、氟化物对细菌的作用 ··········· 206
第三节　氟化物防龋的应用
　　　　Application of fluoride in caries
　　　　prevention ·················· 207
　一、全身应用氟化物 ··············· 208
　二、局部应用氟化物 ··············· 210
　三、氟化物防龋的注意事项 ········· 214
小结
Summary ······························ 216
名词术语
Definition and terminology ············ 217

中英文专业词汇索引 ··················· **218**
主要参考文献 ························· **221**

第一章 概 论

Introduction

第一节 龋病学简介
Brief of cariology

一、龋病

龋病（dental caries）是以细菌为病原体，多种因素参与，发生在牙硬组织的进行性、破坏性慢性疾病。患有龋病的患牙称为龋齿（decayed tooth），临床特征包括牙齿表面完整性被破坏并形成龋洞，继而可有遇冷、热刺激时的敏感症状，病变继续发展可波及牙髓，引起更为严重的牙髓和根尖周组织的病变。

现代的医学科学研究表明，龋病的发生和发展与存在于牙表面的牙菌斑中的微生物有关，是一种细菌感染性疾病（infectious disease）。更新的研究表明，食物中的糖是龋病发病中另一个不可缺少的要素，因而也可将龋病定义为与饮食相关的细菌感染性疾病（diet related infectious disease），以强调饮食在龋发生中的重要性。

然而，龋病的发病过程具有极其独特的规律，不同于一般的细菌感染性疾病。首先，龋病发生在暴露的牙齿表面，发病过程中先有细菌借助已在牙面形成的唾液薄膜黏附到牙表面并形成牙菌斑生物膜，继而其中的细菌利用进入牙菌斑中的糖，经过酵解过程生成有机酸，后者使牙菌斑的液态环境变化为对于牙齿矿物不饱和的化学状态，导致固态的牙齿矿物溶解。牙齿中的有机物则在细菌分泌的相关酶的作用下降解破坏，受损的牙齿组织结构崩解后在牙面上形成龋洞。龋病的早期发病过程是一个脱矿与再矿化交替发生的动力学过程，并不立即形成龋洞。只有当脱矿过程大于再矿化，病变累积成为不可逆状态时，才导致龋洞发生。发生的龋洞不能靠机体的自身防御功能恢复，必须依赖人工方法和外来的材料修复。龋病的发病过程虽然有唾液的参与，但主要限于早期唾液薄膜的形成和对所生成有机酸的缓冲和转运，并不"惊动"整个机体的免疫系统。临床上可见，即使是口腔中有多个牙齿广泛的龋坏，如果没有严重的牙髓和根尖周组织并发症，也观察不到一般细菌感染性疾病常引发的炎症或免疫反应。

龋病发病和临床表现的特殊性使得相关的研究极为复杂和困难。从病原学考虑，大量的龋病研究将龋病病原指向了口腔中的常驻微生物。如今，口腔微生物学已经成为研究龋病的必需学科。研究表明，龋齿的病原是一些可以产酸、耐酸并可以生成多聚糖的口腔常驻菌，如变异链球菌、放线菌和乳杆菌。从对疾病过程的探索考虑，对龋病的研究需要化学、物理学、生物化学、免疫学、分子生物学等更多学科的知识。从疾病转归、预防和治疗考虑，口腔病理学、流行病学、口腔预防医学、口腔社会医学、口腔材料学、生物力学都应该成为涉猎的学科。

二、龋病学

顾名思义，龋病学（cariology）是一门以研究龋病为目标的学问。尽管龋病是一种古老的疾病，但是"龋病学"的问世并不久远。1974年德国学者E.Sauerwein出版了德文的《龋病学》（*Kariologie*）一书，对与龋病相关的基础理论和治疗技术做了系统介绍。1978年，美国学者Ernest Newbrun编著的《龋病学》（*Cariology*）第1版出版，标志着龋病学在世界范围得到了认可。我国的龋病研究和教学在20世纪50年代已经初具规模，以当时的北京医学院（现北京大学医学部）郑麟蕃教授为代表的老一代学者为此打下了良好的基础。到20世纪80年代，我国的龋病研究得到了广泛的重视和发展，先后有岳松龄教授主编的《现代龋病学》、樊明文教授主编的《龋病学》等专著出版发行。这些著作集中反映了我国学者多年的龋病研究成果，推动了我国的龋病学研究和教学的发展。

早期的"龋病学"着重于对龋病病因学的阐述，著名的四环学说就是Ernest Newbrun在其书中所阐述的。目前，在美国的大部分口腔医学院校以及龋病研究和预防工作比较先进的北欧国家，已经独立组织龋病学教学，并设有专门的教研室和研究机构。在欧洲一些龋病学研究基础较好的国家，更是将牙体修复学（operative dentistry）并入了龋病学中，形成更为广泛意义的龋病学。

对龋病学研究深入的国家也是龋病预防工作较好的国家，如北欧和西欧的一些国家。西欧龋病患病率曾经很高，但是龋病研究的成果得到了很好的应用，以荷兰为例，1965—1993年间，12岁儿童的龋均［龋失补牙（DMFT）］从8降到了1，这主要应归功于多种渠道氟化物的应用和广泛、有效的防治体系。

我国的龋病学研究起始于20世纪50年代后期。那时，在几个主要的口腔医学院校，老一辈学者努力奋斗、刻苦钻研，在龋病病因、病理和预防多个方面开创了很好的学术局面。期间由于"文化大革命"的干扰，龋病学的研究在国内中断了若干年，并且少有机会与国外同行交流，但是老一辈学者对问题的思考和对国外研究的关注始终没有中断，他们所开创的龋病研究为后来的发展奠定了坚实的基础。到了20世纪80年代，我国龋病研究出现了前所未有的发展局面。1987年，在武汉召开了我国第一次龋病学术研讨会。在世界范围，除了欧洲龋病研究组织每年的学术年会，我国的龋病学术研讨会可能是国际上唯一的全国性的龋病系列学术研究会。

然而，将龋病研究的成果用于龋病的预防和治疗工作在我国还有很长的路要走。我国口腔医学教育中龋病学的教学内容明显不足，尤其是存在知识点分散、教学力量不足等问题。在临床实践中普遍存在重修复（补牙）、轻综合防治等问题。除了几个重点口腔医学院校外，龋病学的教学明显滞后于其他临床学科的教学。为了扭转龋病学教学存在的内容分散等问题，2002年开始，北京大学口腔医学院将分散于不同学科的龋病学内容集中讲授，形成了独特的"龋病融合课"，经过几年的实践，取得了良好的效果。

加强对龋病学知识的学习有利于对整个口腔医学的理解。龋病导致的牙体组织缺损是临床上最常见的口腔科问题，同时也是导致牙髓炎及根尖周病的主要原因。临床口腔科医师工作的重要内容是修复缺损，由此形成了专门的牙体修复学。但是如果医师只考虑对缺损的修复，而忽略或者不完全理解造成缺损的主要原因——龋病，不针对发生龋的原因进行系统的处理，则很可能是"补得了洞，但却没有治病"。尽管医师在"补洞"方面做了许多工作，但可能对患者没有起到真正的帮助作用，反而可能由于侵入性的处理使患者的牙齿情况变糟。所谓好心办坏事，在临床工作中时有发生。

三、龋病学涉及的领域

龋病的多因素发病特征决定了对它的研究和防治需要涉及的领域的广泛性和多学科性。

1. 微生物学和免疫学 对于研究龋病病因和研究控制致龋微生物预防龋齿的方法，微生物学和免疫学的知识是必不可少的。近代分子生物学的发展更是为龋病研究提供了有效的手段。我国龋病研究者在这方面已有广泛涉猎和较多著述。

2. 生理学和组织病理学 龋病的发生与口腔环境密切相关，对唾液分泌生理、牙硬组织的发育以及口腔生理与病理学知识的掌握，有助于全面理解龋病发病机制。

3. 化学和生物化学 牙硬组织的化学构成、晶体结构决定了其溶解特性，而牙菌斑代谢糖产酸则直接决定了牙齿的溶解。必要的化学知识有助于理解这些过程。

4. 物理学和物理化学 牙硬组织中的牙釉质是最硬的生物矿化组织，同时又是体内一旦被破坏而不能再生的组织。龋病的起始过程是细菌在牙表面的附着。牙表面的物理及化学特性决定了牙菌斑形成的过程，而借助洁牙剂清洁牙面可以使牙表面的物理及化学性质得到改变，从而减少牙菌斑的形成。

5. 材料学和材料力学 龋损需要依靠人工材料进行修复，修复的牙齿需要承担与原有牙齿一样的咀嚼功能，材料学和材料力学的知识自然是必不可少的。

6. 流行病学和预防医学 没有任何个人对龋病是终生免疫的，因此，及早掌握人群中龋病的发病信息，将群体预防做在前面，没有流行病学和预防医学的专家参与是不可能的。

7. 社会学和社会心理学 龋病的广泛性和对社会生活影响的深刻性决定了对龋病的防治需要全社会的重视和参与。而如何开展这项工作，则需要对社会构成、特定社会环境下人的心理接受状态有所了解。

第二节　龋病的历史
History of the dental caries disease

一、人类历史上龋病的发病情况

由于牙是人体中最硬的组织，矿物含量高，不易腐烂及风化，从古人类化石中，可以了解人类社会在不同发展阶段的龋病发病情况。龋病在我国最早可追溯到旧石器时代晚期（15 000年以前）。广西壮族自治区柳江县土搏乡甘前山的岩洞内出土的晚期智人化石、贵州省开阳县仡佬寨发现的属于晚期智人的牙化石，都已发现龋齿的痕迹。河南省安阳地区出土的殷商时期（公元前13世纪）人头骨中也发现龋损，龋损部位多在近远中牙颈部。

古人的患龋情况不仅是现代口腔科医师感兴趣的话题，更重要的是在考古学与人类学研究中有很大的价值。由于食物中糖类的含量是影响龋病发病率最重要的因素，处于原始农业型经济的古代居民的患龋率高于狩猎采集型经济的古代居民；从后者向前者转变的过程中龋病发病率明显增加。因此，龋齿出现率被作为推测原始农业型或狩猎采集型经济的一个参考指标。

在古人类化石中，龋损多位于牙釉质牙骨质界处，一般认为这是因为古人殆面磨损严重，破坏了正常的牙接触点，由于食物嵌塞造成的邻面龋。

欧洲从中世纪开始，龋病的发病率一直呈上升的趋势。但是最显著的上升发生于19世纪后半叶，不但总体发病率上升，好发部位也从牙釉质牙骨质界处转移到殆面的沟裂和邻面的接触点区。这类龋损进展快，年轻人和儿童患者明显增加。到20世纪60年代，欧洲和北美一些国家的患龋率甚至达到90%以上。据认为，这与同时期开始的大规模生产和销售食糖以及精制糖类的摄入量增加有关。

二、人类对龋病的早期记载

在世界各地出现的人类早期文明中均可发现关于牙病及口腔疾病的记载，其中最早的来自苏美尔（Sumer）文明。苏美尔文明主要位于美索不达米亚（Mesopotamia）的南部，是全世界最早产生的（约开始于公元前4000年）文明。根据古代苏美尔人的文字记载，牙痛是由于牙虫喝了牙内的血并且咬食牙根引起的。中国对龋病的最早记录出现在殷墟甲骨文（公元前1324—前1269年）上。目前发掘的甲骨文多达10万余片，是我国最早的文字记录。殷商时期人们崇敬鬼神，遇事都要进行占卜，这批刻在龟甲兽骨上的文字都是以"卜辞"的形式出现的，出自殷商王室。甲骨文上的"齿"字表示口腔里生了牙齿的形象（图1-1A）。甲骨文中还有"龋"（图1-1B）字，是象形文，其字形下部是口腔中牙齿排列的形象，上部是"虫"（图1-1C）在蛀蚀牙齿。

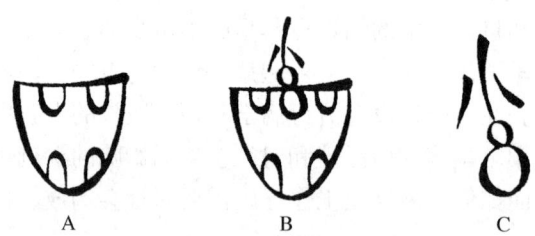

图1-1　甲骨文中的"齿"（A）、"龋"（B）及"虫"（C）

汉字"龋"在《说文解字注》中的解释是"齿蠹也"，而"蠹"的解释是"木中虫（在木中食木者也。今俗谓之蛀）"。在古汉语中，"禹"的本意就是"虫"。因此，"龋"也就是虫牙或蛀牙的意思，这种虫牙学说曾一度在全世界范围内都很普遍。而英语中的"caries"来自拉丁语，指木头等材料的腐败，后来在中世纪的欧洲，医学上开始用这个词指骨和牙的腐坏。

三、古人对龋病治疗的尝试

在古人对龋治疗的记录中主要为由龋引起的牙髓病：司马迁撰写的《史记·扁鹊仓公列传》记载了我国第一例龋病病例报告。该文详细介绍了淳于意（曾任齐国太仓长，故被称为"仓公"）治疗过的25位患者的姓名、性别、疾病的诊断、治疗、预后等情况，包括内、外、妇、儿、五官各科疾病，这就是我国医学史上著名的"淳于意25例诊籍"。口腔疾病方面就是这一例病例报告，文中记载："齐中大夫病龋齿，臣意灸其左太阳明脉，即为苦参汤，日漱三升，出入五六日，病已，得之风及卧开口，食而不漱。"淳于意首先对疾病做出正确的诊断，分析其致病的原因，指出"卧开口，食而不漱"是致龋的因素。然后，采用了多种治疗方法，首先灸左太阳明脉，后用药物苦参汤漱口，最后对病程及预后做了交代。这是我国口腔医学史中极其珍贵的资料。

《诸病源候论》是由隋朝太医博士巢元方组织撰写的，是我国第一部系统论述病因证候的专著。该书最早对牙痛的病因做了全面的阐述，《牙齿痛候》记载："手阳明之支脉，入于齿，若髓气不足，阳明脉虚，不能荣于牙齿，为风冷所伤，故疼痛也。又有虫食于牙齿，则齿根有孔，虫居其间，又传受余齿，亦皆疼痛"。据作者分析，一方面，风冷客于经络，伤于骨髓，冷气入齿则引起齿病；另一方面，虫食于牙齿引起齿痛。这说明当时巢元方已经认识到龋病和牙周疾患是引起牙痛的两个主要原因。

砷剂治疗牙髓病：东汉末年，张仲景在《金匮要略》中记载："小儿疳虫蚀齿方：雄黄，葶苈、右二味，末之。取腊日猪脂溶，以槐枝绵裹头四五枚，点药烙之。"这是我国用砷剂治疗牙病的最早记录。唐《外台秘要》也记载了类似方法："必效杀齿虫方：雄黄末，以枣膏和为丸，塞牙孔中，以膏少许置齿，烧铁笼烙之，令彻热以差止。"明代李时珍的《本草纲目》记载："砒霜半两，醋调如糊，碗内盛，待干刮下，用粟粒大，绵裹安齿缝，来日取出，有虫自死。久患者不过三日即愈。"

以上都是用砷剂治疗牙髓病的记录。其中提到的"粟粒大"的用量、"来日取出"的用法都是很科学的。现代药理学研究证实，雄黄的成分主要为二硫化二砷，燃烧后分解氧化为三氧化二砷，即砒霜，其毒性可增加几倍。

欧美应用砷剂失活牙髓的记载可见于美国的 Spooner 于 1936 年所著的《健齿指针》（*Guide to Sound Teeth*）一书。方法是在敷药后用赤热的烙铁插入根管中破坏牙髓。

充填修复：1972 年在我国长沙马王堆汉墓出土的帛书中的《五十二病方》中记载了以药物充填治疗龋齿的记录，即用榆皮、白芷、美桂敷在龋洞处，也就是充填牙的龋洞部分。据《中国药学大辞典》介绍"榆皮研末，以水调和，可用以粘物，胜于胶漆"。而白芷可以治疗口齿气臭及风热牙痛。

据记载，我国唐代医师已经开始使用银汞合金充填材料，当时称为"银膏"，最早是在《唐本草》一书中叙述的。该书早已遗失，但后世的药书对其多有引用，如宋代唐慎微所著《大观经史证类备急本草》记载："银膏味辛，其法以白锡和银箔及水银合成之，亦堪补牙齿缺落，又当凝硬如银，合炼有法。"明代的李时珍在《本草纲目》中对"银膏"的论述是："其法用白锡和银箔及水银合成之，凝硬如银，合炼有法……亦补牙齿缺落。"说明我国远在 1300 年前的唐朝就已开始使用由银、锡、汞配制成的"银膏"修补牙齿了。

《诸病源候论》中有"食毕当漱口数过，不尔，使人病龋齿"的论述。我国古人在使用牙刷以前，除了用盐水、浓茶水漱口外，常用的是揩齿方法，即用手指或用布去揩齿。除文献记载外，在敦煌莫高窟中可见"揩齿图"和"漱口图"。另外，西安法门寺发掘的唐代皇室供奉佛指舍利的遗物中，有众多的揩齿布，说明当时人们对口腔卫生的重视。我国汉代从印度传入了嚼杨柳枝揩齿的方法，即将杨柳枝头咬软，呈刷状，蘸药揩齿。到了唐代揩齿已经相当普遍，而且在医书中开始介绍揩齿药方。

关于中国人使用牙刷的历史，据周大成教授报道，植毛牙刷的实物最早见于辽代墓葬中，说明在公元 9 世纪皇宫贵族已经开始使用植毛牙刷了。牙刷和刷牙情况的最早记录见于宋元时期，如元朝郭钰诗："南州牙刷寄来日，去垢涤烦一金值。"

四、现代龋病治疗及预防方法在西方国家的萌芽

19 世纪后半叶，由于饮食结构的改变，尤其是糖和精制糖类摄入量的增加，龋病在西方国家（欧洲和北美）的发病率显著增加。当牙釉质龋刚开始流行时，人们认为这种病变是牙的坏疽，因此按处理身体其他部位坏疽的方法来处理，即手术去除坏疽部分（如截肢），对龋坏的牙来说，就是拔牙。专门从事拔牙的牙科医师职业由此发展起来。由于患龋者多为年轻人，牙周状况良好，又没有麻醉药，所以在当时拔牙是很痛苦的。除拔牙外，当时还有一种较简单的方法，即清除龋坏的部分，相当于清创术。很多医师提倡用小锉子磨去邻面包括早期龋在内的区域来治疗龋病，这样邻面就敞开了，可以接受唾液的冲刷，延缓了龋病的复发。也有医师尝试在清创后对牙洞进行充填。一般是使用手持器械（如挖器或牙钻）去除龋坏部分，因为去除并不彻底，充填封闭性很差，常常几个月就脱落了。早期的充填材料是金属，如铅、锡、金。这类金属的延展性好，可以使用冲压或锤打的方法填入牙洞。其中使用纯金比较耐久，但是充填时难度较大，需将极薄的金箔用小型工具一片片送入洞内，再用小的槌棒锤打，

使其连接在一起。这时汞合金（即银和水银的混合物）也开始用于牙科，其中的银粉是用银币磨成的，刚混合时是软的，填入牙洞时不需很大的压力，以后由于化学作用而变硬。1855年，美国医师Hunter和Townsend发表了汞合金配方，其中包括锡、银和汞。至19世纪末，汞合金成为普遍采用的牙科材料。同时，备洞器械也逐渐改善，开始时是用手持切割工具，如凿（chisel）、刮刀（hatchet）和锄（hoe），使用时很费力。后来发明了旋转切割工具——牙钻，1883年，出现了电动钻牙机；1946年，发明了气涡轮机。然而，人类真正可以科学防治龋病则是近半个多世纪随着对龋病病因认识的深入而发展的。

第三节 龋病的流行特征与临床特点
Epidemical and clinical characteristics of dental caries

一、龋病在人群中的流行特点

研究龋病的流行情况不仅可以使人们在更高、更广的层面认识疾病和防治疾病，还可以从流行病学特点分析疾病的病因，找出应对的策略。

1. 龋病的地域特征 很久以前人类就已经发现了龋病的存在。如上节所述，我国最早关于龋病的记载可以追溯到殷墟甲骨文时期。但近代龋病流行并显著影响人类生活而引起广泛注意则主要是在欧美发达国家。西方人素有吃甜食的习惯，对糖的消耗量大于中国人。20世纪初，随着食品的精细化和食品加工业的发展，西方国家的龋病发病率迅速增加，到了20世纪40年代，患龋率几乎达到90%，严重影响了当时人们的身体健康和社会经济生活。由于高发病地区几乎全部集中在发达国家和发达地区，因而有学者将龋病的发生与经济发达联系起来，称之为"现代文明病"（modern civilized disease）。但是，用现在的知识回顾分析当时的情况，可以知道，这些地区当时之所以有那么高的龋病发病率，是与其高糖饮食有关的。过多摄入精制糖类和不良的口腔卫生习惯是龋高发的原因。当时的西方国家政府也认识到龋病的严重性，曾投入了大量资金和人力对龋病进行研究。在初步认识到龋病的发病原因和发病特点的基础上，这些国家逐步建立了有效的口腔保健体系，采取了有效的口腔保健措施，特别是合理、广泛地应用氟化物，从而使龋病的流行在近代基本得到了控制。到20世纪末，在一些口腔保健体系健全的发达国家和地区，无龋儿童的比例超过了70%。西方有学者由此乐观地提出，到21世纪会出现无龋的一代。然而事实并非如此。近年的实践表明，经济和教育状况越来越影响口腔保健和口腔健康的实施程度。即使在发达国家，在一些经济和教育情况欠佳的阶层，龋的发病率依然较高。在欠发达的地区和国家，由于经济和教育水平普遍较低，口腔保健知识普及率低，口腔保健措施得不到保障，龋病的发病率仍然保持在较高水平，并有继续上升的趋势。目前，世界范围内龋病发病正在向低收入、低教育人群和地区转移。同时，由于龋病的病因尚未明确，现在预言消灭龋齿还为时过早。尽管如此，现代的口腔医学实践也告诉我们，利用现有的成功经验和有效手段，龋病是可以控制并能够预防的。龋病的地域特征还告诉我们，龋病在一个地区的患病情况并不是一成不变的，良好的口腔保健体系可以使较高的患病率降下来，而忽略口腔保健或缺乏良好的口腔保健体系，龋病的发病率会越来越高。龋病对地域性人民身体健康和社会经济的影响是不可忽略的。

2. 龋病的年龄特征 流行病学研究表明，人类龋病的发病经历了几个与年龄有关的发病高峰。这些与年龄有关的发病高峰主要与牙齿的萌出和牙齿周围环境的变化有关。乳牙［由于矿化程度和解剖上的特殊性（如窝沟多而深）］和初萌的牙（由于矿化尚未成熟）更容易患龋。

窝沟由于解剖复杂、不易清洁，多在萌出后的早期阶段发生龋。这样一些特点使少年儿童期成为乳、恒牙龋的发病高峰期。同时，龋的危害在这个阶段表现最为突出。儿童处于发育期，牙齿的病痛影响食物摄入，进而影响全身的发育。而乳牙的早期破坏可以对恒牙列的发育产生影响，使人终身受害。中年以后，由于生理和病理的原因，牙根面暴露的机会增加，牙菌斑在根面聚集的机会增加，牙根面患龋的机会大大增加，因此形成了中老年根龋的发病峰期。这种与年龄有关的发病高峰可以通过大规模的流行病学调查发现，主要与牙齿的发育、萌出、根面暴露和口腔环境随年龄的改变有关。另外，中老年患者体内激素水平的变化还可能影响唾液的分泌，导致对龋易感性的增加。

3. 饮食习惯与龋病的流行 人的饮食习惯因民族和地区而异。然而，现代社会的发达使人类的交流越来越广泛。随着食品加工业的发展，不分地区和种族，人类越来越多地摄入经过精细加工的食品。西方人在饮食中摄入蔗糖的量和频率普遍较高。在以往缺少口腔保健的情况下，他们的龋患病率自然很高。近代的西方国家由于认识到龋与饮食中糖类（尤其是蔗糖）的关系，开始调整饮食结构和进食方法，加强预防，已经收到了十分显著的防龋效果。然而在发展中国家，随着经济的现代化，文化和饮食的精细化和西化，人们对糖的消耗量增加，如果缺乏良好的口腔卫生教育和有效的口腔卫生保健措施及保健体系，龋齿的发病率有可能显著增加，重蹈西方国家的覆辙。

4. 教育和经济状况与龋的流行 经过百余年的研究，人们对龋病的发病过程已经有了较为清晰的认识，已经具备了一系列有效的预防和控制手段。但这些知识的普及与人们受教育的程度和可以接受口腔保健措施的经济状况密切相关。在发达国家或发达地区，多数人口已经享受到了有效的口腔医学保健所带来的益处，所以整个人口的患龋率降低，龋的危害减少。但即使在这样的国家和地区，仍有一部分低收入人群和少数族裔获益较少。世界范围内，患龋者正在向低收入和受教育程度低的人群转移，这已经成为较突出的社会问题。对于发展中国家来说，在经济发展的同时，必须注意相应健康知识的普及和保健预防体系的建立。我国自改革开放以来，人们的生活水平有了大幅度提高。与此同时，口腔医学界在普及口腔医学知识、推广龋病预防方法方面做出了巨大努力，政府也给予了一定的支持。然而，必须看到的是，我国口腔知识的普及程度远没有西方国家高。现阶段，即使在我国高收入、高文化阶层，口腔知识普及程度和口腔保健认知程度也远远低于西方发达国家。因此，仍需结合我国的实际制定防治策略，加强龋病防控体系的建设和口腔健康护理知识的普及。

二、龋病的临床特点

1. 早期无症状 龋齿早期由于症状不明显，常不会引起注意。发生在牙釉质的早期龋损仅表现为一定程度的矿物溶解，可以没有牙齿外形上的缺损，也没有临床症状，甚至在一般临床检查时也不易被发现。只有当脱矿严重、病变进入牙本质并形成窝洞时，才可能在临床上引起注意。若龋发生在𬌗面或唇颊面，常规临床检查时可以见到局部脱矿的表现，如牙表面粗糙、呈白垩样色泽改变。若病变发生在牙的邻面，则较难通过肉眼观察发现。临床上要借助探针或其他辅助设备和方法（如X线技术、光纤投照等）才可能发现发生在牙邻面的龋。龋引起患者注意时，多是牙齿变色或出现症状，如食物嵌塞，对冷、热刺激敏感。若出现自发性、持续性的疼痛，则病变往往已波及牙髓并有牙髓病变。

2. 继发病症多、危害大 尽管龋早期的症状不明显，但若治疗不及时或不得当，可以导致一系列继发病症，如牙髓炎、根尖周围组织炎（简称根尖周炎）等，在儿童还可以引起更为严重的颌面间隙感染。特别需要重视的是由龋齿所引发的一系列口腔和全身问题，以及由此产生的疾病负担，对人类社会和经济生活的长远影响远远超过了疾病本身。这也是世界卫生组织（WHO）

将龋齿与肿瘤和心血管疾病并列为需要重点防治的疾病的理由。

龋病为患者本人所注意常是患牙已有症状，或看见牙齿上出现缺损或色泽变化。轻微的症状包括食物嵌塞或遇冷、热刺激时的敏感症状。当主要症状是疼痛的感觉时，感染多已波及牙髓。多数患者是在牙髓发生炎症性疼痛，疼痛难忍时才不得不求医的。这时候已经不是单纯的龋病了，而可能是发生了牙髓或根尖周组织的病变。

三、龋病对人类健康和社会生活的危害

1. 龋及与其相关的口腔疾病　在口腔科临床工作中，有人统计，由龋病导致的牙髓炎和根尖周炎的患者在就诊患者中所占的比例可达综合口腔科的 50% 以上，也有人报告这类患者可占因牙痛就诊的口腔急诊患者人数的 70% 以上。急性牙髓炎和根尖周炎可以给患者的机体造成很大痛苦，除了牙痛或牙敏感症状外，严重的根尖周炎若得不到及时控制，还可继发面部的严重感染，甚至危及生命。慢性的根尖周炎实际上是一种存在于牙槽骨中的感染病灶，也可以成为诱发全身感染的病灶。可见，如龋齿得不到治疗，最终的结果必然是牙齿的丧失。儿童替牙期如果发生个别牙齿的过早丧失，可以影响整个牙列的正确排列，形成剩余牙齿的排列不齐或咬合的问题。因此，对于缺牙应该及时修复。然而，在牙体修复、缺牙修复或正畸治疗时，口腔环境可能发生一些更有利于龋齿发生的改变，不恰当的修复装置可能破坏正常的口腔微生态环境，进一步增加患者患龋和牙周病的危险性。

2. 龋对社会生活的影响　由于龋的慢性发病特征，早期常不被注意。一旦发生症状，常需要较复杂的治疗过程和较多的治疗费用。而且人有 28～32 颗牙齿，相关治疗的花费在任何时候、任何地点都是很大的。如果将社会和个人花在龋齿及其继发病症的治疗和预防的费用总量与任何一种单一全身疾病的费用相比较，人们就会发现，龋病是一个严重影响人类健康的问题。显然，对于龋病的最好和最经济的办法是早期预防、早期治疗、防治结合，这是所有口腔医学专业从业人员应该牢牢记住并为之奋斗的。

四、强化龋病防控体系的建设

西方发达国家过去几十年和我国近 10 年的经验表明，良好的口腔保健体系可以使龋病在地区和国家的范围内得到控制。

1. 普及口腔保健知识　在政府、教育部门和企业的共同努力下，通过健康促进活动，利用媒体、书籍、讲座等形式，向群众普及口腔保健（尤其是龋病预防）的知识。改革开放以来，我国在这方面取得了独特的经验。在全国范围内，在原国家卫生部的领导下，专业学会、大学中的口腔专业、大的口腔医疗机构统领国家和地方牙病的防治工作。多年来，在国家和地方政府、专业学会和企业多方面的支持下，通过国家、地方的多种媒体，通过每年的"爱牙日"，口腔保健知识在我国得到了最大程度的普及。现在，口腔保健知识甚至已经进入了小学生的保健课程，口腔知识普及程度发生了前所未有的变化，应该说，这是我国当代口腔医学工作者对国家和人民做出的最大贡献。当然，人们对疾病的认识有一个过程，期间可能出现一些反复。口腔医务工作者掌握着科学的知识和先进的技术，应该锲而不舍，担负起普及群众口腔卫生知识、提高群众口腔健康水平、为群众的口腔健康服务的使命。

2. 将龋病预防作为口腔医学课程和口腔医疗实践的重点　在口腔医学发达的国家，龋病教学始终是口腔医学教学的重点，所有的合格的口腔科医师都具备了足够的龋病学知识，懂得了在临床实践中正确处理龋病问题和预防龋病发生。当患者以治疗疼痛为主要诉求时，一个合格的口腔科医师要把患者整体的龋病防治放在与治疗当前病痛同样重要的位置。总体上，我国口腔医学教育在这方面尚有很大差距，我国的口腔科医师整体防治的观念普遍薄弱。无论是在口

腔医学教育还是在临床实践中，重治疗、重修复、忽略龋病预防的事情时有发生。

3. 建立良好的口腔保健网和口腔保健体制 发达国家的口腔科医师数量充足、口腔保健网健全，同时，社会医疗保险为民众提供了早期口腔保健的方便并有保障的措施。为了督促以保健为中心的防治体系，有的国家甚至规定，如果不按规定定期看牙医而发生牙病，其次年医疗保险的费用将会相应提高。与之相比，我国的口腔保健体系有待发展和健全。从 20 世纪 50～60 年代开始，我国一些城市（如上海、沈阳、北京、广州等）曾建立了较为健全的社区口腔保健网。但是近些年，由于患者数量增加，医师数量缺少，许多本应从事社区口腔保健工作的机构或医师，实际上都改行做治疗了，使得我国原本就少的基层口腔保健体系并没有真正发挥作用。

4. 加大对口腔保健事业的投入 口腔保健事业的发展需要政府、企业和个人多方面的投入。"预防胜于治疗"的道理尽管人人皆知，但是愿意投入在预防事业上的个人或单位在现今的我国并不多见。正常情况下，经济的发展应该伴随着对健康事业的投入相应增加，但是由于我国人口数量众多，地域间的发展很不平衡，国家近期难以对口腔医疗保健有大的投入。同时也由于我国文化的差异，群众也难以在短期内自觉认识到早期防治和控制疾病的重要意义，这些都给防治工作提出了挑战。

第四节　龋病研究概览
Overview of current caries research

一、病原学的研究

自 19 世纪末 Miller 的研究证明了细菌发酵产酸并提出了著名的化学细菌致龋学说以来，关于病原学的研究一直聚焦在致龋菌上。早期，由于在龋坏部位发现了较多的乳杆菌，因而乳杆菌作为致龋菌受到较多关注。至 20 世纪 50 年代，通过动物实验证明了只有在细菌存在的情况下才能够发生龋，单一的细菌也可以致龋，并确定了一些细菌的致龋性。从 20 世纪 60 年代开始，由于发现了变异链球菌族链球菌在利用蔗糖合成多聚糖中的作用，龋病病原学的研究更多地聚焦在变异链球菌（$S.\ mutans$）和表兄链球菌（$S.\ sobrinus$）上。这一阶段的成果极大地增加了人们对牙菌斑形成过程的了解。相当长的一段时间，口腔变异链球菌作为主要的致龋菌受到了广泛的重视和深入研究。许多学者乐观地希望通过防龋疫苗消灭龋齿。然而经过多年的努力，防龋疫苗的工作进展缓慢。主要的不是技术方面的问题，而是病原学上的问题，即目前的病原学研究尽管有大量证据表明变异链球菌是口腔中最主要的致龋菌，但还不能够确定地认为它就是龋病发病中的特异致病菌。既然龋尚不能肯定为是一种特异菌造成的疾病，也就无法估计针对某种特异细菌的疫苗所能产生的防龋效果的大小。由于防龋疫苗的使用涉及面广，需要投入相当多的工作，但如果事先对其预期效果没有科学的评估和预测，很难进入临床试验阶段。

近年的研究表明，除了前述的变异链球菌、乳杆菌和放线菌外，一组非变异链球菌族链球菌在龋病的进展过程中起作用。van Houte 等于 1991 年提出非变异链球菌族链球菌的概念。他们的研究发现，非变异链球菌族链球菌的终末 pH 范围为 4.4～5.0。在较低 pH 下产酸（终末 pH＜4.6）的微生物依然能够在上颌后牙的牙菌斑中显著增加，说明低 pH 的非变异链球菌族链球菌与龋病的发生相关。

1993 年 Sansone 等的研究发现：①变异链球菌水平与龋病呈正相关；②低 pH 非变异链球

菌族链球菌（终末 pH<4.4）水平与龋病关系呈弱阳性；③在各种样本中，低 pH 非变异链球菌族链球菌的数量总体都远远超过变异链球菌。

1999 年 Takahashi 等发现非变异链球菌族链球菌在环境酸化条件下耐酸和产酸能力增加。另外，非变异链球菌族链球菌是牙菌斑形成中的先锋菌和优势菌，在牙菌斑环境向酸性环境转换过程中起重要作用，继发地促进更具耐酸性和产酸性的细菌（如变异链球菌和乳杆菌）的定居。van Ruyven 等于 2000 年调查发现，白垩斑表面的牙菌斑仅含有低比例的（<0.1%）变异链球菌。同时，随着白垩斑的数目增加，低 pH 非变异链球菌族链球菌的数目也随之增加。提示非变异链球菌族链球菌可能在龋病的初始期起作用。变异链球菌在牙菌斑中的大量出现可能是以其他类型的低 pH 细菌（包括非变异链球菌族链球菌）为先导的。综上所述，可以认为非变异链球菌族链球菌有致龋能力，并可能在龋病的初始期起作用。

龋作为一种与微生物有关的疾病，其发病过程并不完全遵循一般的微生物致病规律。糖在致龋菌致龋过程中具有独特的不可缺少的作用。它除了在细菌产酸的过程中作为反应的底物，还为细菌分泌多聚糖形成牙菌斑基质提供原料。因此，可以认为，龋是一个与饮食有关的细菌感染性疾病。然而糖（尤其是蔗糖）又是人类快速获取能量的最好食品，在营养学上具有不可替代的作用。因此，正确解读糖在龋病过程中的不利作用仍然是龋病工作者应该面对的实际问题。

二、发病机制的研究

龋的三联或四联因素论比较形象地解释了与龋相关的主要因素间的关系，对于理解龋病的发病机制、预防龋齿起了很大的作用。发病机制的研究集中在牙菌斑形成的过程、牙菌斑代谢糖产酸的过程、酸如何使牙齿脱矿、脱矿与再矿化的动力学等多个方面。

牙釉质是一种特殊的生物矿化组织。近年来，由北京大学口腔医学院龋病研究者主持的研究项目重点观察了牙釉质在龋变过程中脱矿与再矿化的动力学变化过程，目的是了解造成牙釉质脱矿或再矿化的原动力（driving force）。研究中分别采用扫描显微放射照相技术和等组分晶体生长技术，对脱矿或再矿化过程进行实时、定位、定量观察，同时通过改变环境溶液中的化学组成，观察对这些过程的影响。通过对牙齿的实时、定位、定量观察，证明了脱矿与再矿化的动力来自于环境溶液中矿物成分对牙釉质的饱和程度。进一步利用 X 射线衍射技术，发现在牙釉质脱矿过程中，病损表层组织中有新的羟基磷灰石结构形成，从而证明脱矿过程中可以有矿物相的转变。同时，利用等组分晶体生长技术观察了整个矿物相的转变过程，进一步证实脱矿过程也包含不同矿物相的转变过程。另外，从临床的角度证明了活动性龋患者牙菌斑液在糖代谢之后，矿物的不饱和程度明显低于龋不活动者。提示牙菌斑液对矿物的饱和度可能是一个指示个体对龋敏感性的指标。这一理论的证实与丰富不仅对于指导龋预防，而且对于阐明生物矿化机制和龋病机制都有实际意义。

三、预防和治疗技术的研究

1. 抗病原 有效的疾病预防方法应该是密切与发病原因相关的。因此，当最早确定了细菌作为龋齿病原之后，抗生素、杀菌剂就被用于预防龋齿，也确实可以在短期内获得抗龋的效果。但是由于所用制剂不具有特异性的杀菌功能，长期使用可导致口腔菌群的平衡失调，目前已不推荐应用。针对病原的免疫防龋研究在 20 世纪 60 年代受到很大的重视，但是同样由于龋病病原的多样性、非特异性，近代的研究进展非常缓慢。

2. 氟化物 过去 50 多年中最成功的防龋研究是氟化物防龋。利用氟化物防龋取得成功是纯属偶然的发现。90 年前，最早是在对斑釉牙（mottled enamel）的流行病研究中发现了牙齿发育期过量摄入氟是斑釉牙形成的原因，现已将斑釉牙称为氟牙症（dental fluorosis），同时又发现适量的氟摄入有降低群体患龋率的作用。从 20 世纪 50 年代开始，已经确定了氟的抗龋作用。目前，氟的应用已经成为防龋的第一选择。但是直至今日，人们对于氟的确切抗龋机制仍没有完全搞清。比较一致的看法认为，氟的防龋作用是在牙齿脱矿和再矿化的物理及化学过程中产生的，而且所需浓度范围很低。因此，低浓度、高频率用氟成为当前防龋的主要建议。

3. 窝沟封闭剂　目前另一项有效的防龋方法是使用针对窝沟龋的窝沟封闭剂。早期将易感窝沟用树脂类材料封闭起来，隔绝微生物的刺激，可以说是最直接的防龋方法。临床上窝沟封闭剂的防龋作用已经得到肯定，并得到广泛应用。

4. 切割器械的发展　对于已经龋坏的牙体组织，目前仍然是以清创后充填为主要的治疗方法。过去几十年，牙科切割工具从电机到涡轮机，发生了巨大的变化。近些年有研究用激光和气动喷砂的方式去腐备洞，切割效率有很大的提高，但使用时医师缺少精细的感觉反馈，目前应用范围很窄。

5. 龋损充填修复材料　理想的充填材料应该与牙齿有直接粘接作用，在口腔中不变形、不变色，能够承受咀嚼力。近代的最大变化是粘接修复材料的发展，今后几十年的发展重点也在这个方面。

小　结
Summary

龋病是以细菌为病原体，多种因素参与，发生在牙硬组织的进行性、破坏性慢性疾病。龋病发病广泛，对人的健康与生活质量影响大。龋病发生后不能自愈，早期预防、早期治疗、防治结合是临床上控制龋病的最佳方法。

（高学军）

第二章　牙的发育与组织结构

Development and histology of the tooth

牙由三种矿化的硬组织（牙釉质、牙本质及牙骨质）和一种软组织（牙髓）组成。牙釉质来源于外胚层的原始口腔上皮，覆盖在牙冠表面，直接承受咀嚼力，并与口腔外环境接触。其余三种组织来源于外胚间充质，其中牙本质构成牙的主体，在胚胎发生和功能上与牙髓密不可分，二者合称为牙髓-牙本质复合体。牙骨质覆盖于牙根表面，来自牙周膜的胶原纤维埋入其中，在功能上可以认为属于牙的支持组织。

第一节　牙的发育
Development of the tooth

牙的发育是一个复杂的过程，涉及一系列上皮与间充质协同作用、相互影响的生物学过程，参与调控的基因超过 300 个。牙发育也是一个长期的过程，以单个牙来说，乳中切牙从开始发生到牙根完全形成约需要 2 年的时间；而恒中切牙的发育需要 10 年左右才能完成。从个体发育的角度来看，胚胎第 6 周即可观察到乳牙发育的早期征象，但第三恒磨牙发育完成要到成年后的 20 岁左右。多种遗传因素和环境因素可能影响牙的发育，造成不同个体间和不同牙之间在牙的形态、排列、组织结构和理化特性等方面的差异，也进一步影响了对龋的易感性。

一、牙胚的形成

约胚胎第 6 周时，在未来的牙槽突区，原始口腔上皮受其下方的外胚间充质诱导，向深层增生、变厚，形成马蹄形的上皮带，称为原发性上皮带（primary epithelial band）。至胚胎第 7 周，上皮带顶端继续向深层生长，并分叉形成 2 个突起：唇、颊侧的为前庭板（vestibular lamina），以后形成口腔前庭；舌侧的上皮板称为牙板（dental lamina），是牙发育起始阶段的重要结构。胚胎第 8 周时，牙板的深部继续增生，在局部区域形成膨大的上皮团，上、下颌各 10 个，称为牙蕾（dental bud），即早期阶段的成釉器。牙蕾周围的外胚间充质也快速增殖，二者组成了乳牙的始基，将共同形成牙胚。完整的牙胚（tooth germ）由 3 个部分组成：①成釉器（enamel organ）起源于口腔外胚层，形成牙釉质；②牙乳头（dental papilla）起源于外胚间充质，形成牙髓和牙本质；③牙囊（dental sac）起源于外胚间充质，形成牙骨质、牙周膜和固有牙槽骨。

恒牙的牙蕾在乳牙胚的舌侧发育，称为继承性牙蕾（successional tooth bud）。恒磨牙不替换任何乳牙，在乳牙列的后方发育，由乳牙板向后生长而形成恒牙板，再进一步形成恒磨牙牙胚（图 2-1）。

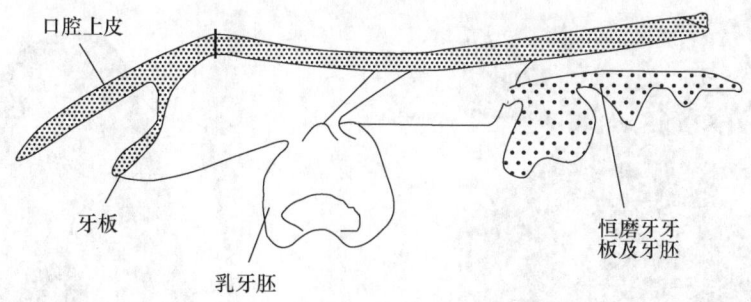

图 2-1 乳牙牙板和恒磨牙牙板示意图

二、牙胚的分化

在牙胚不断发育的过程中，各部分的整体形态及组织学特点发生了一系列连续性变化。为叙述方便，根据成釉器的形态和上皮细胞的分化特点，将这一过程分为蕾状期、帽状期和钟状期，以下所提及的时间为下颌乳中切牙的发育时间。

（一）蕾状期

最早期的成釉器（即牙蕾）由牙板局部细胞增生而形成，状似球形的花蕾，称为蕾状期（bud stage）。组成牙蕾的上皮细胞核质比例大，核深染，胞质少，类似基底细胞。周围的间充质细胞增生、聚集，围绕牙蕾，二者之间有基板相隔（图2-2）。

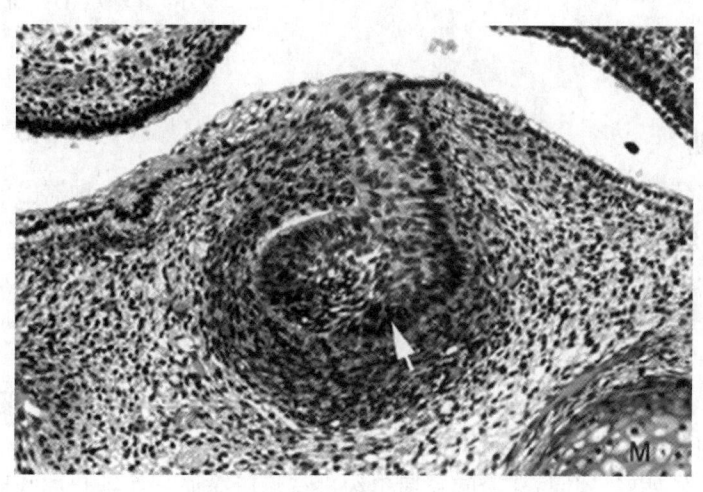

图 2-2 牙发育的蕾状期（箭头示牙蕾）

（二）帽状期

成釉器不断生长、增大，约在胚胎第11周时，球形上皮团的基底部向内凹陷，形状如帽子，称为成釉器的帽状期（cap stage）。约胚胎第12周时，组成成釉器的细胞形态也发生分化：衬覆在基底凹陷处的一层细胞呈柱状，称为内釉上皮（inner enamel epithelium）；与内釉上皮相延续的外围细胞为立方状，称为外釉上皮（outer enamel epithelium），此时借牙板与口腔上皮相连；成釉器中央的细胞初为圆形，此时细胞间隙增大，但彼此仍以桥粒相连，使细胞呈星形，称为星网状层（stellate reticulum）。内釉上皮下方密集增生的间充质组织为牙乳头，由成釉器覆盖和环抱。牙乳头和成釉器合起来类似一个球形，其外围的间充质细胞也增生，包绕牙乳头和成釉器，称为牙囊。至此，构成牙胚的成釉器、牙乳头和牙囊已可在组织学上清晰分辨（图2-3）。

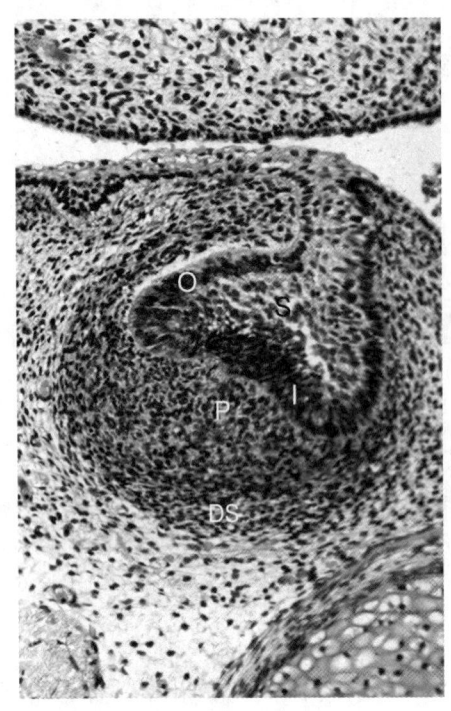

图 2-3　牙发育的帽状期
O：外釉上皮；I：内釉上皮；S：星网状层；P：牙乳头；
DS：牙囊

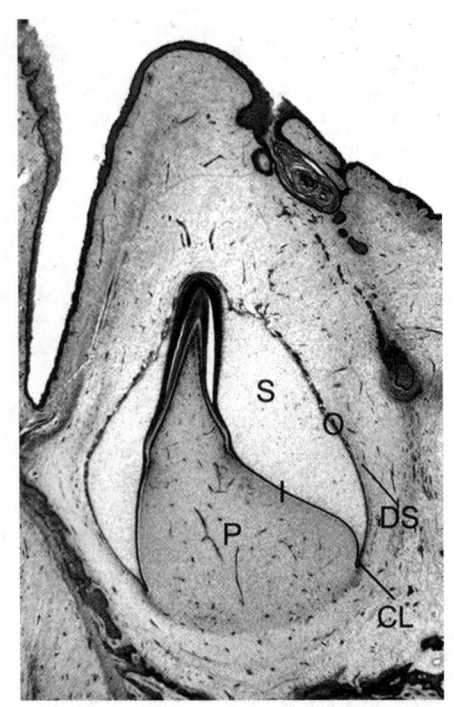

图 2-4　牙发育的钟状期
O：外釉上皮；S：星网状层；I：内釉上皮；
P：牙乳头；DS：牙囊；CL：颈环

（三）钟状期

随着成釉器和牙乳头不断增大，内釉上皮形成的凹陷加深，使成釉器的外形类似吊钟，称为钟状期（bell stage）（图 2-4）。

钟状期的牙胚有 2 个特征：一是内釉上皮和牙乳头交界处的外形轮廓确定了未来牙冠的形态；二是与牙乳头邻近的内釉上皮细胞变长，向成釉细胞分化。此期牙胚的成釉器由 4 层细胞构成（图 2-5）。

1. 外釉上皮　是位于成釉器凸面的外层细胞，呈立方状，与外周的牙囊之间有基底膜相隔。外釉上皮与内釉上皮的交界处称为颈环（cervical loop），是未来的牙颈部区。外釉上皮的功能是维护成釉器的外形，并与牙囊间充质组织进行物质交换。在钟状期晚期，外釉上皮形成许多皱褶，借以增加与牙囊的接触面积，从牙囊的毛细血管网处吸取营养物质，提供给内侧的成釉器细胞。

2. 星网状层　星网状层细胞在钟状期完全发育成熟，细胞排列更疏松，彼此以桥粒相连，胞质突起更明显，细胞间隙大，充满液体成分。星网状层的主要功能是提供缓冲保护，防止发育中的牙冠受外力伤害。

3. 中间层（stratum intermedium）　钟状期时，内釉上皮和星网状层之间新增加 2~3 层扁平细胞，其长轴与内釉上皮细胞相垂直，称为中间层。中间层细胞与内釉上皮协同进行蛋白质合成、物质的转运和浓缩，从而参与牙釉质的形成。

4. 内釉上皮　是一层排列于成釉器凹面的上皮细胞，呈柱状，与牙乳头间有基底膜相隔。从未来的切缘或牙尖区开始，内釉上皮逐渐向成釉细胞（ameloblast）分化：细胞明显增高；细胞核向远离牙乳头的方向移动；与蛋白质合成相关的细胞器充分发育；相邻细胞间形成特化的细胞连接复合体，称为终末网（terminal web）。至钟状期晚期，约胚胎第 18 周，切缘处的

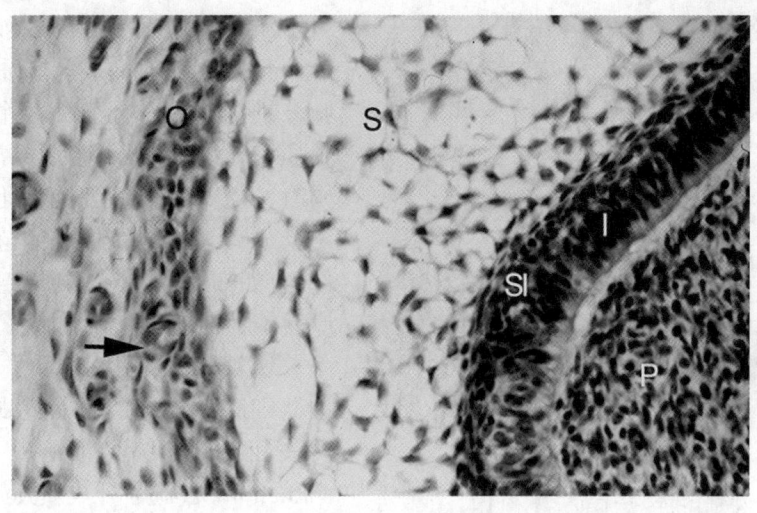

图 2-5　钟状期牙胚的高倍镜图
P：牙乳头；I：内釉上皮；SI：中间层；S：星网状层；O：外釉上皮；箭头示血管

成釉细胞分化成熟，还诱导其邻近的牙乳头间充质细胞分化为高柱状的成牙本质细胞，二者相邻的区域即未来的釉牙本质界。两种形成细胞从切缘向牙颈部渐次分化成熟，当切缘处即将开始形成牙体组织时，位于颈环处的细胞还处于较为幼稚的状态。

牙板在钟状期破裂，使牙胚失去与口腔上皮的联系，少数未完全变性消失的牙板上皮残留在颌骨或牙槽黏膜中，中央可含有角化物，称为上皮珠（epithelial pearl）或 Serre 上皮剩余，可成为牙源性肿瘤或囊肿的起源（图 2-6）。婴儿出生后不久，偶见牙槽黏膜上出现针头大小的白色突起，即为上皮珠，俗称马牙，可自行脱落。

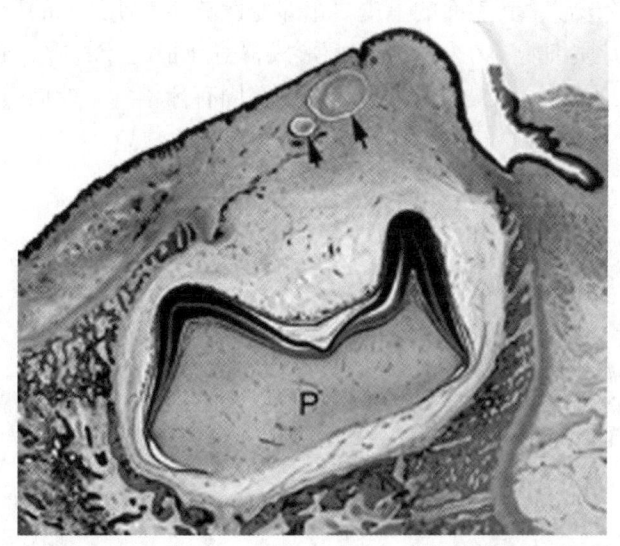

图 2-6　钟状末期牙板断裂形成的上皮珠（箭头所示）和发育中的牙髓（P）

三、牙体组织的形成

牙体组织的形成开始于未来切缘或牙尖区域的釉牙本质界处，成牙本质细胞首先分泌一层

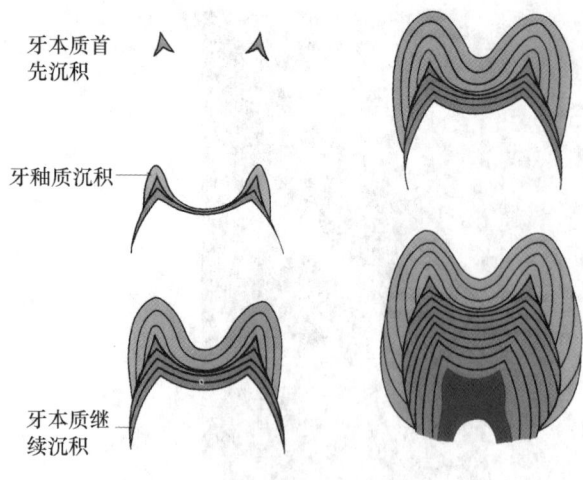

牙本质，紧接着相邻的成釉细胞也开始形成牙釉质。随后，成牙本质细胞和成釉细胞分别向髓腔和牙表面两个方向移动，牙釉质和牙本质规律性地成层沉积、增厚。同时，随着更多的细胞分化成熟并开始分泌基质，牙体组织形成的范围不断向牙颈部方向扩展，最终达到成熟牙冠的外形和厚度（图2-7）。

牙釉质发育完成后，退化的各层成釉器细胞形成复层鳞状上皮，覆盖在牙釉质表面，称为缩余釉上皮（reduced dental epithelium）。随着牙本质开始形成，相应部位的牙乳头逐渐成熟，其内部细胞出现分

图2-7 牙釉质和牙本质形成模式图

化，并伴有血管和神经的长入，这部分牙乳头组织即可改称为牙髓。

四、牙根的发育

（一）发育过程

牙冠发育即将完成时，牙根开始发育。首先，内釉上皮和外釉上皮在颈环处增生，向未来的根尖方向生长，双层细胞围成一个桶状结构，称为上皮根鞘（epithelial root sheath），又称为赫特维希上皮根鞘（Hertwig root sheath）。上皮根鞘的游离端向内呈45°弯曲，形成中间有孔的盘状结构，称为上皮隔（图2-8），中间的孔即未来的根尖孔。上皮隔夹角处细胞增生，上皮根鞘不断延长，同时伴牙乳头及牙囊细胞的增生。上皮根鞘诱导其内侧的牙乳头细胞分化为成牙本质细胞，逐渐形成根部牙本质，被包围在中央的牙乳头组织则发育为根部牙髓（图2-9）。一旦牙本质开始形成，其表面的上皮根鞘即变性破裂，使外侧的牙囊间充质细胞与牙本质接触，分化为成牙骨质细胞，在牙本质表面形成覆盖牙根的牙骨质。随着牙根长度的增加，牙冠逐渐向殆方萌出。同时，牙囊发育形成牙周膜和固有牙槽骨，牙周膜的胶原纤维两端分别

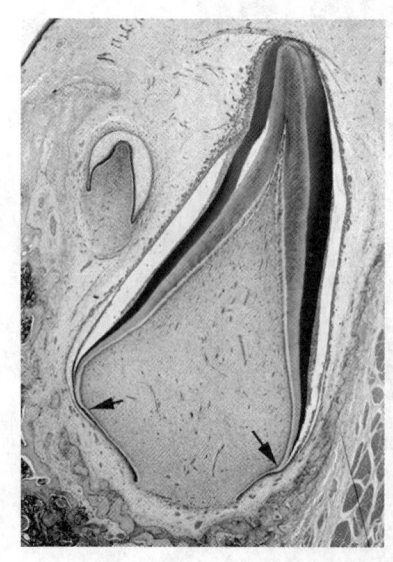
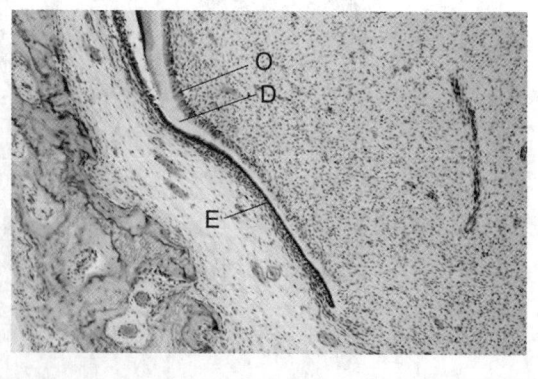

图2-8 上皮隔的结构
A：低倍镜下表现（箭头所示）；B：高倍镜下所见（"O"示根部成牙本质细胞，"D"示牙本质，"E"示上皮隔）

埋入牙骨质和牙槽骨中，形成穿通纤维，为牙萌出后行使功能提供支持。部分上皮根鞘细胞残留在牙周膜中，称为牙周上皮剩余。

多根牙在根分叉区形成前与单根牙的发育过程相似，以后上皮隔长出 2 个或 3 个舌状突起，这些突起增生至与对侧突起相连，上皮隔围成的单孔就被分隔为 2 个或 3 个孔，将来形成双根牙或三根牙。舌状突起相连的区域在根分叉处形成上皮桥，诱导成牙本质细胞分化，形成髓室底部的牙本质。

（二）发育异常

有时上皮根鞘两层细胞间出现星网状层和中间层，并诱导内层的根鞘细胞在根面形成少许牙釉质，称为釉珠，常见于根分叉区。

如果在牙本质形成之前上皮根鞘就发生破裂，或在根分叉处上皮隔的舌状突起融合不全，缺陷处不能诱导成牙本质细胞分化，则该处牙本质缺失，形成与牙周韧带相通的侧支根管，常见于根尖 1/3 区和多根牙的根分叉区。

如果上皮根鞘不在适当的时间变性，仍附着于根部牙本质表面，牙囊的间充质细胞不能与牙本质接触，此处就不会有成牙骨质细胞分化及牙骨质形成，导致牙本质暴露。这种异常在牙颈部多见，常因牙龈退缩发生牙本质过敏。

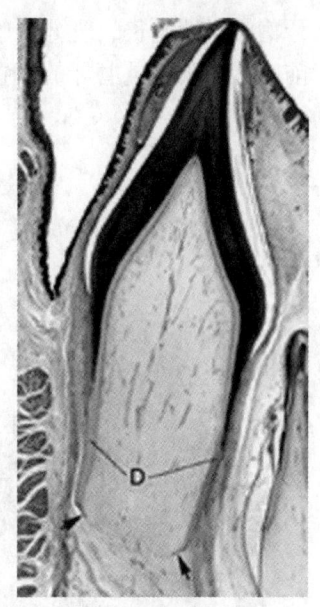

图 2-9　随根部牙本质形成牙根变长

D：根部牙本质，箭头示上皮隔

牙根形成过程中如发生上皮根鞘移位、变形，可导致牙根弯曲。此情况多见于恒牙列，常由于乳牙受外力打击导致。

五、牙的萌出与替换

（一）牙的萌出

在牙根形成过程中，上皮隔处于相对固定的位置。随着牙根长度的增加，牙也开始从颌骨内的骨隐窝向咬合平面移动。在牙进入口腔前，牙冠表面覆盖着缩余釉上皮，该上皮能保护牙冠在萌出移动中不受损伤，还能分泌溶解结缔组织的酶，以后与口腔上皮融合，形成一个有上皮衬里的牙萌出通道。牙完全萌出后，缩余釉上皮在牙颈部形成结合上皮。

牙尖刚萌出时，牙根尚在发育中，根部的牙本质和牙骨质薄，髓腔宽大，根尖孔呈喇叭口状。乳牙的根尖部约 1.5 年后才完全形成，而恒牙的牙根发育完全还需 3 年多的时间。在牙萌出到功能位置的过程中，周围的牙槽骨和牙周膜也在生长发育，不断调整其相对位置和组织结构，为牙开始发挥咀嚼功能提供支持。

（二）乳恒牙交替

约从 6 岁开始，乳牙陆续发生生理性脱落，至 12 岁左右全部被恒牙代替。乳牙脱落是牙根被吸收、与牙周组织失去联系的结果。由于恒牙胚的增大和移动，乳牙根与恒牙胚之间的结缔组织压力增加，血管充血，形成肉芽组织，并分化出破骨细胞，引起乳牙根和牙槽骨的吸收。以后，暴露的牙髓也转化为肉芽组织，参与乳牙根吸收过程。乳牙根被吸收而残缺后，牙龈上皮向乳牙下方生长，乳牙失去与深层组织的连接而脱落。

恒前牙的牙胚位于相应乳牙根的舌侧近根尖 1/3 处，乳牙根的吸收从这里开始。随着恒牙胚的移动，吸收面向冠方和前庭方向扩展。乳前牙脱落时，恒牙的牙冠已移至其正下方，即在此位置上萌出。如果恒牙胚的移动不充分，乳牙根不能被完全吸收，恒前牙可能在乳牙的舌侧萌出。恒前磨牙的牙胚位于乳磨牙的牙根之间，后者牙根的吸收从根分叉处开始。同时，随着牙槽突继续生长，乳牙向咬合面方向移动，使恒牙胚位于其根尖部。乳牙根完全被吸收后，恒前磨牙萌出到乳磨牙的位置。

第二节 牙釉质
Enamel

牙釉质（enamel）覆盖于临床牙冠的表面，直接与口腔外环境相接触，承受咀嚼力和各种理化因素的变化，保护其下方的牙本质（图 2-10）。牙萌出到口腔后，形成牙釉质的细胞不再存在，因此，牙釉质不能自我更新和修复。另外，牙釉质的矿化程度非常高，是人体中最硬的组织，对咀嚼压力和摩擦力具有高度的耐受性。与骨和牙本质等矿化的结缔组织不同，牙釉质由上皮细胞形成，其内部晶体的排列高度有序，并形成釉柱这一特殊的组织结构，使其具有一定的韧性而不易折裂。牙釉质是龋病最先侵及的组织，其矿化程度和氟等微量元素的存在可改变牙釉质对龋的敏感性，而釉柱中晶体的排列也与龋的进展过程密切相关。

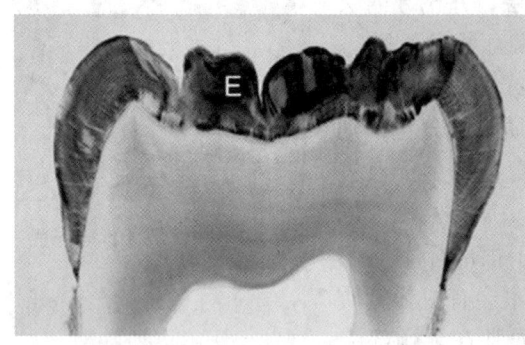

图 2-10 磨牙近远中向剖面的牙釉质
E：牙釉质

一、牙釉质发生

牙釉质发生（amelogenesis）开始于牙胚的钟状期晚期，成釉细胞由内釉上皮分化形成。在牙冠发育过程中，成釉器不同部位的内釉上皮处于不同的分化和功能阶段，但是在牙釉质发育完成时，每个成釉细胞都经历了相似的生命周期。

1. 分泌前期（presecretory stage） 是内釉上皮细胞停止分裂、向成釉细胞分化的阶段，以成釉细胞开始分泌釉基质为终点。在这一阶段，内釉上皮细胞从立方形变为高柱状，同时细胞发生极化，即细胞核从近基底膜处移向靠中间层的一侧，称为前成釉细胞（图 2-11）。

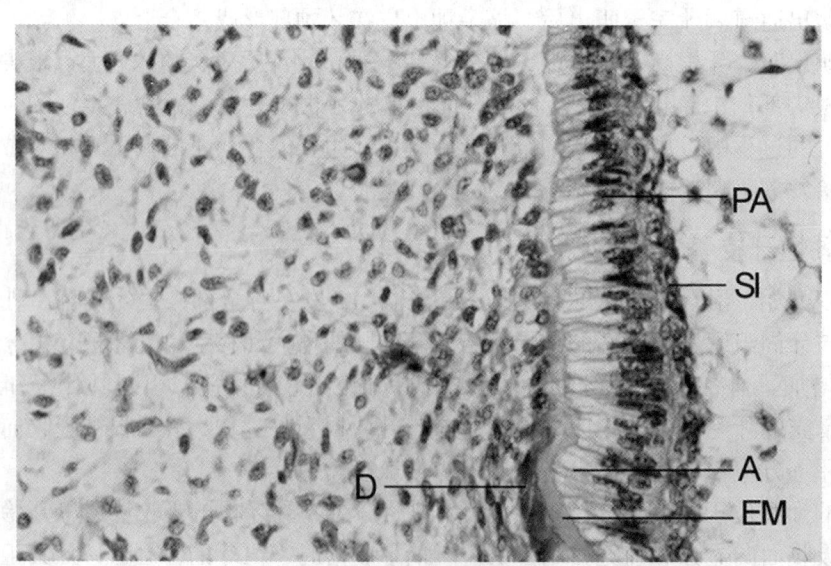

图 2-11 前成釉细胞
PA：前成釉细胞；SI：中间层；A：成釉细胞；D：新形成的牙本质；EM：新形成的釉基质

前成釉细胞与牙乳头之间有基板分隔，一旦成牙本质细胞分化完成，基板就会消失。基板降解后的短时间内，前成釉细胞和成牙本质细胞直接接触，相互诱导。当第一层牙本质基质形成后，前成釉细胞即成为有分泌功能的成釉细胞。釉基质开始形成后，有些进入成釉细胞间的成牙本质细胞突尖端被釉基质包围，以后形成釉梭。

2. 分泌期（secretory stage） 即成釉细胞分泌形成釉基质的阶段。成熟的分泌期成釉细胞长约 60 μm，宽 2～4 μm。细胞核靠近中间层，近牙本质侧有丰富的粗面内质网和发达的高尔基体。釉基质蛋白在内质网中组装，在高尔基体进行糖化和硫酸化，然后由分泌颗粒转运至细胞的分泌端。成釉细胞基底部的终末网能有效地隔开发育中的牙釉质和成釉器。

最初形成的牙釉质位于牙尖或切缘的部位，并以此为生长中心向外周成层扩展，层与层之间留下生长线。分泌开始后不久，成釉细胞的分泌端变成圆锥状，称为托姆斯突（Tomes process），或成釉细胞突（ameloblastic process）。托姆斯突出现后，开始以釉柱这一基本组织结构形成牙釉质，最初形成的牙釉质中矿物晶体的排列无一定规律，称为无釉柱牙釉质。

成釉细胞形成牙釉质时，晶体的长轴与分泌面的细胞膜大致垂直。托姆斯突有 2 个分泌部位，它们所形成的牙釉质成分相同，但由于分泌面的外形差异，所形成晶体的排列方向不同。一个分泌部位是突起远端的倾斜面，形成釉柱的主要部分（即釉柱的头部），晶体平行于釉柱长轴排列。由于这个分泌面是倾斜的，所以成釉细胞的长轴与其所形成的釉柱成一角度。另一个分泌部位在突起的基底部，靠近细胞体，与相邻成釉细胞分泌的釉基质一起形成柱间釉质或釉柱的边缘部分（即横断面所见釉柱的尾部），晶体排列方向与釉柱呈 65°～70°。

3. 转化期（transition stage） 这是从分泌期向成熟期转变的过渡阶段。成釉细胞停止分泌釉基质后，细胞变短，托姆斯突消失，细胞器减少。除细胞形态改变外，成釉细胞的数量也大大减少，约 50% 发生细胞凋亡。

4. 成熟期（maturation stage） 分泌期结束时，牙釉质具备了基本的外形和组织结构，但羟基磷灰石晶体只占其重量的 15%，其余为 65% 的水和 20% 的有机物。成熟期转化为牙釉质最终形式的过程即成熟，由成釉细胞完成，包括牙釉质蛋白的降解、有机物和水的移除、钙和磷等矿物质的转运等。成熟期持续时间很长，在不同的功能阶段，成釉细胞靠近牙釉质的一端出现刷毛缘和平滑缘 2 种形态的交替，重复 5～7 次。有机物和水被移除后，为羟基磷灰石晶体的生长提供了空间，晶体变宽、变厚，晶体间的间隙缩小。

5. 成熟后期（post-maturation stage） 牙釉质成熟后，成釉细胞呈扁平状，借半桥粒和基板附着在牙面，并与退变的成釉器一起构成缩余釉上皮，在牙萌出时保护牙釉质。牙萌出至口腔后，其表层与唾液相互作用，矿化程度有所增强，称为萌出后成熟（post-eruptive maturation）。

二、牙釉质的组织结构

（一）釉柱

牙釉质的基本组织结构是釉柱（enamel rod）（图 2-12），由羟基磷灰石晶体紧密排列组成，呈细长的柱状，直径为 5～6 μm。每个釉柱都贯穿牙釉质全层，自釉牙本质界达到表面。在窝沟处，釉柱由釉牙本质界向窝沟底部集中；而在近牙颈部，釉柱的排列几乎呈水平状（图 2-13）。

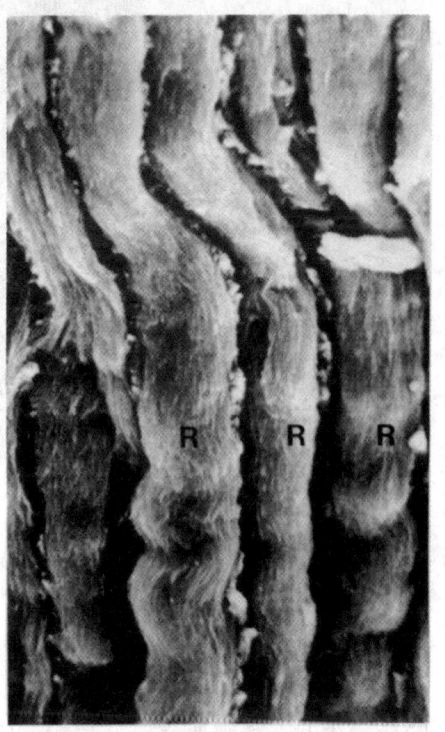

图 2-12 扫描电镜下所见釉柱的形态
R：釉柱

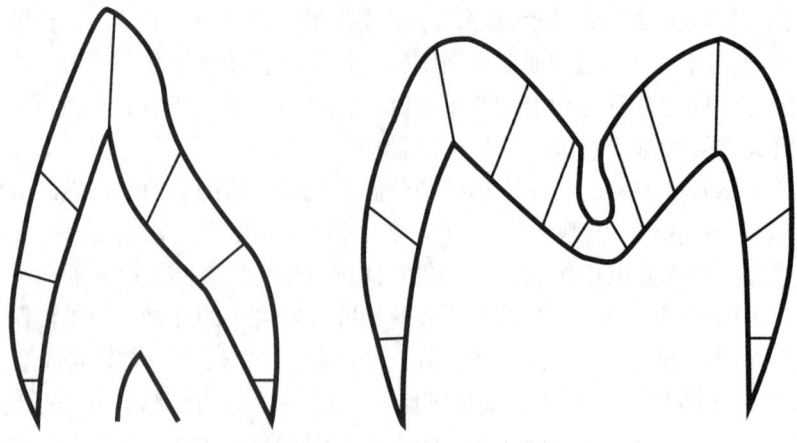

图 2-13 釉柱排列方向示意图

釉柱的横断面在光镜下呈鱼鳞状,电镜下观察,每个釉柱有一个近乎圆形、较大的头部和一个细长的尾部(图2-14)。在釉柱的头部,晶体的长轴平行于釉柱长轴,而从头部向尾部移行时,晶体长轴逐渐与釉柱成一角度,可达65°~70°倾斜。相邻釉柱以头尾相嵌的形式排列,在两组晶体相交处,晶体间隙增宽,称为釉柱间隙,是牙釉质中物质流动和渗透的主要通道,在形态学上构成了釉柱头部清晰的弧形边界。

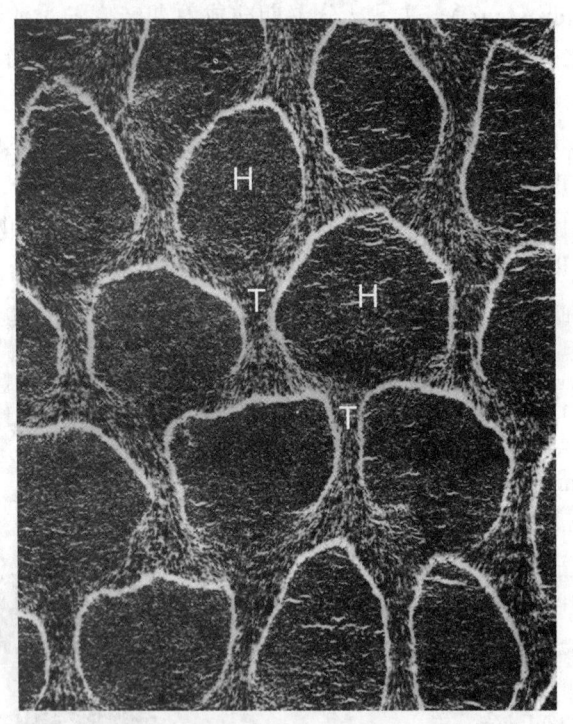

图 2-14 釉柱横断面的电镜扫描下所见
H:釉柱的头部;T:釉柱的尾部

(二)无釉柱牙釉质

成釉细胞在形成近釉牙本质界处的牙釉质时,托姆斯突尚未形成;而最后形成牙表面的牙釉质时,托姆斯突已经退化。因此,这两处的牙釉质均无釉柱结构,称为无釉柱牙釉质(aprismatic enamel)。

（三）釉牙本质界及邻近结构

1. 釉牙本质界（enamel-dentine junction，EDJ） 是上皮和结缔组织两种不同来源的矿化组织的交界面。其外形不是光滑的平面，而呈连续的贝壳状，即牙釉质形成许多弧形外突，与其相对的是牙本质表面的小凹。这种形态在承受较大咬合力的牙尖及切缘等部位更加突出，增大了牙釉质和牙本质的接触面，有利于两种组织更牢固结合，可以降低牙釉质行使功能时所受到的剪切力。

2. 釉梭（enamel spindle） 是细的棒状或纺锤状小管，起始于釉牙本质界，伸向牙釉质（图2-15）。多数人认为在牙釉质发生的早期，成牙本质细胞突穿过基底膜，伸向前成釉细胞之间，此末端膨大的突起遗留在牙釉质内就形成了釉梭。釉梭在牙尖及切缘部位最常见，可能与成牙本质细胞在此处排列拥挤有关。

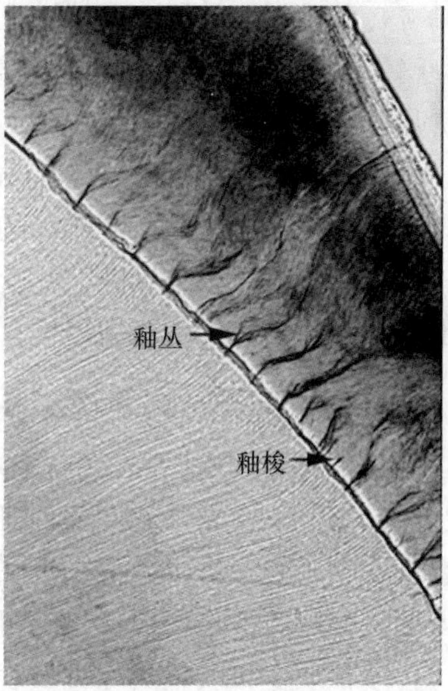

3. 釉丛（enamel tuft） 是起自釉牙本质界、伸向牙表面的草丛状结构，高度约为牙釉质的1/3（图2-15）。每个釉丛大概有数个釉柱宽，其中的丛状分支沿釉柱方向走行。釉丛钙化程度低，可能是牙釉质发育的缺陷，釉柱间基质蛋白残留所致。

4. 釉板（enamel lamella） 是薄层裂隙状的结构缺陷，起自牙釉质表面，向内延伸不同的深度，可达釉牙本质界。釉板钙化程度低，内含釉质蛋白，可能来自一组釉柱的成熟不全；或者是萌出后因负重而产生的裂隙，其中含有来自唾液和口腔的有机物。绝大多数釉板是无害的，并可因唾液中矿物盐的沉积而发生再矿化。

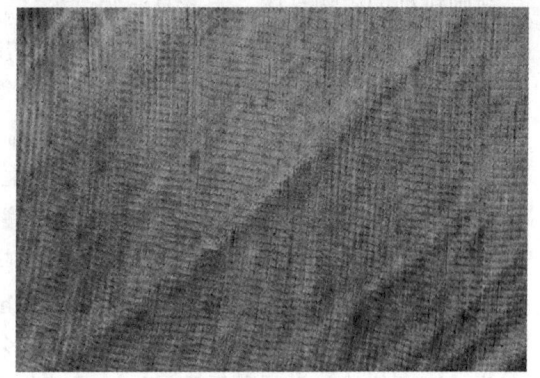

图2-15 釉梭和釉丛（箭头所示）

（四）与牙釉质周期性沉积相关的结构

牙釉质形成时，呈规律性逐层叠加，活跃期和静止期相互交替，其间形成釉柱横纹和牙釉质生长线。

1. 横纹（cross striation） 是釉柱上与釉柱长轴相垂直的细纹，呈规律性平行排列，平均间隔约4 μm（图2-16）。横纹与成釉细胞功能活动的昼夜变化有关，2个横纹之间为每日牙釉质形成的量。横纹处矿化程度稍低，有机物含量和晶体的排列也有所不同。当牙发生轻度脱矿时，横纹会变得明显。

2. 牙釉质生长线（incremental line of enamel） 是牙釉质形成时，间隔7～10 d出现的较明显的间歇线，低倍镜下即可观察到。在牙釉质横断磨片中，牙釉质生长线呈同心圆状

图2-16 釉柱横纹磨片下所见

排列，类似树的年轮，相邻两条生长线间有7～10条横纹。在纵断磨片中，牙尖和切缘处的生长线环绕着釉牙本质界，不达到牙釉质表面；近牙颈部生长线渐呈斜行，到达牙釉质表面时形成平行的沟和嵴，即釉面横纹（perikymata）。乳牙和第一恒磨牙的牙釉质形成过程中，经历了婴儿出生前后环境和营养来源的巨大变化，常可见一条加重的间歇线，称为新生线（neonatal line）。

(五)与釉柱排列相关的结构

1. 绞釉（gnarled enamel） 釉柱自釉牙本质界至牙表面的行程并不完全呈直线，近表面1/3较直，而内2/3弯曲，在切缘及牙尖处，釉柱的绞绕弯曲更为明显，称为绞釉。绞釉可以增强牙釉质对咬合力的抵抗。

2. 施雷格板（Schreger band） 釉柱走行的弯曲扭转有一定规律性，10～13层釉柱形成一组，沿同一方向弯曲，而相邻的另一组釉柱呈不同的走向。制作牙纵向磨片时，不同区域的釉柱可能分别被横断或纵断。在落射光下，釉柱的横断区透光度差，而纵断区较为透明，因此出现明暗相间带，称为施雷格板，位于牙釉质厚度的内4/5，每个带的宽度约为50 μm。

(六)牙釉质的表面结构

新萌出的牙冠表面为无釉柱牙釉质，在乳牙其厚度为20～100 μm，在恒牙其厚度为20～70 μm。电镜下可见牙釉质晶体相互平行排列，间隙较小。无釉柱牙釉质的矿化程度高，有机物和水的含量少，抗龋性强。但是，在进行牙科粘接前，如果酸蚀剂处理的深度不够，在无釉柱的区域很难形成有效的粗糙面，导致粘接强度下降。

牙釉质生长线达到牙釉质表面时，称为釉面横纹，表现为平行的沟和嵴。扫描电镜下，牙釉质表面还可见大小相近的圆形小凹，与成釉细胞托姆斯突的形态相对应，称为托姆斯突凹。此外，还可见一些小的突起和凹陷，分别称为釉帽和灶性孔。牙体组织的磨耗可使牙釉质表面的特殊结构消失，但常在牙颈部区得到部分保存。

新萌出的牙表面有一层有机薄膜，称为釉小皮（enamel cuticle），结构与上皮下的基板相似，可能是成釉细胞在形成牙釉质后所分泌的基板物质。釉小皮一经咀嚼即易被磨去，但在牙颈部仍可见残留。

三、牙釉质的理化特性

牙釉质覆盖于牙冠表面，在前牙的切缘处厚约为2 mm，在磨牙的牙尖处厚约为2.5 mm（在乳牙尖厚约为1.3 mm），向牙颈部移行时逐渐变薄，在颈部呈刀刃状。牙釉质的主要成分是规则排列的矿物晶体，因此具有很强的透光性，其平均折射率为1.62，与羟基磷灰石晶体相似。矿化程度越高，牙釉质越透明，可以透出深部牙本质的颜色，使牙冠外观呈有光泽的淡黄色。龋造成牙釉质脱矿时，晶体间隙增多、增大，使牙釉质的透光性下降而呈白垩色。

成熟的牙釉质高度矿化，其重量的96%～97%为无机物，其余为有机物和水。按体积计，无机物占86%、有机物占2%、水占12%。因此，牙釉质的硬度约为牙本质的5倍，是最硬的生物矿化组织，可以承受较大的剪切力和撞击力，耐磨性强。但牙釉质有很高的脆性，弹性差，易于碎裂、折断，需要其下方的牙本质提供支撑和缓冲。

牙釉质中的无机物主要为羟基磷灰石（hydroxyapatite）晶体，以微晶的形式存在。牙釉质晶体比牙本质、牙骨质和骨中的晶体大得多，宽约为70 nm，厚为25 nm，呈扁平的长板状，有些长度可能达整个牙釉质的厚度。晶体的横断面多为六角形，但常因排列密集而拥挤变形。

羟基磷灰石$[Ca_{10}(PO_4)_6(OH)_2]$晶体中，钙离子、磷酸根和羟基有规律地在三维空间呈周期性重复排列。然而，牙釉质的晶体并非化学纯的羟基磷灰石，某些位点可能被杂质元素占据。晶体核心部位常含有较多的碳酸盐和镁，因此，晶体的中心较外周更易溶解。反之，如果氟取代了羟基，晶体变得更加稳定，耐龋性增强。

虽然牙釉质的渗透性（permeability）远低于牙本质，但晶体间仍存在微小的间隙，特别是在釉柱边缘、横纹和生长线等区域，晶体间隙较大，水和有机物的含量较高，成为小分子物质渗透的通道。龋发生后，晶体的溶解将使牙釉质的渗透性明显变大。

第三节 牙本质
Dentin

牙本质（dentin）构成牙的主体。在牙冠部，其表面覆盖着牙釉质，二者的结合形成了坚硬而又有弹性的结构，能够抵抗磨耗和折裂。在牙根部，牙本质借表面覆盖的牙骨质与牙周组织相连。牙本质是一种特殊的矿化结缔组织，由大量平行的牙本质小管和矿化的胶原性基质构成，小管内含成牙本质细胞的突起及少量细胞外液，而成牙本质细胞的细胞体位于牙本质围绕的牙髓中。牙本质和牙髓均由来自外间充质的牙乳头发育形成，在功能上也构成一个整体，对外界刺激协同进行感受、防御及修复反应，因此，二者常被合称为牙髓-牙本质复合体（pulp-dentin complex）。

一、牙本质发生

（一）成牙本质细胞分化

牙本质发生（dentinogenesis）即牙本质形成，开始于牙胚发育的钟状期晚期。在内釉上皮的诱导下，部分牙乳头细胞停止分裂，向成牙本质细胞分化，称为前成牙本质细胞（图2-17）。成熟的成牙本质细胞表现出间质细胞少见的极性，包括呈高柱状、整齐排列、细胞核位于远离分泌端的基底部、朝向内釉上皮的分泌端出现胞质突起（图2-18）。

（二）牙本质基质沉积

完成分化的成牙本质细胞开始形成牙本质基质，主要为Ⅰ型胶原纤维。随着基质的沉积，成牙本质细胞突伸长。基质矿化后，形成包绕突起的牙本质小管，其末端和侧方还可见较多与之相通的细小侧支，容纳突起的分支。最初形成的冠部牙本质称为罩牙本质，以后形成的为髓周牙本质，二者的胶原排列和矿化方式有所不同。基质沉积后逐步发生矿化，但是在牙本质的牙髓侧始终有一层未矿化的基质，即前期牙本质。

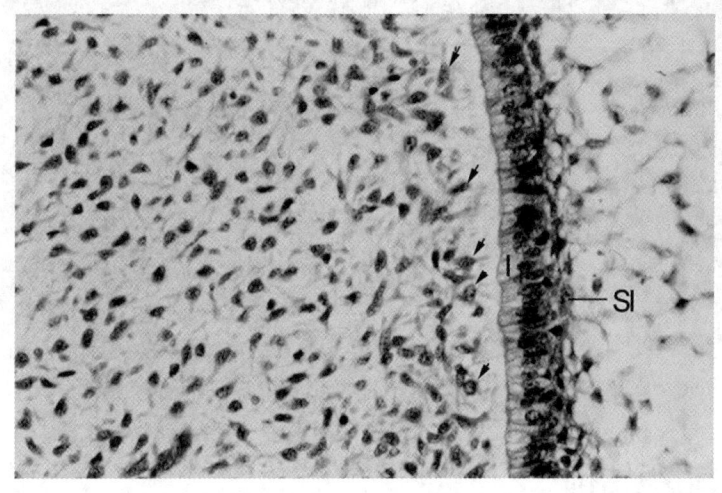

图2-17 前成牙本质细胞（箭头所示）
I：内釉上皮；SI：中间层

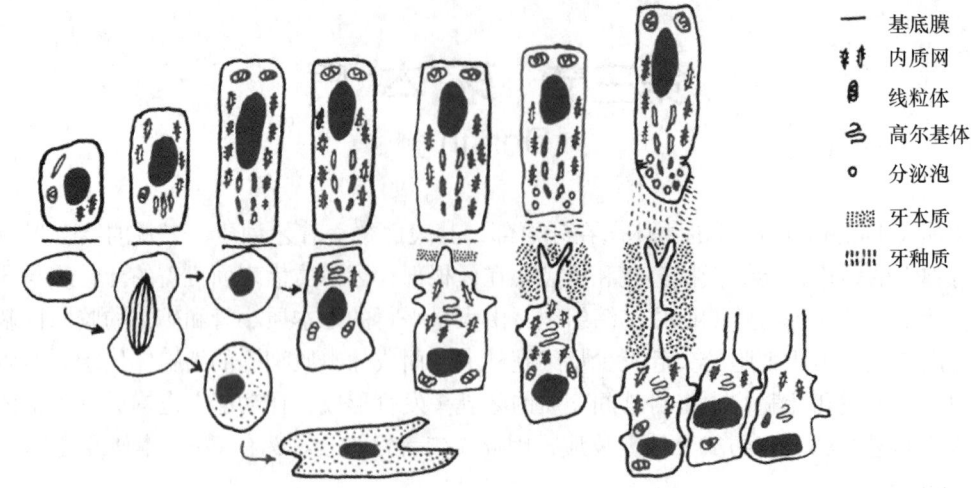

图 2-18 成釉细胞（上排）和成牙本质细胞（下排）分化示意图

（三）牙本质的矿化

牙本质最初的矿化发生在罩牙本质，以基质泡（matrix vesicle）的形式完成。这些膜被小泡由成牙本质细胞形成，以出芽的方式分泌到细胞外。基质泡中的磷灰石以单个晶体形式存在，晶体长大后小泡破裂，晶体在牙本质基质中扩展成晶体簇，并且与邻近的晶体簇融合。

最初的矿化启动后，成牙本质细胞从血清中摄取钙，转运至矿化前沿，使小的晶体不断生长。矿物质首先沉积在胶原分子的有孔区，晶体沿胶原纤维的长轴排列。髓周牙本质的矿化形式是球形矿化，即磷灰石晶体围绕矿化中心长大，形成球形的钙化团，最后邻近的矿化球融合成完全矿化的牙本质（图2-19）。在矿化过程中，成牙本质细胞合成的非胶原基质蛋白，特别是牙本质磷蛋白（dentin phosphoprotein，DPP）发挥了重要的调控作用。

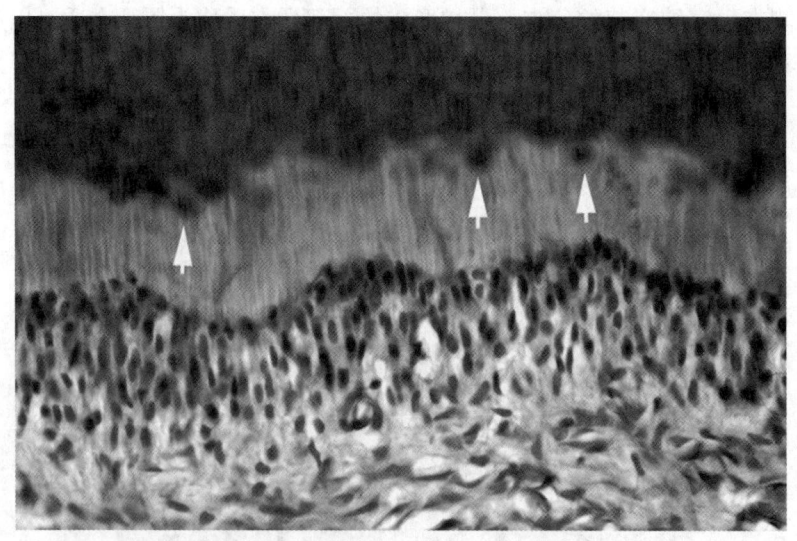

图 2-19 牙本质矿化前沿的钙球（箭头所示）

二、牙本质的组织结构

（一）基本组织结构

1. 牙本质小管（dentinal tubule） 即贯通牙本质全层的细管状结构，内为成牙本质细胞突和组织液。牙本质小管在近牙髓一端直径约为 2.5 μm，越向表面越细，近釉牙本质界处直径约为 1 μm，而且牙本质外层的表面积比髓腔侧大，牙本质小管的分布也变得稀疏。牙尖部及根尖部小管较直，而在牙颈部则弯曲呈"～"形，近牙髓端的凸弯朝向根尖方向。

2. 成牙本质细胞突（odontoblastic process） 成牙本质细胞的细胞体排列于牙髓的外围，其突起伸入牙本质小管内，在其行程中还分出细的分支，与邻近的突起分支相联系（图2-20）。由于研究方法上的限制，关于成牙本质细胞突在小管内延伸的长度，尚未取得统一意见。细胞突起和管壁之间的空隙称为成牙本质细胞突周间隙（periodontoblastic space），内含牙本质液（dentinal fluid）。如果牙本质折断，可见液体自小管溢出，提示牙本质小管存在向外的组织压，可帮助限制有害物质的进入。前期牙本质的小管中还可见神经末梢和抗原呈递细胞的突起。

3. 细胞间质 牙本质的大部分为矿化的细胞间质，其中的胶原纤维与牙本质小管垂直，彼此交织成网状（图2-21），矿化后构成牙本质小管的壁，称为管间牙本质（intertubular dentin）。牙本质小管形成后不久，其内壁开始沉积另一型牙本质，不含胶原纤维，矿化程度比管间牙本质高15%，称为管周牙本质（peritubular dentin）。镜下观察磨片中牙本质小管的横断面时，可见管周牙本质环绕管腔，呈衬于管壁内侧的透明带。管周牙本质逐渐增加，在近髓腔侧仅占组织横断面面积的3%，而在近釉牙本质界处可达2/3。随年龄增长，管周牙本质的沉积使牙本质小管逐渐缩窄，最终可完全封闭小管，在磨片中呈均匀的透明区，常见于根部牙本质，称为透明牙本质（translucent dentin）。

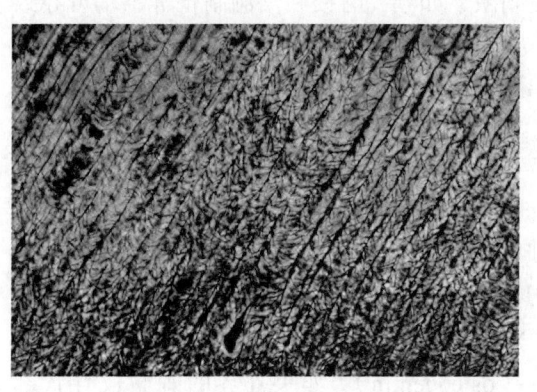

图 2-20 牙本质小管的分支

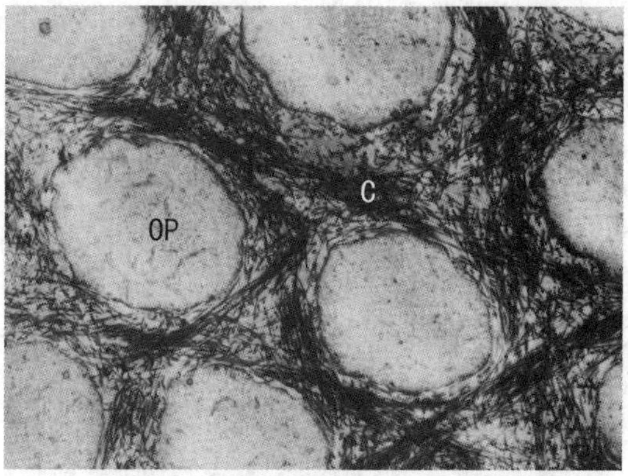

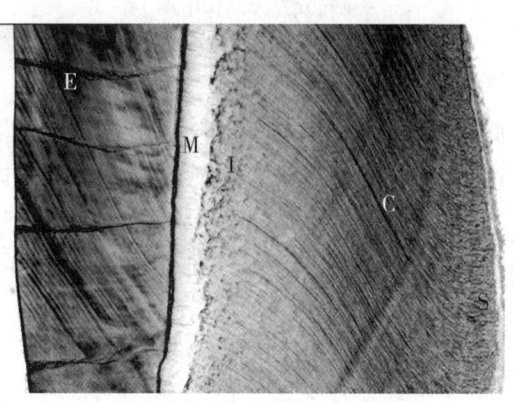

图 2-21 电镜下牙本质小管的横断面
OP：成牙本质细胞突；C：胶原纤维

（二）牙本质结构的区域差别

1. 罩牙本质（mantle dentin） 是牙冠部最先形成的牙本质，紧靠釉牙本质界，厚为20～150 μm（图2-22）。罩牙本质与髓周牙本质的差别包括：矿化程度约低5%；胶原纤维与小管平行排列；小管分支多；通过基质泡发生矿化。

2. 前期牙本质（predentin） 成牙本质细胞在一生中持续形成牙本质，因此始终存在刚形成、尚未矿化的牙本质，即前期牙本质。常规脱矿切片中，可见前期牙本质靠近髓腔侧，位于成牙本质细胞和矿化前沿之间，为厚度为10～40 μm 的浅染带。

图 2-22 牙本质分区
M：罩牙本质；E：牙釉质；I、C、S：髓周牙本质，其中"I"为球间牙本质，"S"为继发性牙本质

3. 髓周牙本质（circumpulpal dentin） 位于罩牙本质和前期牙本质之间，是牙本质的主要部分（图2-22）。由于牙本质形成时的节律性，可见周期性出现的间歇线，与牙本质小管垂直，称为生长线（incremental line）。

4. 球间牙本质（interglobular dentin） 牙本质矿化时，由很多钙质小球融合而成，小球之间遗留的未钙化的区域称为球间牙本质，其中仍有牙本质小管通过，但不形成管周牙本质。球间牙本质主要分布于牙冠部近釉牙本质界处（图2-22）。牙本质钙化不良时，球间牙本质明显增多。

5. 透明层（hyaline layer）和颗粒层（granular layer） 根部牙本质最外层是与牙骨质结合的区域，在牙纵断磨片中呈均质透明带，无小管结构，宽约为 20 μm，称为透明层。透明层的内侧为一层暗黑色颗粒状未矿化区，即颗粒层，有人认为是牙本质小管末端的许多小分支和袢所形成的。

6. 原发性牙本质（primary dentin）和继发性牙本质（secondary dentin） 牙本质的大部分是在发育期形成的，称为原发性牙本质。牙根发育完成、与对颌牙建立咬合关系后，成牙本质细胞以较慢的速度继续形成牙本质，称为继发性牙本质，属于一种增龄性变化。继发性牙本质的结构与原发性牙本质相似，二者的牙本质小管是延续的，但继发性牙本质的小管方向稍呈水平，与原发性牙本质之间常有明显的分界（图2-22）。继发性牙本质在髓腔内侧形成的量呈不均匀分布，髓室顶和底部较厚，导致髓腔在随增龄而变小的同时，外形也发生改变。

（三）牙本质的反应性改变

1. 第三期牙本质（tertiary dentin） 各种外界刺激，如龋、磨损和窝洞制备等，均可导致牙髓-牙本质复合体产生防御性修复反应，在与外界刺激相应的髓腔部位形成新的牙本质，称为第三期牙本质。多数情况下，伤害性刺激导致成牙本质细胞死亡，第三期牙本质由牙髓干细胞新分化的成牙本质细胞样细胞形成，也称为修复性牙本质（reparative dentin），其中的小管少而不规则，与原发性牙本质的小管间无延续性，矿化程度低（图2-23）。有时第三期牙本质形成很快，将成牙本质细胞埋在基质中，又称为骨样牙本质（osteodentin）。如果外界的刺激仅导致部分细胞死亡，由幸存的成牙本质细胞形成第三期牙本质，则可称为反应性牙本质（reactionary dentin），其中的小管较为规则，并与原有的小管相延续。

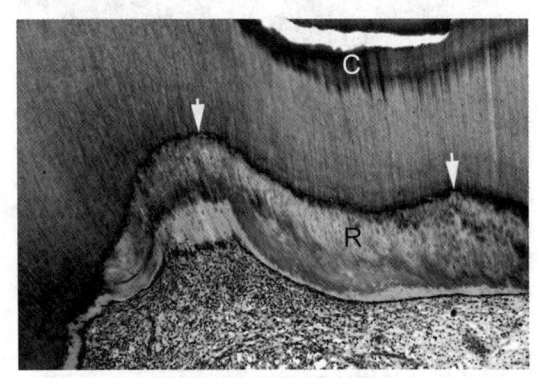

图 2-23 修复性牙本质与原有的牙本质之间有明显的分界（箭头所示）
C：龋坏区；R：修复性牙本质

2. 硬化牙本质（sclerotic dentin） 是牙本质对病理性刺激的另一种防御性反应，即成牙本质细胞突发生变性，然后矿物盐沉积而封闭小管，可阻止有害刺激传入牙髓。硬化牙本质的表现与透明牙本质基本相同，在磨片上呈透明状。

3. 死区（dead tract） 病理性刺激导致成牙本质细胞死亡或突起变性、退缩，牙本质小管空虚而充满空气所致。在光镜下观察磨片时，这部分牙本质呈不透光的黑色，称为死区。

三、牙本质的理化特性

成熟牙本质重量的 70% 为无机物，20% 为有机物，10% 为水。如按体积计算，三者的含量分别为 50%、30% 和 20%。无机物主要为羟基磷灰石晶体，但其体积比牙釉质中的小得多，与牙骨质和骨中的相似。有机物中 90% 以上为胶原蛋白，主要为 I 型胶原。胶原作为支架，在纤维孔隙中容纳牙本质的大部分矿物质。非胶原蛋白含量少，多在牙本质形成和调控矿化中发挥作用。

牙本质呈淡黄色，硬度比骨组织稍高，但远低于牙釉质。由于牙本质的矿物晶体小且与纤维紧密结合，又以小管为基本组织结构，其抗压、抗拉和抗弯强度都高于牙釉质，表现出一定的弹性，为硬且易碎的牙釉质提供了良好的支撑和缓冲。

小管结构和较高的有机物含量也使牙本质的渗透性远高于牙釉质。各种物质可以通过小管，从牙本质表面到达牙髓，引起牙髓-牙本质复合体的反应。渗透性的高低主要取决于小管的大小和开放程度，如龋、磨损、磨耗或创伤可导致牙本质小管暴露和开放；管周牙本质、硬化牙本质、第三期牙本质等增龄性和反应性变化可以封闭小管；牙本质液可能将外来物质冲出管外。

第四节　牙骨质
Cementum

牙骨质（cementum）是覆盖在根部牙本质表面的薄层矿化组织。牙骨质来源于牙囊的外间充质，在解剖学上属于牙体组织，在功能上属于牙的支持组织。

一、牙骨质发生

牙骨质发生（cementogenesis）始于牙颈部，逐步向根方扩展。近牙颈部为无细胞牙骨质，也称为原发性牙骨质；近根尖区为细胞牙骨质。

1. 无细胞牙骨质（acellular cementum）　根部牙本质开始形成后，上皮根鞘就发生断裂，牙囊中的间充质细胞得以与最初的牙本质接触，然后分化为成牙骨质细胞（cementoblast）。但目前有证据表明，部分成牙骨质细胞由上皮根鞘细胞转化而来，主要形成无细胞牙骨质。成牙骨质细胞在牙本质表面分泌胶原纤维和基质，牙骨质和牙本质的纤维在界面处密集交错，矿化后形成高强度的结合。此时牙骨质形成速度较慢，成牙骨质细胞位于其外侧牙周膜中，形态类似成纤维细胞，不被埋入基质中，所以形成无细胞牙骨质。

牙骨质形成的同时，外侧的牙周膜也在发育，邻近的牙周纤维被埋入牙骨质基质，称为穿通纤维或Sharpey's纤维。这些纤维是牙骨质的外源性纤维，与根面大致垂直，使牙附着于牙槽骨，起支持作用。

牙骨质矿化时无基质泡，可能由邻近牙本质中的磷灰石晶体启动。矿化前沿为线形，无明显的钙球。牙骨质形成的活跃期和静止期交替，形成与根面平行的层板样生长线。

2. 细胞牙骨质（cellular cementum）　形成时间晚于无细胞牙骨质，又称为继发性牙骨质。其中的胶原纤维由成牙骨质细胞形成，为内源性纤维，与牙根表面平行排列而无支持作用。这部分成牙骨质细胞由牙囊间充质细胞分化而来，形态类似成骨细胞，在根部排列成较明显的一层（图2-24）。细胞牙骨质形成速度快，所以表面常见一层未矿化的牙骨质，即类牙骨质（cementoid），生长线的间隔也较宽。成牙骨质

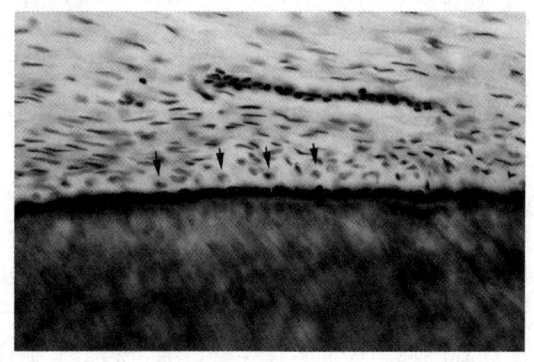

图2-24　牙骨质形成
箭头所示为根面的成牙骨质细胞

细胞多极向分泌基质，本身被埋于其中，转变为牙骨质细胞。

二、牙骨质的组织结构

牙骨质的组织结构与密质骨相似，由细胞和矿化的细胞间质组成。细胞位于陷窝内，并有增生沉积线。但牙骨质中无骨单位（哈弗斯系统），也没有血管和神经。

自牙颈部到近根尖 1/3 处，往往全部为无细胞牙骨质，内含穿通纤维，主要功能是提供牙与牙周组织的连接。细胞牙骨质多见于根尖区及后牙的根分叉处，位于无细胞牙骨质的表面，或与之交替排列，根尖部 1/3 可以全部为细胞牙骨质。细胞牙骨质中的内源性纤维与牙周膜没有联系，主要起适应性作用，对牙的磨耗、移动做出反应，也与牙体及牙周组织的修复有关。牙骨质细胞（cementocyte）类似于骨细胞，位于基质陷窝内。细胞体积较小，有许多细小的胞质突起，向牙周膜方向伸展，借以吸取营养，邻近的牙骨质细胞突起可相互吻合。

在牙骨质再生及其临床应用的研究中，鉴别牙骨质的类型有重要意义。目前主要根据细胞分布和纤维来源进行综合分类，其中在人牙骨质中较为重要的是无细胞外源性纤维牙骨质（acellular extrinsic fiber cementum，AEFC）、有细胞内源性纤维牙骨质（cellular intrinsic fiber cementum，CIFC）和有细胞混合性分层牙骨质（cellular mixed stratified cementum，CMSC）。

牙釉质和牙骨质在牙颈部相接处称为牙釉质牙骨质界（enamelo-cemental junction），约 60% 的区域为牙骨质少许覆盖在牙釉质表面；约 30% 为二者端端相接；其余约 10% 的情况是两种组织不相接而牙本质暴露（图 2-25），当牙龈退缩后，易发生牙本质过敏。

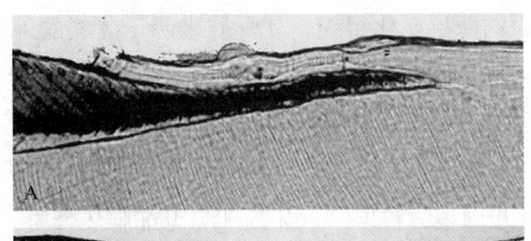
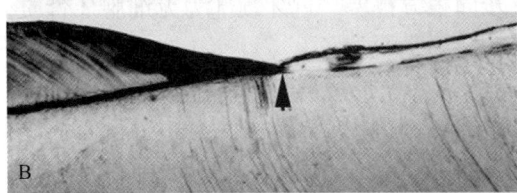
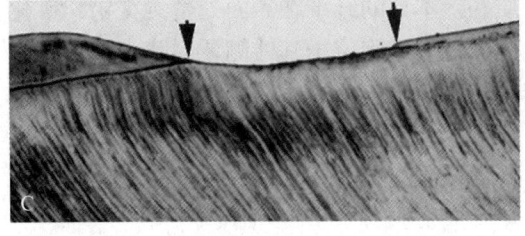

图 2-25　牙骨质与牙釉质的连接方式
A：牙骨质覆盖牙釉质；B：牙骨质与牙釉质端端相接；C：牙骨质与牙釉质分离

三、牙骨质的理化及生物学特性

牙骨质为淡黄色，在近牙颈部较薄，约为 10~15 μm，在根尖和磨牙根分叉处较厚，约为 50~200 μm，最厚可超过 600 μm。其渗透性高于牙本质，其中细胞牙骨质的渗透性又高于无细胞牙骨质。牙骨质的硬度较牙本质低，容易被磨耗。

牙骨质中无机物约占湿重的 65%，其余 23% 为有机物，12% 为水；但不同部位的矿化程度有所差别，一些无细胞牙骨质可能较牙本质的矿化程度还高。无机物主要以磷灰石晶体的形式存在，晶体形态与骨中的类似。此外，牙骨质的表层还含有多种微量元素，如氟的含量较多，且主要分布于无细胞牙骨质。牙骨质中的有机基质主要为胶原蛋白，其中 I 型胶原占绝大多数，形成牙骨质的基本形态结构，并为矿化晶体提供框架。

牙骨质中不含血管，其改建和重塑活性远低于骨组织，较固有牙槽骨具有更强的抗吸收能力，这是正畸治疗时牙移动的基础。牙骨质可不断形成，当牙周膜纤维因功能需要发生更新和调整时，牙骨质可通过增生、沉积，使新的牙周膜纤维附着至牙根。随着年龄增长，切缘和殆面受到磨损，牙的整体长度可通过根尖部形成细胞牙骨质而得到一定补偿。当牙根表面有小范围的病理性吸收或牙骨质折裂时，均可由细胞牙骨质的沉积而得到修复。

第五节 牙髓
Dental pulp

牙髓（dental pulp）是一种疏松结缔组织，位于牙本质围成的牙髓腔（髓室和根管）内，为牙本质提供营养。成牙本质细胞的细胞体位于牙髓中，在一生中不断形成牙本质；而其胞质突起伸入到牙本质小管中，是牙本质的组成部分。牙髓-牙本质复合体是一个功能整体，能对外界刺激产生协同反应，如形成第三期牙本质。牙本质中的血管、淋巴管和神经仅通过根尖孔与牙周组织相通连。

一、牙髓的发育

牙髓来自牙乳头。当成釉器进入钟状期时，牙乳头外围的细胞在内釉上皮诱导下分化为成牙本质细胞。一旦牙本质开始形成，牙乳头就称为牙髓。此时的牙髓中为密集的未分化间充质细胞，以后分化为成纤维细胞，主要功能是形成细胞外的胶原和基质成分。部分细胞维持不分化状态，具有再分化的潜能，即牙髓中的干细胞。

随着牙本质的不断形成以及上皮根鞘的发生，最后确定了冠髓和根髓的形态，来自颌骨的血管和神经也自牙乳头基底部进入牙髓。一旦牙根的全长形成，牙达到与对颌牙接触的功能位置，牙髓的发育即完成，但牙本质的形成将持续终生。

二、牙髓的组织结构

牙髓是疏松结缔组织，由细胞和半液体状态的纤维性基质构成。其中水占重量的75%，有机物占25%。

（一）细胞外基质

牙髓富含细胞外基质，胶原是其中的主要成分，以Ⅰ型胶原为主。非纤维性基质包括糖胺聚糖、蛋白多糖和糖蛋白。这些大分子物质除构成机械支撑的网架外，还对分布于其中的细胞起重要的调控作用，影响它们的发育、迁移、分裂、形态和功能。

（二）牙髓的细胞

1. 成牙本质细胞（odontoblast） 位于牙髓外周，紧接前期牙本质排列成一层，其突起伸入牙本质小管内。成牙本质细胞排列拥挤，细胞核并不在同一水平，因此，在光镜下似由数层细胞构成（图2-26）。在整个牙髓中，成牙本质细胞的形态不完全一致，在年轻恒牙的冠部为高柱状，向根尖方向逐渐变为立方状和扁平状。电镜下，成牙本质细胞的细胞核位于近牙髓侧，其上方有发达的高尔基复合体和丰富的粗面内质网，线粒体遍布于整个细胞质内。相邻的细胞体之间有连接复合体，其中的紧密连接和中间连接对维持成牙本质细胞层的完整性非常重要，同时构成一个有效的屏障，防止外来有害物质进入。

成牙本质细胞是终末分化细胞，主要功能是形成牙本质中的纤维、基质和进行牙本质的生物矿化。只要牙髓保持活力，牙本质在牙的一生中都可形成。但成牙本质细胞无增殖活性，对严重

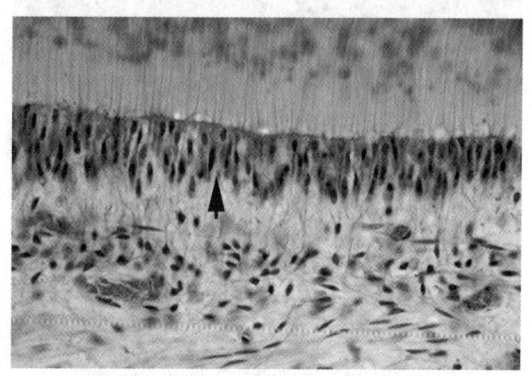

图2-26 成牙本质细胞（箭头所示）

刺激（如深龋）的防御能力也有限。局部成牙本质细胞死亡后，可由牙髓干细胞分化而形成修复性牙本质。

2. 成纤维细胞（fibroblast） 是牙髓中数量最多的细胞，故又称为牙髓细胞。细胞形态变化较大，一般为星状，突起与其他成纤维细胞或成牙本质细胞相连，在牙髓中呈网状分布。成纤维细胞有活跃的合成胶原和其他细胞外基质成分的功能，也能降解细胞外基质，在创伤修复机制中的作用非常重要。

3. 牙髓干细胞（dental pulp stem cell） 是牙髓中具有多向分化潜能的细胞，在适当条件下可分化为成牙本质细胞样细胞、成纤维细胞、脂肪细胞、成骨细胞、神经细胞、血管内皮细胞等。牙髓干细胞通常位于成牙本质细胞层的下方和牙髓中央的小血管周围，但很难通过常规染色与成纤维细胞相鉴别。牙髓干细胞不但在牙髓-牙本质复合体的更新和修复过程中具有重要意义，而且较全身其他组织的干细胞更易获得，又具有较高的发育和代谢活力，因此，在干细胞的研究和医学应用领域成为热点。

4. 防御细胞（defence cell） 健康牙髓中含有相当数量的巨噬细胞和树突状抗原呈递细胞，但在常规染色中较难与其他细胞区分。这些防御细胞分布于整个牙髓，但多聚集于血管神经束周围和成牙本质细胞区域。抗原呈递细胞常有3个以上的胞质突起，与成牙本质细胞密切接触，有些突起还伸入牙本质小管中。正常牙髓中仅有少量T淋巴细胞，当牙髓-牙本质复合体受到有害刺激时，其数量明显增多。

（三）牙髓的血管和神经

牙髓的血管来自颌骨的牙槽动脉分支，经根尖孔进入牙髓，从根髓向冠髓走行，沿途发出分支，在成牙本质细胞层下方形成毛细血管丛。毛细血管可延伸到成牙本质细胞与前期牙本质间，但不进入牙本质小管。动静脉吻合在牙髓外周血管中较多见，可使牙髓血液灌注快速发生变化。牙髓有较高的搏动性组织液压，当牙本质暴露时，牙本质液会向小管外周流动，有利于阻止有害物质的进入。

神经纤维伴同血管自根尖孔进入牙髓，逐渐分成很多更细的分支，并在冠部成牙本质细胞下区形成显著的神经丛，称为Raschkow神经丛（plexus of Raschkow）。部分神经分支穿过成牙本质细胞层，伴随成牙本质细胞突进入小管。分布于冠髓外周的神经末梢几乎都是去髓鞘纤维，轴突直接暴露于外环境，对细胞外液的变化非常敏感。

（四）牙髓的分区

根据细胞的分布特点，可将牙髓分为4个区（图2-27）。

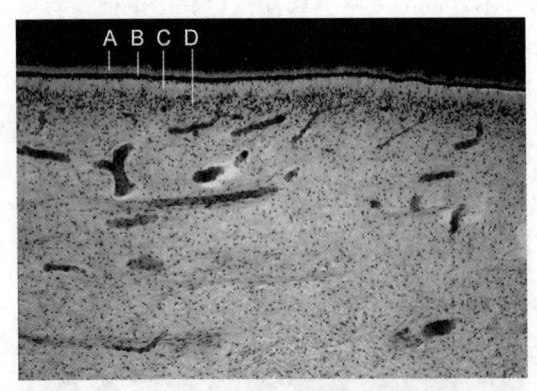

图2-27 牙髓的分区
A：成牙本质细胞上区；B：成牙本质细胞层；C、D：成牙本质细胞下层，C为乏细胞层，D为多细胞层；其余部分为固有牙髓

1. 成牙本质细胞上区（supraodontoblast region） 指成牙本质细胞体与前期牙本质之间的潜在空间。无髓鞘轴突在此汇集并进入小管，因此，此区是感受小管内液体流动及牙本质液成分变化的理想部位。此区还分布有树突状抗原呈递细胞，是发现外界刺激的第一道防线。

2. 成牙本质细胞层（odontoblast layer） 是牙髓中最重要的细胞层，所有其他成分都起支持和保护这层细胞的作用。

3. 成牙本质细胞下层（subodontoblastic zone） 常规染色的组织学切片中，紧邻冠部成牙本质细胞层的下方可见无细胞层（cell-free zone），也称为 Weil 层。电镜下观察，此区有许多成牙本质细胞和成纤维细胞的突起，还有神经纤维和毛细血管穿越此区，因此，更确切地说应是无核区。无细胞层在牙萌出后才出现，而且在根髓中通常没有，形成的原因不清，有人认为可能是制片中形成的人工假象。无细胞层下方有一个多细胞层（cell-rich zone），是成牙本质细胞下毛细血管丛和 Raschkow 神经丛所在的区域。

4. 固有牙髓（pulp proper） 或称为髓核（pulp core），构成牙髓的大部分区域，组织结构与其他疏松结缔组织相似，特点是含丰富的血管和神经。

小 结
Summary

牙体组织由牙釉质、牙本质、牙骨质和牙髓构成。牙的发育涉及一系列复杂的上皮与间充质协同作用的生物学过程。牙釉质覆盖在牙冠表面，是独特的上皮来源而高度矿化的人体组织。牙釉质中不含细胞，其内部矿物晶体有序排列，形成釉柱这一基本组织结构。牙本质构成牙的主体，属于矿化的结缔组织，而牙髓位于牙本质围成的髓腔内，是疏松结缔组织。牙本质和牙髓均由牙乳头发育形成，成牙本质细胞体位于牙髓中，而其胞质、突起伸入牙本质小管中，二者组成一个生物学的功能整体，对外界刺激进行感受、防御及修复反应，因此，合称为牙髓-牙本质复合体。牙骨质是覆盖在牙根表面的薄层矿化结缔组织，来源于牙囊，来自牙周膜的穿通纤维埋入其中，使牙附着于颌骨，在功能上属于牙的支持组织。

名词术语
Definition and terminology

原发性上皮带（primary epithelial band）：约胚胎第 6 周时，在未来的牙槽突区，原始口腔上皮受其下方的外胚间充质诱导，向深层增生、变厚，形成马蹄形的上皮带，称为原发性上皮带。

牙板（dental lamina）：胚胎第 7 周时，原发性上皮带顶端继续向深层生长，并分叉形成 2 个突起：唇、颊侧的为前庭板，舌侧的上皮板即牙板，是牙发育起始阶段的重要结构。

牙蕾（dental bud）：胚胎第 8 周时，牙板的深部继续增生，在局部区域形成膨大的上皮团，称为牙蕾，即早期阶段的成釉器，牙蕾及周围聚集的间充质组织是牙的始基。

颈环（cervical loop）：牙胚发育至钟状期时，外釉上皮与内釉上皮在成釉器的游离端相连的交界处称为颈环，相当于未来的牙颈部，也是牙根开始发育的起始部位。

绞釉（gnarled enamel）：釉柱自釉牙本质界至牙表面的行程不完全呈直线，近表面 1/3 较直，而内 2/3 弯曲，在切缘及牙尖区域绞绕弯曲更为明显，称为绞釉，可以增强牙釉质对咬合力的抵抗。

原发性牙本质（primary dentin）：在牙根尖孔发育完成前形成的牙本质称为原发性牙本质，构成牙本质的大部分。

继发性牙本质（secondary dentin）：根尖孔发育完成后形成的牙本质称为继发性牙本质，是一种增龄性变化。

第三期牙本质（tertiary dentin）：各种外界刺激，如龋、磨损和窝洞制备等，可导致牙髓-牙本质复合体产生防御性修复反应，在与外界刺激相应的髓腔部位形成新的牙本质，称为第三期牙本质。

（罗海燕　高　岩）

第三章　牙的口腔生态环境

Teeth and its oral ecological environment

第一节　唾　液
Saliva

唾液被覆于口腔黏膜和牙的表面，直接构成口腔黏膜和牙的生物学环境，对维护牙的正常形态和功能起重要作用。

一、唾液分泌量

（一）唾液流率

唾液是由三大唾液腺（腮腺、颌下腺和舌下腺）及分布在上唇、下唇、颊和舌黏膜下方、软腭、硬腭及磨牙后区的小唾液腺分泌的液体。每日分泌总量为 0.5～1.0 L，是口腔中主要的液体成分。全唾液（whole saliva）又称混合唾液（mixed saliva），是指存在于口腔内的唾液，包括各唾液腺的分泌液，以及少量龈沟液、口腔内的微生物和食物碎屑等。从单一唾液腺采集的分泌液有别于其他唾液腺的分泌液，也有别于全唾液。唾液腺的功能是分泌唾液，分为静态或非刺激性分泌（unstimulated secretion）和刺激性分泌（stimulated secretion）。静态或非刺激性分泌是指无外界刺激（如咀嚼和味觉刺激）情况下唾液腺的基础分泌，主要来源于小唾液腺的分泌，小唾液腺分泌量约占全唾液量的 10%，是形成口腔唾液薄膜的主要部分。刺激性分泌是指在味觉或咀嚼刺激下唾液腺的分泌，主要由三对大唾液腺分泌，其分泌量反映的是唾液腺的储备功能，对进食、吞咽起重要作用。静态或非刺激性分泌的唾液称为非刺激性唾液，刺激性分泌的唾液称为刺激性唾液。

唾液流率（salivary flow rate）以每分钟唾液的分泌量（ml）表示，是影响龋易感性的最重要参数。一般来讲，健康成人的非刺激性唾液流率应大于 0.1 ml/min，刺激性唾液流率应大于 0.7 ml/min。

（二）唾液分泌低下

因为唾液分泌量（quantity of salivary secretion）的正常值有较大的个体差异，所以很难确切地定义何为唾液分泌低下（hyposalivation）。目前广泛接受的是如果非刺激性唾液分泌量 <0.1 ml/min，刺激性唾液分泌量 <0.7 ml/min，则被视为唾液分泌低下征。需要明确的是，口干（dry mouth）或口干症（xerostomia）只是患者的主观症状，并不等同于唾液分泌低下征。很多研究发现，唾液分泌低下是龋的重要易感因素。

诊断唾液分泌低下时，必须考虑或检查的内容应包括：

（1）刺激性唾液流率。

（2）非刺激性唾液流率。

（3）既往病史资料：是否服用抑制唾液分泌的药物、是否讲话困难、是否难以吞咽固体食物、口腔黏膜是否疼痛、是否难以摘戴活动义齿。

（4）口腔检查：黏膜或舌是否有炎症变化，扪诊或吞咽时唾液腺是否疼痛，颊黏膜是否粘口镜，龋是否发生在非好发牙面（如光滑面、切端或牙尖）等。

如果上述检查中多项呈阳性，非刺激性唾液流率低，则可确诊，同时该患者应被视为龋高危个体。许多全身疾病或其他因素可影响唾液流率，造成唾液分泌异常，包括：①使用具有抑制唾液分泌副作用的药物，包括抗抑郁药、利尿药、抗组胺药和麻醉药。②头颈部放射性治疗。③一些自身免疫病，如风湿性关节炎、干燥综合征（Sjögren sydrome，SS）等。④胰岛素依赖型（1型）糖尿病。⑤厌食症、营养不良症、频繁禁食。⑥唾液腺结石。⑦绝经。

许多药物存在影响唾液分泌的副作用，出现时可与相关专业医师协商是否可改变剂量或换用其他药物，应注意不可只因为牙科的原因随意改变系统性疾病的治疗。

头颈部肿瘤患者一般需要接受 5~7 周的放射线治疗，剂量在 50~70 Gy。如果唾液腺在放疗区内，常会导致唾液流率的急剧下降。放疗剂量在 <10 Gy，一般仅引起唾液分泌短暂下降；放疗剂量为 10~15 Gy，可引起唾液分泌低下征；放疗剂量为 15~40 Gy，常引起严重但可逆的唾液分泌减少；放疗剂量 >40 Gy，将导致唾液腺不可逆的、实质性损伤。放射线可引起唾液成分的改变，如唾液变得黏稠、发白，变成黄色或棕色、pH 下降、缓冲容量减小，还可发生电解质和蛋白质成分改变。放疗还可使致龋微生物增加，临床上最显著的变化是变异链球菌、乳杆菌和酵母菌增加。放疗对唾液分泌量和成分的改变使患者出现各种口腔问题，如放射龋。放射龋除了发生和进展迅速，还常累及牙齿在正常情况下不易患龋的牙面。针对放疗导致的患者唾液分泌低下征以及随后引起的患者龋易感性的大大增高，应给予相应的口腔保健措施，如口腔卫生指导、应用抗菌剂、刺激残留的唾液分泌功能或使用人工唾液等。

干燥综合征是一种自身免疫性外分泌病，在 50 岁以上人群患病率高达 3%，主要表现为眼干、口干和慢性结缔组织病，如风湿性关节炎、红斑性结缔组织病。90% 的患者是女性，口腔症状出现年龄为 40~60 岁。由于缺乏有效的治疗方法，解除口腔症状主要是使用人工唾液，并给予口腔预防措施，以控制龋齿的发生。

唾液分泌与激素水平有关。许多研究显示，停经后妇女的唾液分泌率低于育龄期妇女。个体表现不同，有些患者可出现口干、黏膜或舌烧灼感、唾液减少或讲话困难、真菌感染等症状，但探查的唾液流率常无明显变化。

儿童最迟在 14~16 岁唾液分泌量达到成人水平，很少出现唾液分泌量过少或过多。年龄对健康人的刺激性全唾液流率没有显著影响，但研究显示，老年人的小唾液腺和颌下腺刺激性唾液分泌较年轻人可下降 50%。这可解释许多老年人自觉口干但临床检查刺激性全唾液分泌量却显示正常，舌下腺和颌下腺的功能对口干的感觉影响较大。

（三）唾液的采集

为使唾液采集标准、可信，应严格规定唾液采集的标准，并详细告知患者。内容包括：①唾液采集前 1 小时患者禁食、禁饮（水除外）。②唾液采集前患者禁止吸烟，避免剧烈的体力活动。③唾液采集前 2 周禁服抗生素。④推荐唾液采集前 1 分钟为采样前期，采样期的时间建议刺激性唾液可为 5 分钟，非刺激性唾液可为 10 分钟。⑤采集唾液时，患者应自然放松地坐在椅子上（非牙科椅），双肘置于膝上，头部微垂于双臂之间。⑥同一患者每次唾液采集的时间最好是一天中的同一时刻。⑦采集的唾液样本如需进行化学分析，样本中不应带有血液。

刺激性唾液的收集方法：先嘱患者咀嚼石蜡（1 g）1分钟至石蜡变软，吞咽或吐出所分泌的唾液。继续咀嚼石蜡一段时间（5分钟），使所分泌的唾液自然流入一个带有刻度的量筒。使用冰过的量筒或加入一滴辛醇可减少唾液的泡沫。

非刺激性唾液的收集方法：嘱患者静坐、低头、微张口，于下唇接一个带有刻度的量筒，使唾液自然流入其中。收集在一定时间（如10分钟）内流出的全部唾液，应避免唇、颊、舌的任何运动，更不应将唾液吐出。

一般来讲，健康成人的非刺激性唾液流率应大于0.1 ml/min。对于可疑唾液分泌低下征的患者，非刺激性唾液的采集时间应为15分钟，并分别以ml/min和ml/15min来表示唾液流率，以避免由于唾液分泌波动造成的偏倚。测定非刺激性唾液流率的变化在诊断唾液分泌低下征/口干时较刺激性唾液更加可靠。

一些研究测定了健康人的非刺激性唾液流率，平均约为0.3 ml/min，但发现其范围变化很大。一些受试者的唾液流率很低，却没有口干的症状。因此，除非患者自我主诉口干或几乎没有唾液分泌，临床上很难鉴别患者的唾液流率是否正常。

许多因素可影响非刺激性唾液的流率，如生理节律、体内水分、不同的刺激（机械、味觉和嗅觉）、身体的姿势、饮食和服药史以及精神因素等。体内呈脱水状态时，对唾液流率影响最大。当机体脱水8%时（如一个体重为70 kg的成年人，体内含水约50 kg，脱水8%意味着失水4 L），唾液的流率几乎下降为零。唾液流率在一日中午后是高峰，睡眠时唾液几乎停止分泌。由于唾液流率降低，对口内物质的清除和转运能力下降，使得口腔内的食物残渣为牙菌斑致龋创造了极好的条件。因此，夜晚睡前清洁牙齿对预防龋的发生十分重要。非刺激性唾液的流率对口腔舒适度的影响较大；刺激性唾液的流率则对进食后口内残留的食物以及细菌代谢糖类产生的有机酸的清除速度起重要作用。

二、唾液成分

唾液是无色、无味的液体，较黏稠，相对密度（比重）为1.002～1.008，pH范围为6.2～7.6，平均为6.7。唾液成分中水占99%以上，固体成分占0.5%～0.6%，主要包括无机物和有机物，无机物主要是电解质，如钙、镁、钠、钾、氯、无机磷、碳酸根和氟等。有机物主要是各种唾液蛋白质和酶等，包括唾液黏蛋白和糖蛋白、淀粉酶、溶菌酶和过氧化酶，以及其他有机物，如葡萄糖、脂肪酸、尿素和氨基酸等。

（一）无机物

1. 钙　唾液中钙的浓度（1～3 mmol/L）受唾液流率的影响。颌下腺和舌下腺分泌液中钙的浓度大约是腮腺分泌液的2倍，由于腮腺分泌液占全唾液的比例随刺激的增加而增加，唾液中的钙浓度与唾液的流量呈线性关系。唾液分泌的生理节律对唾液钙的浓度影响也很大，中午高峰时可达最低时的2倍。唾液钙浓度不受饮食影响。而一些药物会影响唾液钙水平，如治疗心脏病的药物维拉帕米（异搏定）是钙的拮抗剂，可抑制钙离子的跨膜流动，使唾液钙浓度增加50%。毛果芸香碱也可增加钙浓度，常被作为唾液刺激剂用于实验。

唾液中的钙根据pH的不同可以离子钙和结合钙的形式存在。离子钙可直接参与牙硬组织与周围环境的钙磷平衡，对龋的发生起重要作用。唾液pH接近中性时，离子钙大约占总钙的50%；唾液pH下降，离子钙增加；当唾液pH低于4时，唾液中钙大部分为离子形式。钙可以无机复合物的形式存在，如形成钙磷酸盐、钙重碳酸盐，也可以有机复合物的形式存在，如柠檬酸盐，以及与大分子蛋白结合，如富酪蛋白、富组蛋白、富脯蛋白均与唾液中的钙有高度的亲和性，能抑制钙磷的沉积。钙还与淀粉酶有紧密结合，作为酶起作用的辅助因子。

唾液中的钙离子一方面可介导唾液糖蛋白吸附于牙齿和口腔软组织表面，另一方面可以通过钙桥作用，介导细菌在牙面获得性膜上黏附，促进细菌在牙面的定居，利于牙菌斑的成熟。

唾液与牙菌斑的离子钙和总钙之间有很强的相关关系，离子钙在二者的界面之间存在着扩散梯度。当牙菌斑受到糖攻击时，pH 下降，结合钙解离，唾液牙菌斑界面的扩散梯度增大，唾液钙向牙菌斑扩散；当牙菌斑 pH 缓慢上升，唾液和牙菌斑中的离子钙浓度也将缓慢达到平衡。

另外，唾液中带有两个正电荷的钙离子和一些带有两个负电荷的酸（如水果或果汁中的柠檬酸等）可紧密结合，产生螯合作用，形成螯合环。正常时唾液中柠檬酸浓度在 0.1～0.2 mmol/L，仅结合少量钙离子。当口腔中柠檬酸浓度增高，如进食柑橘类水果或果汁时，唾液中钙离子将被大量螯合，浓度急剧下降，使得牙齿表面的钙磷结构产生溶解动力。随后柠檬酸逐渐被唾液清除，其结合和溶解钙的作用渐弱，口腔情况逐渐恢复正常，唾液中钙磷重新呈现超饱和状态，脱矿的牙齿表面结构可再矿化。但如果酸的螯合作用不断重复，频率过高，牙齿表面的矿物质将出现实质性丧失，表现为牙釉质的酸蚀（erosion）。

2. 无机磷　唾液中的磷主要是以磷酸钙盐形式存在的无机磷，如磷酸二钙、磷酸钙、羟基磷酸钙等。唾液 pH 决定着各种无机磷酸根离子的浓度。唾液 pH 低，则 PO_4^{3-} 减少，引起牙齿脱矿。像钙一样，唾液中无机磷也是维持牙齿矿物质在口腔环境中稳定的条件。

总无机磷的浓度随唾液流率的增加而降低，其在非刺激性混合唾液中的浓度大约是 5 mmol/L，但各报告存在差异。受到刺激后，这一浓度可下降到 2～3 mmol/L 或更低。像钙一样，不同唾液腺的分泌液中无机磷的浓度存在差异，颌下腺中的浓度仅为腮腺的 1/3，但却是小唾液腺的 6 倍。无机磷浓度变化的节律性不像钙那么明显，峰值常可比最低值高出 50%。依赖于 pH 变化，10%～25% 无机磷以复合形式存在，如与钙或蛋白质结合；不到 10% 是焦磷酸盐（pyrophosphate，PYP），其分子式为 $H_4P_2O_7$，它是钙磷酸盐沉积的抑制因子，影响牙石的形成。

从龋病学的角度来说，唾液无机磷的生物学功能包括：①唾液中钙磷酸盐的溶解和沉积维持了牙齿的完整性；②对唾液缓冲能力有一定作用；③为口腔微生物提供营养（是糖酵解代谢的必需物质）。

3. 氟　唾液氟浓度受饮水氟浓度、应用防龋产品（如含氟牙膏）等外环境的影响。在饮水高氟区唾液氟浓度比饮水低氟区高得多。人体摄氟后，血液中氟浓度增加，0.5～1 小时达到高峰。氟通过腺泡细胞膜从血液扩散进入唾液，使唾液中氟浓度上升。唾液导管中氟浓度比血浆中低 30%～40%，而全唾液中只有 0.1%～0.2% 的氟是由唾液腺分泌的。龈沟液中氟浓度大约与血浆相似。

唾液中氟的重要来源是通过口腔摄入的食物和局部应用防龋含氟制品。由于口腔中静止唾液量少，氟化物进入后使唾液中氟浓度迅速升高。唾液氟浓度较高时，唾液薄膜与牙菌斑间产生浓度梯度，唾液中氟可向牙菌斑中扩散，使牙菌斑液中氟浓度升高。唾液和牙菌斑液中氟与钙形成 CaF_2 矿物盐沉积，它的作用是可缓慢释放氟离子。氟还可扩散进入细菌胞质内，通过与镁结合形成复合物，阻止烯醇酶参加糖酵解途径。由于唾液的清除作用，局部用氟后唾液中的氟浓度迅速下降，像糖一样，其清除率主要取决于唾液流率，而后者由味觉刺激的强弱决定。因此，过强口味的局部含氟制剂将会刺激唾液分泌，反而会使氟被快速清除。氟的清除与糖有所不同，因为唾液中本身含有基础水平的氟，使得氟的清除呈渐进式逐渐恢复至基线。一些因素可导致这一过程延缓，包括：①吞咽的氟可有部分重新进入唾液，但这一作用对唾液氟浓度的影响很小。②由于唾液的清除作用，几分钟后唾液氟浓度下降，使得唾液和牙菌斑之间的浓度梯度逆转，牙菌斑氟浓度高于唾液，牙菌斑氟开始向唾液扩散，降低了唾液的清除率。③当牙菌斑中氟浓度下降，使得牙菌斑液中氟浓度相对于氟化钙呈不饱和状态时，氟化钙开始缓慢溶解，增加氟离子浓度。这一过程十分复杂，主要依赖于牙菌斑 pH 的变化。当 pH 在正常范围时，不溶性磷酸蛋白可抑制氟化钙的溶解；pH 接近 5 时，氟化钙完全溶解。

4. 氢离子 唾液中的氢离子（H^+）常被表达为 pH 单位，即氢离子浓度的负对数。其来源于腺体分泌或微生物产生的有机酸和无机酸，也可由食物或饮料带入口腔。口腔中的酸碱平衡十分复杂，漱糖后口腔中不同部位的氢离子浓度可相差 100 倍。唾液 pH 变化影响着口腔中的化学反应，如牙体硬组织中钙、磷和其周围液相的平衡。

唾液 pH 与唾液中的重碳酸盐关系密切，血浆中重碳酸盐的浓度是 24 mmol/L，而在非刺激性唾液中重碳酸盐的浓度仅为 1 mmol/L，说明重碳酸盐离子可被重吸收。受到刺激，唾液流率加快，唾液中的重碳酸盐浓度接近血浆。非刺激唾液 pH 可以低于 6，而唾液流率高时 pH 可以接近 8。牙菌斑的酸性产物也影响唾液 pH 的变化。如牙菌斑酵解糖后产生乳酸可扩散入唾液，可使唾液 pH 降低。唾液素（sialin）是唾液中的小分子多肽（glycine-glycine-lysine-arginine），由腮腺分泌，可使唾液 pH 升高，被称为升 pH 因子。唾液素可刺激细菌产生碱性产物，及早终止糖酵解时快速下降的 pH。另外，尿素酶可将尿素转化为二氧化碳和氨，也有升高 pH 的作用。

5. 唾液缓冲能力 图 3-1 是用强酸滴定离体唾液得到的唾液的缓冲曲线，反映的是唾液 pH 的变化。不同时间采集的唾液样本、不同个体，这一曲线均有不同。图 3-1 中曲线的第一部分的斜率低，表明其抗酸性，其缓冲力主要来自唾液中无机正磷酸盐和碳酸/重碳酸盐系统。磷酸盐系统在刺激性唾液中浓度低，但在非刺激唾液浓度相对较高，峰值可达 10 mmol/L。在 pH 6～8 时 HPO_4^{2-} 可结合 H^+ 形成 $H_2PO_4^-$，由于这一酸碱对的 pKa 为 6.8～7.2，因此，磷酸盐系统的最大缓冲容量在此 pH 范围。唾液中最重要的缓冲系统是碳酸/重碳酸盐系统，重碳酸盐的浓度在非刺激唾液中不到 1 mmol/L，但当刺激唾液分泌到最高唾液流率时，重碳酸盐的浓度可达 60 mmol/L。非刺激唾液中含有 10%～20% 的二氧化碳，强刺激后唾液中二氧化碳的量可增加几倍。其平衡式如下：

$$CO_2 + H_2O \rightarrow H_2CO_3 \rightarrow HCO_3^- + H^+$$

当持续向唾液中加入酸时，唾液中的重碳酸盐和无机磷酸盐被耗尽，pH 开始迅速下降（图 3-1 中的第二部分）。当 pH 下降到 4 时，唾液中的大分子物质发挥缓冲作用，唾液的缓冲能力增加（图 3-1 中的第三部分）。参与缓冲作用的大分子带有 H^+ 的结合位点，如羧酸根和氨基酸等，但其在唾液中浓度较低，因此，对唾液的缓冲容量贡献不大。但在一些部位（如黏膜和牙

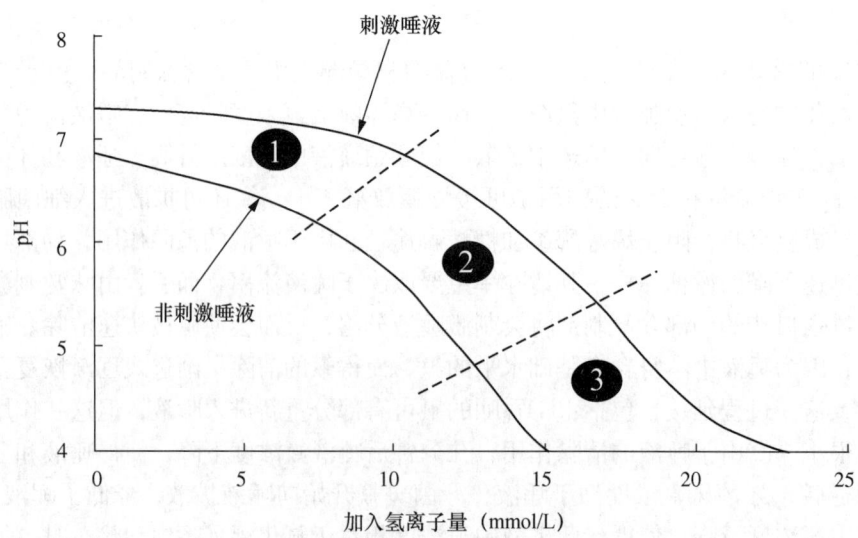

图 3-1 离体唾液对强酸的缓冲曲线

齿表面），这些大分子物质的浓度相对较高，而重碳酸盐和磷酸盐的浓度较低，大分子物质可能是这些部位主要的缓冲物质。

唾液的缓冲容量曾被用于"龋活跃性实验"，但由于许多临床研究发现二者之间相关性不强，其作用被质疑。龋发生于牙菌斑下方的牙釉质表面，这一部位的缓冲机制与唾液十分不同，唾液的缓冲物质可能并不能显著影响牙菌斑深层和牙硬组织表面 pH 的变化。

（二）有机物

1. 黏蛋白（mucin）和其他糖蛋白（glycoprotein） 糖蛋白是一组含糖的结合蛋白，是糖链和蛋白质组成的共价复合物。糖蛋白常以其细胞来源分类，进而以其生化性质分成亚类。如果糖蛋白的氨基己糖含量超过 4%，称为黏蛋白；氨基己糖含量在 4% 以下，称为糖蛋白。

黏蛋白是腺泡细胞来源的、具有黏滑性质的一组含糖类的蛋白，由颌下腺、舌下腺和小唾液腺分泌。尽管小唾液腺分泌的唾液量只是唾液的 10%，但 70% 的黏蛋白是由小唾液腺分泌的。人唾液中有 MG1 和 MG2 两种黏蛋白，分别被称为高分子黏蛋白和低分子黏蛋白。MG1 由颌下腺和舌下腺的黏液细胞分泌，有多个由二硫化物连接的亚单位，分子量大于 1000 kDa，蛋白质占其分子总重不足 15%。唾液腺的黏液细胞和浆液细胞（腮腺浆液细胞除外）均可分泌 MG2，其分子量为 200～250 kDa，由一单肽链组成，占分子总重大约为 30%。MG1 和 MG2 的分子结构是不对称的、开放的，其糖类副链常以带负电荷的基团［如唾液酸（sialic acid）］结尾。

黏蛋白是亲水的（hydrophilic），有抗脱水作用，因此可维持口腔黏膜表面湿润，有润滑作用，保护口腔组织。黏蛋白还可促进口腔细菌凝集，有利于细菌从口腔中清除。黏蛋白的一些寡糖（oligosaccharide）可通过阻断细菌表面的反应基团，抑制细菌在软组织的黏附，有助于保护黏膜不受感染。黏蛋白还与牙硬组织相互作用，调节特异性细菌对牙齿表面的黏附。

糖蛋白是构成唾液蛋白的主要部分，覆盖在整个口腔黏膜和牙齿表面，参与获得性薄膜的形成；糖蛋白调节微生物在口腔表面的黏附、定居、清除以及细菌间的共集与集聚，维持口腔菌群的生态平衡；结合唾液中的钙、无机磷离子，对于维持牙齿完整性均有重要作用。糖蛋白主要包括富脯蛋白、富酪蛋白和富组蛋白。

富脯蛋白（proline-rich proteins，PRPs）是唾液中最大的一族蛋白质，约占唾液总蛋白质的 70%，由腮腺和颌下腺分泌。富脯蛋白有酸性、碱性和糖基化 3 类。糖基化富脯蛋白具有润滑功能；碱性富脯蛋白功能尚未明确；酸性富脯蛋白在口腔中有多种功能。酸性富脯蛋白特点如下：①占唾液总蛋白的 25%～30%，分子结构呈高度不对称性；②可抑制钙磷酸盐的沉积；③参与获得性膜的形成；④促进细菌在羟基磷灰石表面的黏附。

富酪蛋白（statherin）由颌下腺和腮腺的腺泡细胞分泌，是富含酪氨酸和脯氨酸的磷蛋白。富酪蛋白含 43 个氨基酸，结构不对称。富酪蛋白可抑制钙磷酸盐的沉积和晶体的生长，还能促进放线菌在牙面的黏附，从而减弱变异链球菌在牙面的黏附，抑制龋的发生。由于唾液中磷酸钙盐是过饱和的，富脯蛋白和富酪蛋白均可抑制其发生连续沉积，维持其稳定和过饱和的状态，为维护牙齿的完整性提供保护和修复环境。

富组蛋白（histidine-rich peptides，HRPs）主要来源于腮腺，富含组氨酸，是一种主要由组氨酸、精氨酸和赖氨酸构成的阳离子蛋白。富组蛋白易于分解，形成胺类碱性物质，以中和细菌产生的酸，使牙菌斑 pH 升高，抑制龋病的发生。富组蛋白能选择性吸附于羟基磷灰石表面，参与获得性膜的形成，并可与羟基磷灰石表面的钙离子结合，封闭晶体生长的晶核，以抑制唾液中磷酸钙盐的继发性沉淀，维持唾液中钙、磷的平衡。

2. 淀粉酶（amylase） 是唾液腺分泌的主要的酶，占唾液腺分泌蛋白的 40%～50%，其中 80% 由腮腺和颌下腺分泌。其分子量为 54～57 kDa。淀粉酶的主要作用是对食物淀粉的分解消化，将其变为低分子量的糖。后者可以被口腔细菌利用，参与致龋过程。

3. 唾液中具有抗微生物功能的蛋白质 唾液中多种蛋白成分被证明具有抵抗微生物对机体侵袭的作用，包括一些非免疫球蛋白，如溶菌酶（lysozyme）具有抗革兰氏阳性菌和念珠菌的作用；乳铁蛋白（lactoferrin）具有抗革兰氏阳性菌和革兰氏阴性菌的作用；唾液过氧化酶（salivary peroxidase）具有抗微生物、降解过氧化氢的作用；凝集素（agglutinins）[黏蛋白（mucins）、腮腺糖蛋白（parotid glycoproteins）等]促进微生物凝集和聚集；副组蛋白（histatins）具有抗细菌、真菌作用；副半胱蛋白（cystatins）具有抗病毒作用。另外，唾液中还包括免疫球蛋白，如分泌型 IgA、IgG 和 IgM，具有抑制细菌黏附和增强细胞吞噬的作用。

4. 唾液中其他有机成分 唾液中含有少量的糖类、脂质和多种氨基酸，参与口腔细菌的代谢。另外，唾液含有少量的尿素，为 0.15~1.8 mmol/L，与血浆尿素浓度有关，可被一些细菌利用，在尿素酶的作用下分解为氨和二氧化碳，其中氨有中和酸的作用。另外，唾液素是一种含精氨酸多肽，可被含精氨酸脱氨酶的细菌利用，产生氨，有中和酸的作用。

（三）影响唾液成分的因素

唾液中各种成分的比例相对比较稳定，影响唾液成分的主要因素是唾液流率。当唾液流率增加时，唾液中总蛋白、钠、钙、氯和重碳酸盐的浓度不同程度的升高；同时无机磷酸盐和镁的浓度降低。影响唾液成分的另一因素是采集唾液的刺激时间。随着刺激时间的延长，钙和蛋白质的浓度升高。唾液分泌的生理节律（circadian rhythm）对唾液的成分也有影响。许多物质在一天中都有一定的变化，其峰值可是最低值的几倍。这种生理节律的变化并不依赖于唾液流率的变化。

由于以上多种因素可影响唾液成分，因此，在采集唾液样本时需要严格标准化。否则较大的变异将会影响结果的准确性和有效性。

三、唾液与龋病

1. 唾液参与获得性膜的形成 唾液中的蛋白是形成牙表面获得性膜的基础，细菌只有借助获得性膜才可以在牙面附着、聚集、生长、代谢并形成牙菌斑。牙菌斑中的多种成分还可以为细菌生长代谢提供必要的营养物质。

2. 唾液的量与龋 唾液的冲刷作用是保证口腔微生态平衡的重要因素。患者因各种原因形成的唾液量减少，会使唾液的清除功能降低，包括对糖和有机酸的清除受到影响，增加龋的危险性。有研究表明，当非刺激唾液的流率在 0.16 ml/min 以下时，牙齿脱矿进展速度明显增加。非刺激性唾液流率常被用作对龋易感性检测的指标。

3. 唾液的质与龋 尽管唾液中的钙、磷和 pH 在维持矿物平衡中十分重要，唾液的过饱和状态维持了牙齿矿物的稳定性，但是这些成分的变化大部分依赖于唾液量的变化。唾液主要的缓冲体系为碳酸/重碳酸，重碳酸根离子（HCO_3^-）浓度更是强烈地依赖于唾液的分泌率。当唾液的分泌率降低时，其缓冲能力也随之降低。另外，唾液中的抗菌物质有利于对微生物的清除。对于唾液量分泌低下患者，有人推荐使用含有过氧化酶、溶菌酶、乳铁蛋白制剂的牙膏，以帮助患者抵抗微生物的侵袭。不过，其效果尚需要更多的临床资料证明。

四、唾液功能及其临床应用

唾液具有多种生物学功能，主要包括：

1. 消化和营养功能 ①咀嚼可刺激唾液的分泌，为食物的咀嚼和吞咽提供液体，使食物变成食糜，从而协助食物的咀嚼和吞咽。②唾液中的一些消化酶，如唾液淀粉酶、唾液脂肪酶和蛋白酶可直接参与食物的消化作用。③作为食物的溶剂，唾液可使食物与味蕾充分接触，影响味觉的感受性，协助味觉作用。④唾液还有水平衡作用，当机体脱水时，唾液流量下降，口干的信号通过渗透压感受器传递，使人增加饮水。

2. 润滑作用　唾液覆盖在口腔黏膜表面，唾液中的黏蛋白起润滑剂的作用，有助于呼吸、语言、咀嚼和吞咽等运动，保护口腔黏膜。

3. 清除作用　唾液的流动、冲刷作用可清除食物残渣，转运一些代谢产物，保持口腔清洁，免受侵蚀。

4. 对酸的缓冲功能　唾液可部分中和进食后牙菌斑产生的有机酸，使牙菌斑 pH 迅速回升，缩短牙齿脱矿的时间，降低患龋的危险性。

5. 抗微生物作用　唾液中的黏蛋白、糖蛋白具有强大的促进细菌凝集作用。聚集的细菌在蛋白的包绕下共同形成大的团块，然后通过吞咽动作进入肠道，变为对人体无害的物质。溶菌酶、过氧化酶还可进一步加强抗菌的作用，共同形成口腔抵御致病微生物入侵的主要防线，维持口腔的生态平衡。唾液中特异的免疫球蛋白也可能参与机体对特种微生物的抵抗，但是其单一的作用还没有得到广泛的证明。

6. 离子库作用　唾液中的无机离子含量高，有的与蛋白结合，有的呈游离态，使唾液对于牙齿矿物组织始终呈过饱和状态，有利于维持矿物平衡，并且可促进牙齿的再矿化。

7. 诊断功能　近年的研究发现，唾液成分的变化与机体病理、生理状态密切相关，通过唾液组学的研究，如唾液基因组学、转录组学、蛋白质组学、微生物组学、代谢组学和 miRNA 等领域的研究，探寻唾液中与口腔疾病和全身疾病相关的生物标志物。因唾液具有来源丰富、取样简便和无创的特点，利用唾液进行早期诊断或筛查某些疾病具有重要的临床应用价值。目前已经在以下几个方面开展研究。

（1）利用唾液诊断口腔疾病：如唾液变异链球菌、乳杆菌计数预测龋易感程度；测定唾液牙龈卟啉单胞菌以及炎症因子水平诊断牙周病；黏膜脱落细胞基因分析诊断黏膜病；唾液肿瘤 DNA 检测口腔癌等。

（2）利用唾液诊断全身疾病：如干燥综合征、糖尿病、甲型和乙型肝炎、肿瘤、获得性免疫缺陷综合征等。利用唾液检测人类免疫缺陷病毒（HIV）抗体准确性较高，有些国家已经实际开展，已有商品试剂盒出现。

（3）利用唾液进行药物监测：如乙醇、咖啡因、苯丙胺类、鸦片类毒品等。其中唾液中乙醇含量较血液略高且相对稳定，是反映机体乙醇含量的良好指标，实际工作中已采用唾液检测机体乙醇水平。

（4）利用唾液测定人体的激素水平：已显示出良好的可重复性，唾液与血浆结合游离激素有高度相关性。

总的来看，目前利用唾液诊断疾病仍处于研究及探索阶段，还未达到临床实际应用水平。

（董艳梅　王晓灵）

第二节　口腔常驻微生物
The resident oral microflora

口腔常驻微生物（the resident oral microflora）是指在人体正常状态下定植在口腔中的微生物，有成百上千种，包括病毒、支原体、细菌、真菌等，在某些情况下甚至还会出现原虫。口腔微生物具有的这种生物多样性是因为人类口腔中存在多种不同的生境，并能够为各种微生物提供其生长和繁殖所需的营养物质。另外，在牙菌斑形成过程中，影响口腔微生物生长的各项生态因子（如pH、氧化还原电位以及营养等）会随着牙菌斑的增厚在牙菌斑中形成梯度分布，使牙菌斑中的不同部位具有不同的生态因子，从而为各种不同的微生物提供适合其生存的生态环境。牙菌斑中的微生物是一个复杂的混合体，其中的各种微生物在代谢营养物质过程中能够发挥协同作用，使那些对生长环境要求十分苛刻、无法单独在此环境中生存的微生物（如某些专性厌氧菌）能够利用其他微生物在代谢过程中形成的适当生态条件成功定植和生存。

不同生境有不同的微生物组成特点，譬如在受龋病影响的牙齿中，疾病相关菌种（如乳杆菌和双歧杆菌）在龋病损和生物膜外层邻近病损处均存在，而放线菌属沿着牙釉质裂隙入口分布，龋病中的变异链球菌则被证实了空间结构和生物膜致病性的直接联系。有实验表明，早期生物膜很薄、平坦，以变异链球菌和非致病菌口腔链球菌的混合为特点，而之后生物膜形成半球形结构，两种菌种互相分离。同时，对于不同个体而言，口腔常驻微生物物种存在些许差异。通常而言，在口腔中长期定植的微生物包括以下几类。

一、细菌

（一）革兰氏阳性球菌

口腔中常驻的革兰氏阳性球菌（Gram positive coccus）包括链球菌属、消化链球菌属、肠球菌属、葡萄球菌属、微球菌属和口腔球菌属。

1. 链球菌属（*Streptococcus*） 在口腔常驻微生物中占有很大的比例，根据DNA同源性、全细胞蛋白组以及糖苷酶活性，口腔链球菌可以分为4个菌族（表3-1）。

变异链球菌族链球菌是与龋病发生有着密切关系的一类口腔链球菌，因而受到格外的重视。变异链球菌最早由英国人J.K.Clarke于1924年从人的龋坏牙中分离，因其在体外培养时细菌细胞形态多变而得名。最初，根据该菌细胞壁上糖类抗原的血清特异性，将其分为8个血清型（血清型a～h），随后发现分离到的变异链球菌有很大的差异，又将其分为不同的种。对于该菌在龋病发生中的作用，将在后面的相关章节中介绍。

唾液链球菌族链球菌包括唾液链球菌和前庭链球菌。唾液链球菌主要定植于舌背黏膜，可以利用蔗糖产生细胞外果聚糖和葡聚糖，但唾液链球菌不是一个重要的致龋菌。前庭链球菌主要分布于人类口腔前庭区黏膜，它不能合成细胞外多糖，但具有尿素酶，能生成氨，使局部微环境pH升高，而且它还可以生成H_2O_2，参与唾液过氧化物酶系统，并能够抑制其他细菌的生长。

咽峡炎链球菌族链球菌包括星座链球菌、中间链球菌和咽峡炎链球菌，主要分布于牙菌斑中和口腔黏膜表面。这一族的链球菌与全身多个部位内脏器官的化脓性感染有关。

轻链球菌族链球菌包括血链球菌、戈登链球菌、副血链球菌、口腔链球菌、嵴链球菌以及轻型链球菌。血链球菌和戈登链球菌均可以利用蔗糖产生细胞外多糖，血链球菌可以产生蛋白酶裂解分泌型IgA，而戈登链球菌能与淀粉酶结合并裂解淀粉，而且细菌结合了淀粉酶后能够遮蔽细菌抗原，从而避免被宿主的防御系统所识别。口腔链球菌可以生成唾液酸苷酶和IgA蛋白酶，但不能结合淀粉酶，有些口腔链球菌能够合成细胞外多糖。

2. 消化链球菌属（*Peptostreptococcus*） 是一类专性厌氧、革兰氏染色阳性的球菌，主要分布于龋坏的牙本质、感染的牙髓腔和根管、深牙周袋、牙槽脓肿以及身体其他部位的深部脓肿之中。消化链球菌属常存在于混合感染病灶中，与其他微生物共生。口腔中可以分离到的消化链球菌主要有微小消化链球菌、大消化链球菌和厌氧消化链球菌。微小消化链球菌具有很强的蛋白水解能力，厌氧消化链球菌能够产生内酰胺酶，消化链球菌的这些特性与其造成深部感染的能力有关。

3. 肠球菌属（Enterococcus） 关于健康人群口腔中肠球菌属分布的报道较少，该菌属能够在口腔的某些部位分离到，最常见的菌株是粪肠球菌（E.faecalis）。粪肠球菌常出现于免疫缺陷患者口腔中，感染根管和牙周袋中常能分离到该菌。

4. 葡萄球菌、微球菌和口腔球菌属 口腔中只有少量的葡萄球菌（Staphylococcus）和微球菌（Micrococcus），葡萄球菌常见于戴义齿患者的牙菌斑中，也可见于免疫缺陷患者和口腔感染患者的口腔中。另外，在某些患有根龋的患者口腔中的一些位点可以分离到该菌。这些细菌严格来讲不是口腔常驻菌，主要分布于皮肤表面和鼻黏膜表面并成为优势菌，只是短暂地出现在口腔中。黏滑口腔球菌（Stomatococcus mucilagenosus）是一种触酶试验阳性、革兰氏染色阳性的球菌，几乎只分布于舌黏膜上，该菌可以分泌一种黏液，与该菌只在舌黏膜定植有关。

表 3-1　口腔中分离到的链球菌

变异链球菌族 (S. mutans-group)	变异链球菌（S. mutans），血清型 c, e, f 表兄链球菌（S. sobrinus），血清型 d, g 仓鼠链球菌（S. cricetus），血清型 a 鼠链球菌（S. rattus），血清型 b 野鼠链球菌（S. ferus） 猕猴链球菌（S. macacae） 道恩链球菌（S. downei），血清型 h
唾液链球菌族 (S. salivarius-group)	唾液链球菌（S. salivarius） 前庭链球菌（S. vestibularis）
咽峡炎链球菌族 (S. anginosus-group)	星座链球菌（S. constellatus） 中间链球菌（S. intermedius） 咽峡炎链球菌（S. anginosus）
轻链球菌族 (S. mitis-group)	血链球菌（S. sanguinis） 戈登链球菌（S. gordonii） 副血链球菌（S. parasanguinis） 口腔链球菌（S. oralis） 轻型链球菌（S. mitis） 嵴链球菌（S. cristatus）

（二）革兰氏阳性杆菌和丝状菌

革兰氏阳性杆菌和丝状菌经常可以从牙菌斑中分离到，口腔常驻的革兰氏阳性杆菌和丝状菌主要有放线菌属、真杆菌属、乳杆菌属、丙酸杆菌属等。

1. 放线菌属（Actinomyces） 是口腔牙菌斑菌群中的主要成分，特别是在牙齿的邻面位点和龈沟中有广泛分布。放线菌属与根龋的形成密切相关。放线菌属细胞一般呈短棒状，但其形态常呈现多态性，有些细胞有分支，有些则呈丝状。放线菌属细胞大多是光滑的，但有些放线菌属细胞有菌毛。放线菌可以酵解蔗糖并生成独特的有机酸代谢终末产物（琥珀酸、乙酸和乳酸）。口腔常驻放线菌属列于表 3-2。内氏放线菌是口腔中最重要的放线菌。内氏放线菌有两个基因种，它们可以在基因水平上加以区分，但在表形上没有差别。有些内氏放线菌菌株可以利用蔗糖生成细胞外黏液和果聚糖，有些菌株则可以产生尿素酶生成氨，起到调节牙菌斑 pH 的作用。在内氏放线菌细胞表面上有两种菌毛，这些菌毛对内氏放线菌与其他细菌细胞间共集聚作用（co-aggregation）以及内氏放线菌与其附着的表面间相互作用方面有着重要意义。内氏放线菌被认为与根龋的形成有关。

衣氏放线菌是一种专性厌氧的机会致病菌，可以引起慢性感染（称为放线菌病），这种感染常发生于头颈部，但能够播散到身体其他部位形成深部感染。衣氏放线菌能够形成独特的"颗粒"，这些颗粒使衣氏放线菌得到保护，使其具有抵抗宿主防御机制和抗生素的能力，并具有向全身其他部位播散的能力。

龋齿放线菌与早期的牙釉质脱矿相关，也与小龋损的进展相关。约一半的龋齿放线菌菌落会产生特有的棕红色色素，可以起到鉴别的作用。迈氏放线菌偶尔可从龈沟中分离到且所占比例较小。戈氏放线菌是一种在健康龈沟中常见的、占比例很小的专性厌氧菌，有时也可从脓肿病灶中分离到。乔氏放线菌是一种兼性厌氧菌，偶尔能从健康龈沟中分离到。

表3-2 口腔中分离到的放线菌属

乔氏放线菌（A. georgiae）
戈氏放线菌（A. gerenoseriae）
衣氏放线菌（A. israelii）
迈氏放线菌（A. meyeri）
内氏放线菌（A. naeslundii）
内氏放线菌基因种1（A. naeslundii genospecies 1）
内氏放线菌基因种2（A. naeslundii genospecies 2）
龋齿放线菌（A. odontolyticus）

2. 真杆菌属（*Eubacterium spp.*） 是一类专性厌氧的、革兰氏染色可变的丝状细菌，可以从头颈部感染病灶中、龋坏牙本质中和坏死的牙髓中分离到，但常难以进行体外培养。不降解糖的真杆菌，如短真杆菌（*E.brachy*）、胆怯真杆菌（*E.timidum*）、缠结真杆菌（*E.nodatum*）和隐藏真杆菌（*E.saphenum*）与牙周疾病密切相关。它们不产生蛋白酶，但具有磷酸酶、酯酶和氨基肽酶活性。降解糖的真杆菌，如砂真杆菌（*E.saburreum*）和尤氏真杆菌（*E.yurii*）也可以在健康人和牙周病患者的龈下牙菌斑中分离到。

3. 乳杆菌属（*Lactobacillus spp.*） 在口腔中很常见，但它们只在全部菌群中占很小的比例（通常小于1%）。随着龋损的进展，乳杆菌属在菌群中的比例和分离率也升高。口腔常驻乳杆菌属列于表3-3。对于乳杆菌属在健康口腔中的分布尚未明确。乳杆菌属具有较强的产酸和耐酸能力，它们与龋坏牙本质以及进展中的龋损有密切的关系。

4. 丙酸杆菌属（*Propionibacterium*） 牙菌斑中可以分离到丙酸杆菌属是一类专性厌氧的、革兰氏染色阳性的杆菌。最常见的丙酸杆菌是丙酸丙酸杆菌（*P.propionicus*），丙酸丙酸杆菌在形态学上不易与衣氏放线菌相区别，但丙酸丙酸杆菌具有利用蔗糖生成丙酸的特性，可与衣氏放线菌相鉴别。丙酸丙酸杆菌可从根龋牙菌斑中分离到，作为机会致病菌，还能在放线菌病和泪管炎病例中分离到。

5. 其他革兰氏阳性杆菌 马氏棒状杆菌（*Corynebacterium matruchotii*）有独特的细胞形态，在一个短粗的棒状细胞上长有一个长丝，因此被称为"鞭柄（whip-handle）"细胞。马氏棒状杆菌只在口腔中分布，并且是目前口腔中唯一被发现呈棒状的细菌。龋齿罗氏菌（*Rothia dentocariosa*）可在牙菌斑中发现，偶尔能在感染性心内膜炎患者身上分离到。齿双歧杆菌（*Bifdobacterium dentium*）经常出现在牙菌斑中。口腔中偶尔也可以分离到分枝杆菌（*mycobacterium*）。干燥棒杆菌（*Corynebacterium xerosis*）、某些芽孢杆菌（*bacillus*）以及梭菌（*clostridium*）也会出现在口腔中，但这些细菌可能是暂时出现的过路菌。

表 3-3 口腔中分离到的乳杆菌属

嗜酸乳杆菌（L. acidophilus）
布氏乳杆菌（L. buchneri）
干酪乳杆菌（L. casei）
纤维二糖乳杆菌（L. cellobiosus）
卷曲乳杆菌（L. crispatus）
发酵乳杆菌（L. fermentum）
加氏乳杆菌（L. gasseri）
口乳杆菌（L. oris）
副干酪乳杆菌（L. paracasei）
植物乳杆菌（L. plantarum）
鼠李糖乳杆菌（L. rhamnosus）
唾液乳杆菌（L. salivarius）
齿龈乳杆菌（L. uli）

（三）革兰氏阴性球菌

口腔常驻的革兰氏阴性球菌（Gram negative cocci）主要有奈瑟菌属、莫拉菌属和韦荣菌属。

1. 奈瑟菌属（Neisseria） 在口腔中的很多部位都能分离到，但数量较少，是牙面上牙菌斑形成过程中的先驱菌。奈瑟菌通常是解糖的，在有氧环境中生长良好，二氧化碳能刺激奈瑟菌的生长，而厌氧环境会抑制其生长。最常见的奈瑟菌是微黄奈瑟菌（N.subflava），它能够解糖并生成多聚糖。干燥奈瑟菌（N.sicca）与微黄奈瑟菌相似，也可以解糖并生成多聚糖。黏液奈瑟菌（N. mucosa）分布于鼻咽部，某些菌株有荚膜。其他的奈瑟菌都可解糖，但不生成多聚糖。

在牙面牙菌斑形成的最初阶段，奈瑟菌能够消耗牙菌斑局部的氧，使局部微环境有利于兼性厌氧菌和专性厌氧菌的生长。还有一些奈瑟菌可以代谢乳酸，使局部环境的pH升高。一般来说，奈瑟菌不是口腔致病菌。

2. 莫拉菌属（Moraxella） 是需氧、不解糖、不生成多聚糖、不产色素的革兰氏阴性球菌。黏膜炎莫拉菌（Moraxella catarrhalis）是上呼吸道的常驻菌，也是一个机会致病菌。很多黏膜炎莫拉菌菌株可以产生内酰胺酶，对抗生素的疗效产生影响。

3. 韦荣菌属（Veillonella） 是专性厌氧、革兰氏阴性球菌，能够在口腔中大部分部位分离到，在牙菌斑中的数量最多。韦荣菌属缺少葡糖激酶和果糖激酶，因此不能酵解糖类。它可以利用其他细菌代谢过程中的中间产物（如乳酸盐）作为能量来源，因此，对牙菌斑的微生态和龋病的发生发挥着重要作用。牙菌斑微生物代谢产生的酸主要是乳酸，乳酸与牙釉质的脱矿密切相关。韦荣菌属可以消耗乳酸并将其转化为较弱的酸（主要是丙酸），从而减轻牙菌斑局部乳酸堆积所造成的危害。

（四）革兰氏阴性杆菌

1. 兼性厌氧革兰氏阴性杆菌 口腔中的兼性厌氧革兰氏阴性杆菌（Gram-negative rods）主要是嗜血菌属（Haemophilus），主要分布于唾液、上皮表面和牙菌斑中，包括副流感嗜血菌（H. parainfluenzae）（包括生物型Ⅰ、Ⅱ、Ⅲ）、惰性嗜血菌（H.segnis）、副嗜沫嗜血菌（H. paraphrophilus）、嗜沫嗜血菌（H.aphrophilus）以及溶血嗜血菌（H.haemolyticus）。一般来说，嗜血菌的致病性较低。

其他的兼性厌氧革兰氏阴性杆菌还包括啮蚀艾肯菌（*Eikenella corrodens*）、二氧化碳嗜纤维菌（*Capnocytophaga*）、伴放线放线杆菌（*Aggregatibacter actinomycetemcomitans*）以及西蒙斯菌（*Simonsiella* spp.）。啮蚀艾肯菌可在各种口腔感染灶和脓肿中分离到，与牙周疾病相关。二氧化碳嗜纤维菌的生长需要二氧化碳，在培养基上呈滑动生长，可在龈下牙菌斑中分离到，在牙龈炎症状态下数量增加。二氧化碳嗜纤维菌是机会致病菌，可在免疫缺陷患者的感染灶中分离到。伴放线放线杆菌与青少年快速进展型牙周炎相关，同时也是机会致病菌，可从感染性心内膜炎、脑及皮下脓肿、骨髓炎以及牙周病损中分离到。西蒙斯菌可以滑动生长，分布于口腔黏膜上皮表面。

2. 专性厌氧革兰氏阴性杆菌 专性厌氧革兰氏阴性杆菌在牙菌斑菌群中占了很大的比例。口腔常驻的专性厌氧革兰氏阴性杆菌列于表3-4。最初大部分的专性厌氧革兰氏阴性杆菌都归于拟杆菌属（*Bacteroides* spp.），最新的分类中，拟杆菌属中只保留了脆弱拟杆菌族拟杆菌（*Bacteroides fragilis*-group*bacteroides*），其余细菌则根据其酵解糖的能力分别归入卟啉单胞菌属（*Porphyromonas* spp.）和普雷沃菌属（*Prevotella* spp.），不解糖的归入前者，解糖的归入后者。牙龈卟啉单胞菌（*P.gingivalis*）大多可从龈下牙菌斑中分离到，舌和扁桃体也偶能分离到。该菌在动物实验感染研究中显示出具有极高的致病性，是牙周疾病的重要致病菌。牙髓卟啉单胞菌（*P.endodontalis*）主要从感染的根管内分离到。牙龈卟啉单胞菌和牙髓卟啉单胞菌均极少在健康口腔的牙菌斑中出现。普雷沃菌属（*Prevotella* spp.）具有中等的解糖能力，可以利用蔗糖产生乙酸、琥珀酸和其他有机酸，可能参与牙硬组织的脱矿。另外，某些普雷沃菌则与牙周疾病和脓肿病灶相关。

表 3-4　口腔中分离到的专性厌氧革兰氏阴性杆菌

拟杆菌属（*Bacteroides* spp.）	普雷沃菌属（*Prevotella* spp.）
多毛拟杆菌（*B. capillosus*）	颊普雷沃菌（*P. buccae*）
脆弱拟杆菌（*B. fragilis*）	口颊普雷沃菌（*P. buccalis*）
弯曲菌属（*Campylobacter* spp.）	人体普雷沃菌（*P. corporis*）
简明弯曲菌（*C. concisus*）	牙普雷沃菌（*P. dentalis*）
曲形弯曲菌（*C. curvus*）	栖牙普雷沃菌（*P. denticola*）
纤细弯曲菌（*C. gracilis*）	栖居普雷沃菌（*P. enoeca*）
直形弯曲菌（*C. rectus*）	中间普雷沃菌（*P. intermedia*）
昭和弯曲菌（*C. showae*）	洛氏普雷沃菌（*P. loescheii*）
唾液弯曲菌（*C. sputorum*）	产黑色素普雷沃菌（*P. melaninogenica*）
卡托菌属（*Catonella* spp.）	变黑普雷沃菌（*P. nigrescens*）
疾卡托纳菌（*C. morbi*）	口腔普雷沃菌（*P. oralis*）
蜈蚣状菌属（*Centipeda* spp.）	口普雷沃菌（*P. oris*）
牙周蜈蚣菌（*C. periodontii*）	龈炎普雷沃菌（*P. oulorum*）
脱硫杆菌属（*Desulfobacter* spp.）	苍白普雷沃菌（*P. pallens*）
脱硫弧菌属（*Desulfovibrio* spp.）	坦纳普雷沃菌（*P. tannerae*）
梭杆菌属（*Fusobacterium* spp.）	真口腔普雷沃菌（*P. veroralis*）
龈沟梭杆菌（*F. alocis*）	动胶普雷沃菌（*P. zoogleoformans*）
具核梭杆菌（*F. nucleatum*）	月形单胞菌属（*Selenomonas* spp.）
牙周梭杆菌（*F. periodonticum*）	蛛形月形单胞菌（*S. artemidis*）
沟迹梭杆菌（*F. sulci*）	月神月形单胞菌（*S. dianae*）
约翰森菌属（*Johnsonii* spp.）	福氏月形单胞菌（*S. flueggei*）

续表

懒惰约翰森菌（*J. ignava*）	牙周病月形单胞菌（*S. infelix*）
纤毛菌属（*Leptotrichia* spp.）	有害月形单胞菌（*S. noxia*）
颊纤毛菌（*L. buccalis*）	生痰月形单胞菌（*S. sputigena*）
卟啉单胞菌属（*Porphyromonas* spp.）	坦纳菌属（*Tannerella* spp.）
卡托卟啉单胞菌（*P. catoniae*）	福赛斯坦纳菌（*T. forsythia*）
牙髓卟啉单胞菌（*P. endodontalis*）	密螺旋体属（*Treponema* spp.）
牙龈卟啉单胞菌（*P. gingivalis*）	嗜淀粉密螺旋体（*T. amylovorum*）
	齿垢密螺旋体（*T. denticola*）
	大齿密螺旋体（*T. macrodentium*）
	嗜麦芽密螺旋体（*T. maltophilum*）
	口密螺旋体（*T. oralis*）
	索氏密螺旋体（*T. socrankii*）
	文氏密螺旋体（*T. vincentii*）
	沃林菌属（*Wolinella* spp.）
	产琥珀酸沃林菌（*W. succinogenes*）

另一大类专性厌氧革兰氏阴性杆菌是梭杆菌属（*Fusobacterium* spp.）。最常见的梭杆菌是具核梭杆菌（*F. nucleatum*）。在健康龈沟中常分离到具核梭杆菌的 polymorphum 亚种、龈沟梭杆菌（*F.alocis*）和沟迹梭杆菌（*F. sulci*），而在牙周袋中则常分离到具核梭杆菌的 nucleatum 亚种和牙周梭杆菌（*F. periodonticum*）。梭杆菌能够与其他的口腔细菌互相集聚，在牙菌斑形成过程中起着先驱菌和后继菌之间的桥梁作用。

其他的革兰氏阴性厌氧菌和微需氧菌还包括：颊纤毛菌（*Leptotrichia buccalis*）、产琥珀酸沃林菌（*Wolinella succinogenes*）、弯曲杆菌属（*Campylobacter* spp.）、月形单胞菌属（*Selenomonas* spp.）、蜈蚣状菌属（*Centipeda* spp.）、疾卡托纳菌（*Catonella morbi*）以及懒惰约翰森菌（*Johnsonii ignava*）。使用暗视野显微镜或电子显微镜还可以在龈下牙菌斑中检出螺旋体。上述细菌均与牙周疾病相关，与龋病的关系未见报道。

二、真菌

口腔中常见的真菌（Fungus）是念珠菌属（*Candida* spp.），尤以白色念珠菌（*Candida albicans*）最常见，也能分离到其他几种念珠菌（表 3-5）。

表 3-5　口腔中分离到的真菌

念珠菌属（*Candida* spp.）
白色念珠菌（*C. albicans*）
光滑念珠菌（*C. glabrata*）
季利蒙念珠菌（*C. guillermondii*）
克鲁斯念珠菌（*C. krusei*）
近平滑念珠菌（*C. parapsilosis*）
热带念珠菌（*C. tropicalis*）
红酵母属（*Rhodotorula*）
酵母属（*Saccharomyces*）

关于成人口腔中念珠菌分离率的报道差别很大，因采用的检测方法不同，报道的分离率为2%～71%。重病患者和使用广谱抗生素患者的念珠菌分离率会升高，有时甚至可以达到100%。口腔中戴入活动义齿或正畸装置后，念珠菌的分离率会升高。念珠菌与树脂基托组织面的黏附非常紧密。

念珠菌在口腔中各部位广泛分布，但最多见于舌背黏膜。牙菌斑中也可分离出一定比例的念珠菌，但其在龋病和牙周病发生和发展中所起的作用尚未明确。念珠菌在口腔菌群中占的比例在人的一生中也会有变化，但其原因不详。

三、支原体、病毒和原虫

1. 支原体（Mycoplasma spp.） 是一类多形性的、没有坚固外膜的微生物，可以在含有丰富蛋白质的培养基中、含二氧化碳的条件下生长，也可以在组织培养条件下生长。支原体可以从唾液[主要是唾液支原体（M.salivarium）、肺炎支原体（M.pneumoniae）和人型支原体（M.hominis）]、口腔黏膜[主要是口腔支原体（M. Oralis）和肺炎支原体（M.pneumoniae）]以及牙菌斑（主要是肺炎支原体、颊支原体和口腔支原体）中分离到，但这些支原体在所定植部位所起的作用尚不明确。

2. 病毒 口腔中可以检测出的病毒（virus）列于表3-6中，这些病毒与口腔及全身的病毒性感染有关。

表3-6 口腔中检测到的病毒

柯萨奇病毒（coxsackie virus）
巨细胞病毒（cytomegalo virus）
肝炎病毒（hepatitis virus）
单纯疱疹病毒1型（Herpessimplex type 1）
单纯疱疹病毒2型（Herpessimplex type 2）
人类免疫缺陷病毒（Human immunodeficiency virus, HIV）
麻疹病毒（Measles virus）
流行性腮腺炎病毒（Mumps virus）
乳头瘤病毒（Papilloma virus）

3. 原虫 对口腔原虫（protozoa）的检测仍有赖于标本染色后的镜检，也可以用分子生物学的手段进行准确的鉴定。牙龈阿米巴（Entamoeba gingivalis）是口腔中最多见的原虫，可以从放疗患者和长期服用甲硝唑患者的牙周组织中分离到，但其在牙周组织所起的作用尚有待进一步研究。在口腔中能检测到的其他原虫还有口腔毛滴虫（Trichomonas tenax）和肠兰伯鞭毛虫（Giardia lamblia），它们在口腔中的作用尚不明确。

第三节 口腔微生物群落的生态特性
Ecological properties of oral microbial community

口腔中栖息有各种各样的微生物，多数情况下由于形成了特异性的口腔定植，在此生态位它们各不相同。在口腔中存在不同的微环境，如牙齿的硬表面和黏膜上皮表面。这些表面暴露于唾液流体相中，若是龈下，则可能暴露于龈沟液中。这些表面生长的微生物群落也各不相同，任何一个位点都包含可以定植于口腔的 50~1000 种微生物子集。组织特异性偏好通常由依附的特异性与亲和力决定，这是很多口腔定植菌的特点，可抵抗液体流动和咀嚼的机械剪切力。口腔表面的初始定植菌主要是兼性厌氧菌，如链球菌种和放线菌种。在龈下区域范围内，随着绝对厌氧菌（如拟杆菌的某些菌种）和螺旋体的大量增加，降低的含氧量有助于种群变化。除了微生物组成外，天然微生物群落的空间和结构组织也日益被认为是种群间物理和代谢的拮抗或合作相互关系所必需的。口腔微生物群落的生态特性可以从以下几个方面描绘。

一、口腔微环境中生物膜脱落与定植的动态平衡

口腔内每个位点的微生物菌群由相对动态的潜在基质的脱落以及返回基质的再定植进一步形成。在永久暴露的牙釉质表面，去除的动力由口腔卫生或咀嚼食物的磨损形成。不受磨损和口腔清洁的部位，牙菌斑生物膜可以长期存在。如此长的存留时间允许通过连续和多样化发展复杂菌群。对比黏膜表面，上皮细胞以及附着的微生物定期脱落，并通过吞咽从口腔中移除。脱落的速度、新生上皮表面定植的速度和性质都会影响黏膜菌群的密度及其成员和空间结构。基于口腔黏膜表面的表面积和唾液上皮细胞的数量，估计口腔上皮细胞的表面层以每 2.7 小时更换一次的速度防止厚生物膜的形成，目前仅有腭部、牙龈和舌背快速脱落的单层细菌生物膜被报道。

微生物定植可发生于所有可获得的表面，微生物也可以渗入上皮组织和细胞。微生物群在生物或非生物表面都可以聚集为牙菌斑生物膜群落。在健康情况下，生物膜（biofilms）和宿主保持稳态平衡。在疾病情况下，当生物膜失调时，会继发龋病和牙周病，导致相应的低 pH 刺激水平提高，持续时间延长，以及诱导破坏性炎症反应。

牙齿表面的微生物倾向于形成多物种生物膜群落，通常可以嵌入细胞外聚合体（EPS）基质中。相对的，可脱落的、更短暂的上皮表面需要特定的定植方式，尽管微生物确实可以在这些表面形成生物膜，但比起非生物或牙齿表面，生物膜成熟所需的时间更短。此外，细菌可以在上皮组织甚至细胞内渗透和生长。大多数时候，宿主和微生物群落间存在稳态平衡，定居微生物作为生态系稳定性的一部分，被认为与外源性病原体竞争并将其逐出，同时也有利于正常组织和免疫系统的发育。宿主唾液还可以通过缓冲口腔环境为菌落提供营养以及传递拮抗外源性菌种的抗菌因子，从而有助于生态系的稳定。但是在特定条件下，宿主-菌落间的相互作用会失调，随之会发生涉及牙齿或牙龈部位特异性的疾病。口腔生态系的易接近性形成了不同的口腔部位与健康或疾病相关的微生物群落的特征。

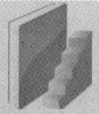 **进展与趋势**

龋病的发展是糖摄入-生物膜积聚驱动以及局部酸化的结果，导致有害的微生物菌群转变，并破坏牙釉质矿化平衡。这种生态菌斑（生物膜）假说为龋微生物发病机制提供了一个符合逻辑并易处理的模型，由基于微生物组的研究支持，此研究揭示了从健康过渡到龋不同阶段的微生物组成的变化。总体而言，微生物组由不断增加的产酸和耐酸菌主导，包括变异链球菌和其他链球菌、放线菌、乳杆菌、双歧杆菌的某些菌种，这些菌群协同作用增加 EPS 产量，在糖暴露充分时促进生物膜环境的进一步酸化。这种酸化的增加伴随多样性的丧失，以及中性 pH 中优势生长的有益细菌的水平和代谢活动的减少。然而，晚期龋病损中的菌群组成可能反映了牙本质的暴露，这是使蛋白水解菌存活的重要的微环境改变。致龋菌群中普遍发现的其他菌种（包括丙酸杆菌、棒状杆菌、颗粒链菌和某种纤毛菌株）显示了高度的糖酵解潜力和产酸能力。

另外，通过刮取舌背，不仅能检测到薄的定植上皮细胞，也能检测到厚一些的复杂的高度结构化组织的生物膜，表明舌背部上皮是快速脱落、薄定植细胞和长期存活结构的混合体，可以在其上形成更大的生物膜。脱落的速度既可以影响生物膜的整体厚度，也可以影响生物膜的空间结构。口腔表面的薄生物膜可能氧气充足，但随着生物膜厚度的增加，缺氧生境出现，某些微生境的厌氧菌丰度可能增加。因此，宿主上皮脱落的性质有利于构造口腔微生物膜的组成和空间组织。

此外，微生物对脱落以及磨损造成微生物丧失的反应，都可看成是新的定植。口腔内清洁的牙釉质表面会迅速形成获得性唾液薄膜或基于蛋白的覆盖物，这样先锋定植菌可以高度特异性与之结合（例如先锋定植链球菌上的细胞表面黏附素结合黏蛋白中的糖蛋白或唾液酸的半胱氨酸重复区域）。同样，新暴露的上皮细胞会迅速获得唾液黏膜薄膜；另一组先锋定植菌与定植于牙釉质的不同，更容易黏附于这些黏膜的表面。部分黏附于黏膜的特定细菌可由分泌性免疫球蛋白 A 介导，后者既可附着于黏膜薄膜，又可附着于一组口腔共生菌。因此，定植既取决于微生物的性质，同时又取决于宿主细胞表面的特定分子。

在牙齿表面的口腔微生物菌群中，群体间的相互作用始于可以快速附着并和随后的定植菌共黏附的初始定植菌。微生物可以通过物理和代谢的相互作用来确定最初的生物膜菌群。拮抗和协同作用均会发生，这些作用会根据宿主饮食以及诸如唾液功能障碍、氟化物暴露和口腔卫生等其他因素而动态变化。尤其是蔗糖的摄入为细胞外多糖的产生提供底物，并通过产酸微生物合成有机酸。细胞外基质还包含其他生物分子（细胞外 DNA 和细菌或宿主来源的蛋白质），为空间组成、机械连贯性以及细菌间的相互作用提供了多功能的支架。基质可以捕获或螯合物质，与扩散修饰的性能相结合，可以产生各种化学和保护性微环境。因此，生物膜可持久地附着于表面，并对抗抗菌作用。变异链球菌作为 EPS 基质的制造者以及产酸、耐酸的微生物，起关键的致病作用。随着饮食中糖的频繁暴露，糖类的持续细菌代谢以及唾液缓冲系统的亲和力降低，基质内微环境的酸性会持续并增加。随着生物膜聚集，微环境逐渐进展为厌氧（含氧量低）的。在前馈回路中，由于耐酸微生物组占优势，生物多样性降低。如果不去除生物膜，牙齿-生物膜界面持续的低 pH 条件会改变脱矿-再矿化平衡，使得牙釉质的净矿物质流失，导致龋病的发生。

二、口腔不同生境的微生物特性

口腔常驻微生物群落中的各种微生物在口腔各部位间不是均匀分布的，口腔中的不同部位有着不同的优势微生物。

1. 口唇和上腭黏膜 口唇是体表皮肤和口腔黏膜的分界线，体表皮肤上定植的优势微生物包括葡萄球菌、微球菌和一些革兰氏阳性杆菌，而口腔黏膜上则有较多的链球菌和革兰氏阴性厌氧菌定植。口唇菌群中链球菌占了很大的比例。前庭链球菌主要分布于前庭沟处，此处偶尔也可以分离到产黑色素厌氧菌和梭杆菌。韦荣菌属和奈瑟菌属也能在口唇分离到，但只占很小的比例。在口角炎病损处可以分离到白色念珠菌。上腭黏膜的优势菌主要是链球菌属和放线菌属。嗜血菌属、韦荣菌属和革兰氏阴性厌氧菌也常分离到，但所占的比例均较低。戴用上颌义齿后，在上腭黏膜检出白色念珠菌的概率会升高。

2. 颊黏膜 颊黏膜上的优势菌是链球菌，其中主要是轻链球菌族链球菌。颊黏膜上也有数量较多的嗜血菌（主要是副流感嗜血菌）。专性厌氧菌有时能够分离到，但所占的比例较小。

偶尔还可以观察到螺旋体和其他能动微生物在颊黏膜上附着。西蒙斯菌主要分布于颊黏膜的上皮细胞上。

3. 舌黏膜 因为存在着大量的舌乳头结构，舌黏膜表面积大大增加，因此，定植于其上的微生物的密度很高（每个上皮细胞附着约 100 个细菌），而且微生物的种类也多。链球菌是舌黏膜上的优势菌，其中唾液链球菌族和轻链球菌族链球菌所占比例较大。专性厌氧的消化链球菌也可以分离到，而黏滑口腔球菌则几乎只分布于舌黏膜上。能够分离到的主要细菌还有韦荣菌属、革兰氏阳性杆菌（主要是内氏放线菌和龋齿放线菌）以及嗜血菌。其他能分离到的微生物所占比例较小，包括乳杆菌、真菌、梭杆菌、螺旋体和其他能动菌。另外，婴儿的舌黏膜上有较高比例的奈瑟菌。

舌黏膜还被认为是一些牙周细菌的储存库，这些牙周细菌包括产黑色素的中间普雷沃菌和产黑色素普雷沃菌，以及一些不产黑色素的厌氧菌。舌黏膜上革兰氏阴性杆菌（如卟啉单胞菌、普雷沃菌和梭杆菌）的数量增加可能是口臭的一个重要原因。

4. 唾液 虽然唾液中含有大量的口腔微生物，但唾液中并不存在一个常驻微生物群落，因为唾液会经常被吞咽，其中的微生物无法通过在唾液中繁殖而留在口腔中。唾液中携带的微生物来自牙齿和口腔各部位的黏膜，其中主要来自舌黏膜。检测唾液中变异链球菌族链球菌和/或乳杆菌的水平，可以用来评估一个人的患龋危险性。两种细菌在唾液中含量较多的人被认为是龋病高危者，需要对其采取相应的防龋措施。

5. 牙齿 牙齿上的微生物群落以生物膜的形式存在，又称为牙菌斑，其构成因所在部位局部微环境的不同而各不相同。因此，对牙菌斑的描述也根据其所在的部位不同分为平滑面牙菌斑、邻面牙菌斑、窝沟牙菌斑、龈上牙菌斑和龈下牙菌斑等。牙齿上牙菌斑最易堆积的部位是不易受到唾液冲刷和咀嚼运动影响的滞留区，如点隙窝沟、牙齿邻接面、龈沟、修复体悬突下方、正畸托槽边缘等部位。牙菌斑中含有大量种类繁多的微生物，这一微生物群落在质和量两个方面均有别于口腔其他部位的微生物群落。

牙面牙菌斑中革兰氏阳性杆菌（主要是放线菌）所占的比例最大，变异链球菌族、轻链球菌族和咽峡炎链球菌族的链球菌的数量也很多。这些细菌对牙硬组织表面有特殊的亲和力，常在牙齿萌出后才在口腔中出现。血链球菌主要分布于牙齿表面，而很少出现在黏膜表面。唾液链球菌在牙菌斑中只占很小的比例。牙面牙菌斑中还可以分离到一定数量的嗜血菌。专性厌氧杆菌在龈沟牙菌斑中的含量很高，螺旋体则只存在于龈沟牙菌斑中。

三、影响口腔不同生境微生物群落特性的因素

影响口腔常驻微生物分布的因素包括定植部位的氧化还原电位、营养物质的供应以及对定植表面的黏附能力。

口腔常驻微生物特异性地黏附于特定宿主的特定组织表面。黏附的最初阶段是发生在微生物与宿主表面之间的吸引和排斥作用。随后微生物与宿主表面各自的特殊分子间相互作用，使二者紧密结合在一起。微生物表面的特殊分子称为黏附素（adhesin），被黏附的宿主表面的特殊分子称为受体（receptor）。微生物表面可以有多种黏附素表达，而宿主表面也会有多种受体存在。某些微生物的表面也有受体结构的表达，使其他微生物表面的黏附素能与之结合，产生微生物细胞与微生物细胞间的黏附作用，这一特性使那些原来不能与宿主表面直接黏附的微生物也能够间接地黏附在宿主表面，从而增加了特定宿主表面微生物群落的生物多样性。

上皮细胞（特别是颊黏膜上皮细胞）表面的受体唾液酸能够与细菌（如轻型链球菌）表面的黏附素结合，而一旦唾液酸被唾液酸苷酶清除，另一个受体半乳糖基将会暴露，放线菌和某些革兰氏阴性细菌（如具核梭杆菌、中间普雷沃菌、啮蚀艾肯菌）表面的结构可以与之结合。

结缔组织的主要成分——胶原纤维能够作为受体被某些变异链球菌族链球菌（如仓鼠链球菌、鼠链球菌）以及牙龈卟啉单胞菌黏附。

覆盖于口腔黏膜和牙齿表面的唾液为口腔微生物的黏附提供了大量的受体，刚刚清洁过的口腔表面很快就会有一层薄膜覆盖，这层厚度不到 1 μm 的薄膜称为获得性膜（acquired pellicle），由来源于唾液、龈沟液和细菌产物的成分构成，而且这些成分能够选择性地吸附在口腔各部位，使不同部位（如牙釉质、牙骨质、口腔黏膜等）表面的获得性膜有着不同的构成成分。随着口腔微生物在获得性膜上的黏附，获得性膜的成分和结构也会随之发生变化。牙釉质表面的获得性膜含有酸性的富脯氨酸蛋白和富酪蛋白，可以促进内氏放线菌、变异链球菌和产黑色素厌氧杆菌的黏附。获得性膜中还可以检出淀粉酶、溶菌酶、白蛋白、免疫球蛋白以及一些细菌产物（如葡糖基转移酶和葡聚糖），它们都可以成为细菌黏附的受体。

细菌表面的黏附素主要是外源凝集素（lectin，为糖类结合蛋白），可以与口腔表面的糖类受体结合。细菌表面的黏附素与细菌的纤毛和菌毛结构有关，细菌的纤毛和菌毛在细菌与细菌的共集聚作用中发挥重要的作用。另一种重要的黏附素是口腔链球菌表面的多肽抗原，这种线形排列的多肽是空间结构复杂的多功能黏附素，具有多个受体结合位点。这条多肽链上多个不连续的位点可以分别与唾液糖蛋白、钙以及其他细菌的表面受体结构相结合。细菌表面的其他黏附素还包括葡糖基转移酶、葡聚糖结合蛋白和脂磷壁酸。葡糖基转移酶和脂磷壁酸能与获得性膜中的血型反应蛋白结合，葡糖基转移酶和葡聚糖结合蛋白能与葡聚糖结合。此外，细菌表面抗原成分能与获得性膜中的抗体结合，细菌表面的蛋白受体能与获得性膜中的溶菌酶结合，起到类似黏附素的作用。

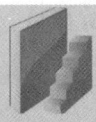

进展与趋势

除了生境区域和梯度，不同菌种间紧密的细胞间联系是口腔生物膜的特点，也是菌种分子水平共黏附相互作用的微尺度证明。可以在电子显微照片中通过形态学观察到不同菌种的混合。可以用荧光原位杂交（fluorescence in situ hybridization，FISH）探查目标菌种或同属菌种以区别和鉴定菌种。FISH 实验检测到的牙菌斑形成早期阶段显示出不同菌种成员间的亲密接触，表明共黏附在多基因微定植形成中的重要性，此过程中可以发生不同菌种的代谢相互作用。最近的一项研究发现了共黏附和空间结构间的明确联系，证明了从单个个体分离出的菌株中广泛的共聚集相互作用，表明参与大量共聚集的菌株以小簇存在或分散于整个未受干扰的生物膜中。因此，空间结构和分子间相互作用都表明微生物定位与口腔生物膜小规模生境的细胞间联系的重要性。最新的多重成像揭示了丰富的生态学相互作用，但要弄清空间模式在口腔微生物生态学中的作用需要新的方法，并克服技术屏障。通过原位杂交鉴定微生物需要固定样本，因此只能提供及时快照。显然有必要设计一种进行种类分辨的活细胞成像方法，以捕获微生物菌群组装和更新的动态。理解微生物菌群内相互作用的机制需要允许对各组件进行扰乱和分析的体外试验。然而，这些体外方式不能过于简单，以致失去相关的生物学功能。口腔表面的细菌生长经历了多种地形、局部梯度和多种不同菌种的相互作用。信息丰富的体外试验需要可捕获这些复杂特性的工程化的微环境。未来探索的重点是口腔微生物组的微尺度生境和生态位。

（沈 嵩　陈 峰）

小 结
Summary

唾液是牙齿矿物重要的液体外环境。唾液的分泌量和成分影响着牙的脱矿与再矿化的发生。唾液具有冲刷、清洁和缓冲酸的作用，而且唾液蛋白对于获得性膜和牙菌斑的形成具有重要作用。

微生物群落向失调状态的转变包含多个基础过程。宿主免疫能力或饮食的改变会影响菌落组成和转录环境，并增加毒性因子的产生。随着菌落的发展，微生物代谢以及宿主免疫反应的副产物会改变局部环境，使其有利于与失调状态相关的微生物的过度生长或过度表达。因此，与健康状态相关的微生物组被认为具有更广泛的多样性，而疾病相关的微生物组则常会被特异性微生物影响，这些特异性微生物具有的某些代谢特性增加了健康时大量缺乏的毒性潜力。一旦菌群转变为失调状态，功能特异性成分的结构稳定性就会使此状态持续很长时间，而口腔疾病（诸如牙周病和龋病）通常是慢性进展性的。在口腔生态系统中，牙硬组织和黏膜等软组织表面具有复杂的物理和生物学特性，决定了定植在口腔各表面的微生物群落也呈现出丰富的生物多样性。影响口腔微生物生长的因素有温度、氧化还原电位、pH、宿主摄入的饮食、抗生素以及宿主免疫防御机制。正常人群口腔中常驻的微生物种类多样，主要由革兰氏阳性和阴性的球菌和杆菌构成，也可能有少量真菌、支原体、病毒，甚至原虫。口腔微生物群落和口腔微环境之间相互作用，双方均发生渐进和有序的变化，完成演替过程。牙菌斑是口腔中最典型的微生物群落，牙菌斑微生物在牙菌斑的不同深度和牙菌斑形成过程中的不同时期呈现出多态性。

名词术语
Definition and terminology

唾液流率（salivary flow rate）：以每分钟唾液分泌量（ml）表示，是影响龋易感性的最重要参数。

滞留区（stagnant site）：牙齿的窝沟、邻面以及牙龈沟处等不易清洁的部位。

获得性膜（acquired pellicle）：在刚刚清洁过的牙面上附着的唾液蛋白膜。

口腔常驻微生物（resident oral microflora）：是指定植在人体正常状态口腔中的微生物。

共集聚作用（co-aggregation）：附着在牙面上的细菌细胞通过"黏附素-受体对"的方式与后继的其他不同种细菌细胞结合的现象。

（董艳梅　王晓灵　沈　嵩　陈　峰）

第四章 龋病病因学理论

Etiology of dental caries

第一节 化学细菌学说
Chemico-bacterial theory

一、化学细菌学说的萌芽

1867年，法国医师Magitot在体外试验中发现糖发酵能导致牙矿物质的溶解。同年，德国医师Leber和Rottenstein在龋坏牙的牙本质小管内发现了颊纤毛菌（*Leptotrichia buccalis*），认为它可以造成牙本质小管的扩大，为酸的快速渗透提供条件，并进一步提出龋病是由酸和这种特异性细菌的寄生造成的。

1881年，Underwood和Miles在龋坏牙本质的组织学切片上观察到了微球菌、椭圆形和圆形细菌，认为龋病的发生必须有细菌存在，细菌产生的酸造成牙的脱矿；龋病和单纯脱矿的差别在于：龋病中起破坏作用的酸是由细菌产生的。

二、化学细菌学说的确立

龋病病因学研究中最值得纪念的是美国人Willoughby D. Miller（1853—1907）。Miller是著名微生物学家Koch的学生，他对口腔微生物及其与龋病关系的研究受到Koch以及当时其他科学家的影响。在著名的Robert Koch研究室工作期间，他首次将酸脱矿的理论与细菌学说结合起来，对龋病的病因进行了系统的实验研究。1883年，Miller发表了他的实验结果，并于1889年出版了德文版的《人类口腔微生物》。后人普遍认为，这标志着现代龋病病因学的基础——化学细菌学说（chemico-bacterial theory）的诞生。这一学说也被称为化学寄生学说（chemico-parastic theory）或酸原学说（acidogenic theory）。

Miller的实验工作为化学细菌学说的产生打下了坚实的基础，其工作归纳如下：

1. 使用石蕊试纸测试酸碱度，显示在龋病变的深层有酸存在。
2. 将离体牙、不同的食物（如面包或糖）与唾液混合，然后在37℃下孵育，可造成整个牙冠的脱矿；而肉或脂肪在同样条件下不能使牙脱矿；将唾液煮沸后再进行孵育，也不能使牙脱矿。
3. 在糖类与唾液孵育后的混合物中，能检测出乳酸产物。
4. 从唾液和龋坏部位分离出了30多种细菌，其中多数是能发酵糖类的产酸菌，少数是能溶解蛋白质的细菌。
5. 在龋坏的牙本质中观察到多种微生物，包括丝状菌、长杆菌、短杆菌、微球菌等。

Miller 对龋病的发病机制做了如下阐述：口腔中的微生物通过酵解糖类而产生有机酸；产酸的底物是附着在牙面和嵌塞在牙间隙的糖类；牙釉质在酸的作用下脱矿，随后因不能承受咀嚼力而破碎；牙釉质发生缺损后，微生物沿牙本质小管进入，在细菌蛋白溶解酶的作用下，牙本质有机基质溶解，最终牙本质崩解，形成龋洞。

关于致龋菌的特异性，Miller 认为单一细菌不能导致龋的发生，龋病与多种能产酸和溶解蛋白的微生物的活动有关。

对于不同人对龋的易感性，即在相同条件下，有的人容易患龋，有的人却不患龋，Miller 认为这与牙对酸的抵抗力和牙所处的环境有关。

1905 年，Miller 进一步提出龋病的破坏过程分为两个阶段：一是酸使硬组织脱矿，二是脱矿后的有机物被细菌的蛋白酶所溶解。在牙釉质内，因为有机基质非常少，脱矿本身即可造成牙釉质的全部破坏，所以在牙釉质龋发生时，只有脱矿过程，而几乎没有有机物的溶解过程。

归结起来，化学细菌学说的中心思想是：龋病是由口腔中的产酸菌酵解糖类产生酸、酸溶解牙矿物质开始的，随后蛋白水解酶将残留的有机物溶解而使牙崩解。

化学细菌学说的意义在于第一次在系统实验的基础上阐明了口腔微生物、食物、酸与龋发生的关系，总结了龋病过程的 3 项重要因素：口腔微生物在产生酸和溶解蛋白质方面的作用、微生物发酵糖类底物、酸导致牙矿物质的溶解。这一学说主导了过去 100 余年的龋病病因学的研究。到 20 世纪 60 年代，随着实验动物学和微生物学的发展，大量的研究从不同的角度完善了这一学说，形成了现代的龋病病因学理论。

三、化学细菌学说的局限性

Miller 没有认识到牙菌斑对致龋的关键作用，他认为产酸的细菌主要生活在唾液中。因此，化学细菌学说无法解释为何龋损起始时仅累及局部牙面、龋病为何好发于某些特定部位、龋病为何能从牙平滑面开始，也不能解释静止龋现象。

Koch 提出了确定感染性疾病病原菌的基本原则，然而 Miller 在研究中将牙、糖类与唾液混合培养，未分离出致龋的特异性细菌，他认为口腔内产酸和溶解蛋白质的细菌都可造成龋损，即龋病是非特异性细菌所引起的。

四、化学细菌学说的完善

后来的研究者对化学细菌学说做了许多重要补充。1897 年 Williams 在牙釉质表面观察到了牙菌斑，他认为牙菌斑使得细菌产生的酸能够局限在一定区域内，并始终与牙面保持接触，而且能够抵抗唾液对酸的稀释作用和中和作用。

G. V. Black 是现代牙科临床医学的奠基人之一，在其 1908 年出版的教科书《牙硬组织的病理学》（*Pathology of the hard tissue of the teeth*）中，也支持 Miller 的化学细菌学说。他对龋病发病的解释是：龋是由乳酸造成的牙硬组织内钙盐溶解的过程，随后发生牙本质中有机基质的降解；在有机物含量极少的牙釉质中，单纯的钙盐溶解过程即可形成龋洞；脱矿过程总是从牙表面发生，因此龋的致病因子来自外界。他还提出了滞留区（stagnant site）的概念，认为牙面上某些部位有利于细菌定居或黏附，细菌在这些区域能够躲避外界的清除作用，进行持续的生长繁殖，这就解释了为何龋病常起始于牙面上的特定部位。G. V. Black 还对牙菌斑进行了描述，称其为"胶样斑"（gelatinoid plaque）。

1937 年，Fosdick 等证明细菌对糖的发酵过程主要发生在牙菌斑内，只有在这一特定的环境内，细菌代谢产生的酸才能维持足够的时间和浓度，从而造成牙的破坏。

1940 年，Bunting 提出所有龋都是由于牙菌斑内的糖类发酵产酸达到一定量时，使牙硬组织脱矿而形成的。

以上这些研究都使得化学细菌学说逐步完善，并发展为现代的三联因素学说。

第二节　其他龋病病因学说
Other theories on the etiology of dental caries

一、蛋白溶解学说

牙处于口腔环境中，牙表面和沟裂中含较多蛋白质成分，牙釉质本身也存在釉板、釉梭、釉柱鞘等有机物含量较高的结构，因此部分学者从另一角度考虑龋的发生机制，即致龋菌是否首先攻击这些有机成分。Baumgartner（1911年）和Fleischmann（1914年）发现微生物可侵入釉板，他们提出是这些进入牙釉质内部的细菌产酸而造成脱矿。

20世纪中期，Gottlieb（1944年）、Frisbie（1944年）和Pincus（1949年）等对龋病的发生提出了一种新的解释，即蛋白溶解学说（proteolytic theory）。

该学说的主要依据来自对龋损的组织学观察，如对早期牙釉质龋磨片进行硝酸银染色，发现在有机物较多的部位形态变化更明显；龋损区的牙釉质表层尚完整时，其下方即可出现细菌。蛋白溶解学说认为，龋的发生是由于细菌产生蛋白溶解酶，破坏釉板、釉柱鞘和牙本质小管壁等结构中的有机物，扩大了细菌侵入的通道，并将矿物盐从"有机键"中释放出来，这之后产酸性细菌才能发挥溶解矿物质的作用。

蛋白溶解学说似乎为牙釉质表层下脱矿和早期龋时有机物相对集中的部位破坏更明显这些形态学改变提供了解释。但是，这一理论缺乏实验依据，也不能解释以下现象：

第一，将未脱矿的牙本质放在蛋白水解酶溶液中，牙本质的有机胶原成分并未被破坏。但是如果先用酸将牙本质脱矿，再用蛋白水解酶处理，胶原则被溶解。这说明在牙本质被破坏的过程中，蛋白质溶解并不能在脱矿之前发生。

第二，动物实验证实，给无菌动物接种有蛋白溶解能力的细菌，不会产生龋；而接种一种无蛋白溶解能力的链球菌后则产生龋。

第三，此学说在组织学观察的基础上推断病变的过程，缺乏细菌学和生物化学的实验依据。至今，尚无人在生理条件下成功地证实通过蛋白溶解作用使牙釉质丧失，也没有人能证明龋病是从釉板开始的。另外，在口腔中尚未发现可以破坏牙釉质中的蛋白质的酶。牙釉质是一种结构完整的组织，在牙脱矿之前，酶对牙釉质中有机物的作用受到限制。在生理情况下，牙釉质只有在酸、螯合剂作用下脱矿时才会发生溶解。

二、蛋白溶解-螯合学说

"螯合"（chela）一词来自希腊文，意思是"抓"（claw）。化学中的螯合作用是络合的一种特殊形式，即金属离子（如钙、铁、锌等）通过配位键与具有两个或两个以上键合原子的配位体结合，形成具有环状结构的稳定的络合物。结构中的环称为螯环，此络合物称为螯合物，螯合物是非离子性的，通常也是可溶性的。能形成螯环的配位体称为螯合剂。螯合过程可在中性（甚至碱性）环境中发生。口腔中有大量的螯合剂，如乳酸、枸橼酸、氨基酸等。

牙菌斑代谢的主要产物——乳酸能溶解牙釉质中的羟基磷灰石，并且即使被中和后，也能作为一种螯合剂。通过螯合作用，在中性或碱性环境中也可发生脱钙。从这一点出发，可以认为螯合现象可能在龋病过程中起到一定作用。

基于以上对螯合作用的认识，Schatz 和 Martin 等于 1955 年提出了蛋白溶解-螯合学说（proteolysis-chelation theory）。他们认为，龋病的发生是由于蛋白溶解性细菌使牙釉质中的蛋白质和其他有机成分分解，其产物包括各种酸根阴离子、胺基、氨基酸、肽等，在牙局部形成高浓度的螯合剂，它们与牙中的钙螯合，形成可溶性的螯合物，造成牙硬组织的脱矿溶解。这种脱矿的过程不一定只在酸性环境中才能发生，在中性（甚至碱性）环境也能发生。

对于龋病是从牙釉质的无机物溶解开始，还是从有机物的破坏开始这个问题，蛋白溶解-螯合学说认为两者同时存在：细菌破坏牙釉质的蛋白质，而蛋白质分解产生的螯合剂又与牙釉质的无机物螯合，形成可溶性螯合物，致使牙脱矿。此学说试图解释龋病发生中矿物质与蛋白质破坏的机制，但遗憾的是，该学说缺乏有力的实验依据。螯合现象在龋病病因学方面所起的真正作用还无法证实。

三、其他早期学说

1. 磷酸酶学说（phosphatase theory） 这一学说由 Eggers-Lura 等于 1949 年提出。他们在研究中发现，血液中的一些重要酶（如磷酸酶、蛋白酶等）在唾液、牙本质和牙釉质内均存在。Eggers-Lura 认为血浆可以从牙髓流经牙本质和牙釉质，并与唾液相通。血液-牙-唾液中的钙、磷保持平衡时，牙不会发生病变。如果唾液中的磷酸盐缺乏，牙硬组织就会被酶溶解以获得磷酸盐。Eggers-Lura 把龋病看成是局部代谢障碍的结果，但是牙釉质内的物质流动通道并不是细胞结构，由牙髓经牙本质进入牙釉质的体液循环没有足够的研究结果支持。此外，该学说也不能解释龋病病变总是由外向内发展及在牙萌出后才发生等现象。

2. 磷酸化学说（phosphorylating theory） Luoma 于 1967 年通过对磷进行放射性标记，观察到牙菌斑中的细菌在分解糖以及合成聚磷酸盐的过程中有摄入磷酸盐的行为。基于磷元素对细菌代谢活动的重要性，Luoma 提出了一种龋病病因学说，即磷酸化学说。他认为在唾液的磷酸盐和牙釉质中矿物相的无机磷之间存在一个平衡。牙菌斑中的细菌过度摄入磷酸盐，导致唾液中磷酸盐减少，此时细菌可能转而利用牙釉质中的磷酸盐，造成脱矿，形成龋病损害。但是，生理条件下唾液可为细菌提供丰富的磷酸盐，要通过口腔细菌代谢耗尽牙菌斑中的磷酸盐，再导致牙釉质中磷酸盐析出是不大可能的，这种学说没有很强的说服力。

3. 结构论 由 Mummery 等提出，认为龋病发生的主要原因是牙的结构缺陷。营养不良或矿物质代谢紊乱均可能造成牙的结构发生缺陷，但这种缺陷本身并不是龋病，只不过可能为龋病的发生提供了条件。

4. 糖原学说（glycogen theory） 1959 年由 Egyedi 提出，认为龋病的发生是因牙体组织中的糖原含量增加所致。进食过多的糖类时，机体内糖原蓄积，进入牙内的糖原不易被清除，导致牙对外界刺激的抵抗力降低，容易患龋。Stack 于 1956 年的研究也发现牙釉质的有机基质中含有多种糖类，这可为龋病的发生提供物质基础，因而在营养不良时，龋病就减少了。

以上这些学说都因为没有抓住龋病的本质、缺乏说服力而没有得到进一步的发展。

5. 电化学腐蚀理论 我国有学者观察到口腔和牙不同部位具有高低不同的表面电位，因此，考虑龋齿的发生类似于原电池两端的氧化还原反应，是一种电化学现象。作者通过体外试验在牙釉质表面和髓腔内侧加直流电电流，在酸存在的情况下获得了类似龋的病损，从而提出了电化学腐蚀理论。这一学说混淆了物质表面电位形成原理与原电池两极由于氧化还原反应导致电位差所形成的电子流之间的本质区别，在理论上是不成立的。

第三节 现代龋病病因学理论
Contemporary theories of the development of dental caries

现代龋病病因学理论建立在传统的化学细菌学说的基础上，通过大量实验研究得到科学的阐述。20世纪50—60年代，微生物实验技术的发展为致龋微生物的研究提供了很大的空间。同时，免疫学、生物化学等相关学科的发展也为龋病病因学研究创造了条件。在这期间，通过对变异链球菌族（S.mutans-grous）和牙菌斑（dental plaque）的深入而广泛的研究、对龋病病变超微结构的观察，人们对龋病病因的认识越来越清晰。其中有4个方面的重要发现成为龋病病因学研究史上的重要里程碑。

第一，细菌在龋病发生中的重要作用得到了肯定。1955年Orland等使用无菌鼠进行诱龋实验，证明了没有细菌的参加，即使饲以高糖致龋饲料，也不会发生龋病。

第二，可酵解的糖在龋病发生中的必要作用得到了充分的证实。用含糖多的致龋饲料饲养动物产生的龋比用含糖低的饲料饲养动物产生的龋多。

第三，对牙菌斑的深入研究揭示了牙菌斑的性质、结构和其中的物质代谢活动。这对阐明龋病的发生机制起了很大作用。

第四，建立了人工龋模型。模拟自然龋产生的条件造成类似自然龋的人为病变，促进了人们对龋病病变过程的认识。

在此之前的化学细菌学说、蛋白溶解学说和蛋白溶解-螯合学说都无法具体地解释龋发生和发展的全过程。而上述研究的成果使人们可以对龋的进展过程有更清晰的认识。在此基础上，Keyes等于1954年提出了三联因素学说（three principle factors theory），又称三环学说。其基本论点是：龋是由牙菌斑内的细菌、能发酵的糖类和宿主（牙的结构、身体素质等）三个主要因素相互作用产生的，即精制的食物和（或）蔗糖进入口腔后，经过细菌作用产生酸，酸在牙抗龋力降低时，可使牙脱矿而形成龋。这一学说中包含了龋的现代病因学理论的基本要素。目前一般认为龋是多种因素参与的复杂疾病，但上述细菌、食物和宿主（牙）三大因素是必不可少的。

任何疾病的发生、发展过程都含有时间的因素，但时间因素在龋病的发病过程中具有特殊意义，因为龋病的进展需要很长的时间，在这期间上述三个因素发生了任何变化，都可能导致龋病病变过程的改变。因此，Newbrun于20世纪70年代，在三联因素学说的基础上增加了时间因素，提出了龋病病因的四联因素学说。其基本论点是：龋病是含糖（特别是蔗糖）食物进入口腔后，在牙菌斑内经致龋菌的作用发酵产酸，这些酸（主要是乳酸）从牙面结构薄弱的地方侵入、溶解、破坏牙的无机物而产生的。在这个过程中必须具备的重要条件是：①致龋菌；②细菌进行代谢活动和形成牙菌斑的物质基础——糖类；③细菌在牙面代谢和致病的生态环境——牙菌斑，牙菌斑使细菌发酵糖产生的酸能在牙面达到一定的浓度（在临界pH以下）并维持相当长的时间；④易感的牙（图4-1）。

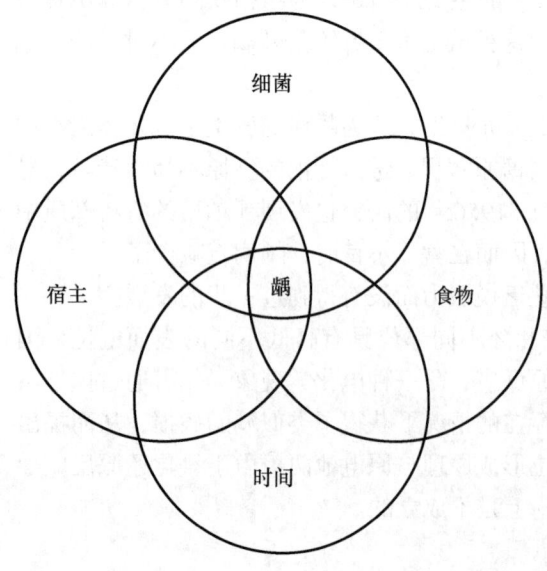

图4-1 龋的四联因素学说示意图

一、细菌和牙菌斑

1. 细菌是龋的病原 关于细菌在龋病发生中的作用，人们已经达成共识：致龋菌是龋的病原，没有细菌的参与就不会发生龋。因此，龋病是一种以细菌为病原体的疾病。临床和早期的证据有：①未萌牙不患龋，只有牙萌出到口腔环境并与细菌接触后才会发生龋；②埋伏牙、畸胎瘤中的牙硬组织不发生龋；③龋都是从牙表面开始的；④口腔细菌能在离体条件下使牙釉质和牙本质脱矿，造成龋样损害。

真正确立上述理论的是 Orland 的无菌与定菌动物实验。1954 年 Orland 等进行的著名的诱龋实验显示，在无菌环境中使用无菌的高糖致龋饲料喂养大鼠，不发生龋；同样的动物在普通环境中饲养，口腔中存在自然菌群时，高糖致龋饲料可造成动物磨牙上的龋损。Orland 的实验结果表明，没有细菌就不会发生龋病。

1960 年，Keyes 证实龋是一种细菌感染性疾病，具有可传播性。他在研究中发现，无龋动物与患有活跃性龋的动物相比，前者口腔中缺乏某些特殊微生物；如果将这两种动物置于同一鼠笼中喂养，这些特殊微生物就可在动物中传播。

1961 年，Keyes 等对龋损部位的细菌进行分离培养和鉴定，将不同种类的细菌接种于实验动物（鼠、猴等），发现某些特异性细菌能使动物发生龋，证实了致龋菌的存在。

此后，针对特异性致龋微生物进行了大量实验。在龋病预防的实验性研究中发现，抗生素和疫苗可以有效减少动物牙菌斑中的细菌量和龋的发生，也为致龋菌的作用提供了证据。

2. 致龋菌（cariogenic bacteria） 主要是指在牙菌斑内生长、能促进龋发生和发展的细菌。

1960 年以前，人们普遍认为乳杆菌是主要的致龋菌。1961 年，Fitzgerald 和 Keyes 等从实验动物中分离到与龋病发病相关的微生物，接着利用仓鼠模型对各种细菌的致龋能力进行了研究，证实某些链球菌能在动物的牙上造成龋损。其后，变异链球菌成为研究的重点，各国学者进行了大量研究，逐渐发现其具有不同的血清型、遗传型和生物型，于是对变异链球菌进行了重新分类，目前将变异链球菌视为一族，称为"变异链球菌族"（S.mutans-grous），并进一步分为若干菌种。其中变异链球菌（S.mutans）和表兄链球菌（S.sobrinus）两种细菌与人类龋病密切相关。

一般来说，在确定某一种细菌能否致龋时，有一些重要的参考指标，如：①在龋患者口腔中的数量较无龋者多；②能造成动物的实验性龋；③能牢固黏附于牙面上；④能高效利用蔗糖，快速产酸；⑤能在低 pH 和底物缺乏时持续进行糖代谢；⑥能合成细胞内多糖和细胞外多糖等。有关致龋菌的研究，本书后续章节有详细介绍。

严格地说，目前公认的几种致龋菌并不符合确认病原体的科赫法则（Koch's postulates），比如一些研究发现，健康牙面上可以存在大量变异链球菌，但牙无明显脱矿；另外，在一些龋损中分离不出变异链球菌。目前倾向认为致龋菌是人体内的共生菌，在正常条件下不会致病，只有在牙菌斑生态系统失衡、细菌代谢产酸过于旺盛时，才导致患龋的危险性增高。因此，龋是由内源性感染（endogenous infection）或机会性感染（opportunistic infection）造成的。前文所列致龋菌的特性不能等同于病原菌的毒力因子，各个特性的重要性随病变的活动性和发展的不同阶段而变化。

3. 牙菌斑（dental plaque） 是附着于牙表面的致密的薄膜状物，由细菌、细菌产生的细胞外多糖和唾液糖蛋白等基质构成。牙菌斑是细菌的生态环境，为细菌的致龋作用提供了条件，在龋病的发生中非常重要。牙菌斑的形成过程、结构和致龋作用详见本书第五章。

二、食物

食物（尤其是糖）与龋的发生密切相关。人类自 19 世纪以来患龋率急剧增加的过程与蔗糖开始大量生产并逐渐成为普通人日常食物处于同一时期。近代，对澳大利亚、新西兰和北美土著居民的研究发现，在接受欧洲式饮食之前，他们的食物中几乎不含蔗糖，龋的发病率很低；随着这些地区的开发，饮食的含糖量增加，患龋率也随之增加。流行病学资料也表明，蔗糖消耗量大的国家龋病发病状况较为严重。根据英国和美国近百年的记录，在蔗糖的人均消费量增加的同时，患龋率也平行增加。而在第二次世界大战期间，欧洲和日本糖类食品供给量减少，对食糖实行严格的配给制度，龋病发病率随之下降；战后，食糖供应情况改善，患龋率又随之上升。另外，遗传性果糖不耐受的个体由于避免食用蔗糖，其患龋率极低。这些资料都提示了食物（糖）与龋病发生的特殊关系。

动物实验也为食物在龋发生中的作用提供了证据。比如，为了造成实验动物的龋病模型，必须在饲料中加入很高比例的蔗糖。1950年，Kite的实验发现，直接进食高糖饲料的鼠会发生龋，但如果用胃管将致龋饲料喂给动物，则不发生龋。这充分说明糖是重要的致龋底物，而糖在龋病发生中主要是发挥局部作用，即糖必须经过口腔才能致龋，血浆中的糖经唾液分泌或其他途径对龋的发生无明显作用。

蔗糖等糖类作为细菌的代谢底物，一方面可为细菌的生存提供营养，另一方面其代谢产物为龋的发生提供了条件。细菌可代谢糖产酸，造成牙的脱矿；合成不溶性细胞外多糖（葡聚糖），构成牙菌斑基质的重要成分；合成细胞内多糖和可溶性细胞外多糖（果聚糖），作为能源储存形式，在营养缺乏时被细菌利用而持续产酸。

致龋菌通常对蔗糖非常敏感。一方面，口腔内摄入蔗糖后，变异链球菌和乳杆菌等细菌被快速激活，进入旺盛的生长和代谢活动。它们利用蔗糖的能力很强，几乎将所有能获得的蔗糖都代谢为酸，一次蔗糖摄入可以使牙菌斑pH迅速降至临界值以下，持续达1小时才缓慢回升。另一方面，致龋菌在牙面的定居高度依赖于饮食中蔗糖的含量。动物实验中，如果饲料中无蔗糖，牙菌斑形成很少，变异链球菌通常不能定居于动物口腔。进食充足的蔗糖后，牙菌斑快速堆积，其中变异链球菌数量增加；大量减少蔗糖的摄入，又能使牙菌斑中变异链球菌几乎消失，动物口腔中的龋活跃程度也相应降低。

蔗糖及其他糖类的致龋作用必须通过牙菌斑这一特定的环境才能实现，因为只有成熟牙菌斑才能形成局部低氧、低pH、不易被清除的生态环境，有利于致龋菌生长和利用蔗糖产酸。食物类型不同，其致龋性有很大差别。多糖类（如淀粉、糊精等）在口腔中不能被完全消化，不易被细菌利用；而低分子量的单糖和双糖容易被致龋菌代谢，也容易扩散至牙菌斑深层，其致龋性大于多糖。其中蔗糖的致龋性最强，因为其双糖键被变异链球菌的葡糖基转移酶裂解后能释放出高能量，由单糖合成葡聚糖时不再需要额外的能量，因此，由蔗糖合成细胞外多糖比由果糖、葡萄糖、乳糖等合成要快得多。研究发现，如果饮食中蔗糖丰富，则合成的细胞外多糖主要是葡聚糖，果聚糖相对较少。果聚糖溶水性强，不如葡聚糖稳定，容易分解而被细菌代谢利用，在致龋性牙菌斑的形成中远不如葡聚糖重要。

高频率的蔗糖摄入是造成致龋性牙菌斑形成的最重要因素。摄入糖后，牙菌斑立即启动活跃的代谢活动，pH快速下降，其后很长时间内才缓慢升高，此时若再次摄入蔗糖，则又进入一次pH下降的过程。反复摄入蔗糖会造成局部长期低pH的环境，适宜耐酸、喜酸的细菌生存，抑制牙菌斑中常见菌的生长，破坏口腔正常菌群的生态平衡。因此，反复摄入少量蔗糖比一次性摄入等量的蔗糖更易导致龋的发生。

食物的物理性状也影响其致龋性，饮料中的糖相对容易从口腔中清除，一次性摄入的量如果超过牙菌斑的代谢能力，则多余的部分会被唾液冲走，除非较短间隔内反复摄入，才能维持长时间的低pH状态。黏性食物则易黏附于牙面上，长期停留并缓慢溶解，其中释放的糖可以使牙菌斑始终维持活跃的代谢，因此致龋性更强。

三、宿主

不同个体对龋的敏感性有很大差异，健康的牙、良好的口腔环境能够抵御龋的发生。在宿主因素中，影响龋病发生、发展的因素很多，但总的来说，宿主的抗龋力主要表现在口腔局部的牙和唾液，而全身因素所起的作用都不是直接的，也不是决定性的，它们通过影响牙和唾液的抗龋力而间接影响龋病的发生和发展。

1. 牙　是龋病过程中被破坏的对象，牙的抗龋力与龋病的发生直接相关。牙的抗龋力主要指牙对牙菌斑微生物产生的有害代谢产物的抵抗能力，它包括牙的抗酸性和抗细菌黏附的能力。

牙抗龋力主要决定于以下两个方面：

（1）牙的排列、解剖形态：整齐的排列和完整、光滑的外形能增强牙的自洁能力，防止食物残渣和细菌的滞留。如果牙排列不整齐，牙面有深而狭窄的点隙窝沟，邻牙之间接触点不良，均有利于食物和牙菌斑的滞留而发生龋。在动物实验中，曾尝试用狗牙进行龋病试验，但未能成功，其主要原因就是由于狗牙呈圆锥形，缺少窝沟，牙间隙宽，牙菌斑不易滞留。

（2）牙的结构和组成：致密的表面结构可降低牙表面自由能，减少细菌的黏附。新萌出的牙与萌出已久的牙相比，牙面有许多微孔，细菌易于黏附，钙化程度也相对较低，易受酸的侵蚀，因此抗龋力相对较低。然而，牙萌出后，一直在与口腔环境进行着物质交换。当口腔中有足够的钙、磷和氟时，就能以羟基磷灰石或氟磷灰石的形式沉积在牙面，从而增强牙的致密度和矿化程度，提高牙的抗龋力。

由于牙发育的特点，牙抗龋力的形成分两个阶段：萌出前牙抗龋力的建立和萌出后牙抗龋力的增强。在牙萌出前，牙冠的发育和钙化已完成，所以一个外形完整、表面光滑、矿化程度高、抗龋力强的牙在牙萌出前就形成了。换句话说，牙抗龋力的建立主要在牙萌出前。

对儿童患龋情况的调查表明，以时间为横轴，所有牙都显示出了相同的患龋曲线。一般在牙萌出后2~4年内患龋率达顶点，以后逐渐下降。这可能表明新萌出的牙的理化性质在抗龋性方面较差，同时由于牙萌出至口腔后的一段时间内，未到达功能位置，没有建立正常的咬合关系和邻面接触点，自洁性差。随着时间推移，表面牙釉质的密度增加，渗透性降低，钙和氟的含量增加，并且牙开始行使咀嚼功能，自洁力加强。这些都使牙抗龋力增强，因此，成年后龋的发病率可处于相对稳定的状态。

2. 唾液　具有机械清洗、缓冲、稀释、润滑、调节矿化、免疫防御等多种功能，对口腔健康非常重要，也是宿主最主要的抑龋因素。牙的直接环境是牙菌斑，而牙菌斑形成和发挥作用的环境是唾液。唾液为口腔微生物提供营养、促进细菌的黏附、保持适宜的pH和温度。因此，正常的唾液功能是保护口腔自然菌群、维护口腔生态稳定的重要保证。唾液的抗龋作用主要在于其缓冲能力，能限制牙菌斑中pH的降低，从而防止产酸菌和耐酸菌的过度生长。口腔环境的缓冲能力主要与唾液流量有关，在动物实验中，大唾液腺被摘除或失去功能的动物，其唾液分泌减少的量与龋活性的增加成正比。临床上也发现，由于唾液腺疾病造成的口干症可引起猛性龋。与此相反的是，唐氏综合征患者的口腔卫生状况差，大量牙菌斑堆积，且患者有免疫缺陷，但龋活性并不高，可能就是因为患者唾液分泌量大。另外，唾液中含有过饱和的钙、磷、氟等离子，放射性同位素研究显示牙釉质表面和唾液之间有钙、磷离子的交换，新萌出的牙可以比成熟牙多摄入10~20倍的矿物质，使其致密度和矿化程度进一步增加。更重要的是，唾液是氟的载体，通过再矿化沉积至牙面的氟磷灰石可以增加牙釉质晶体的抗酸力，这在龋病预防中有重要意义。

四、时间

任何疾病的发生、发展过程都含有时间的因素，但时间因素在龋病中尤其具有特殊意义。龋病的发展非常缓慢，频繁摄入含糖食物，加上极差的口腔卫生状况，最快可以在3周内造成白色龋斑。一般从早期龋到临床可查出龋洞，需1.5~2年的时间。对儿童患龋情况的调查显示，在牙萌出后2~4年内，该牙的患龋率达到高峰，而新萌牙的抗龋力应该是在初萌时较差，以后逐渐增强，这说明龋病的发生、发展需要相当长的时间。因此，对任何一种防龋方法的效果进行评价，应至少追踪观察2年。

总之，在具备了致龋的三个主要因素（致龋性细菌和牙菌斑、细菌代谢产酸的底物和易感的牙面）后，龋病不会立即发生。这三者构成了使牙发生龋的高度危险性和可能性，但要产生龋，必须使以上三个因素构成的高度致龋力持续存在相当长的一段时间。然而，在牙面的局部环境中，这三个因素不是一成不变的，其中任何一个因素的作用减弱或消失都会导致它们构成的致龋力降低，从而不发生龋，或龋病过程变慢，甚至停止。

小 结
Summary

现代龋病病因学理论建立在Miller创立的化学细菌学说的基础上，通过大量实验研究得到科学的阐述。其基本论点总结为三联因素，即：①致龋菌及其生态环境——牙菌斑；②细菌代谢产酸的底物——食物中的糖；③易感的牙。致龋菌是龋的病原，没有细菌的参与，就不会发生龋，其致龋作用依赖于牙菌斑这一不易被清除、内部低氧、低pH的生态环境。致龋菌有耐酸性；能高效代谢蔗糖产酸，造成牙面脱矿；能合成重要的牙菌斑基质——不溶性细胞外多糖。高频率的蔗糖摄入是促进致龋菌生长、形成致龋性牙菌斑的最重要因素。宿主的抗龋力主要包括牙和唾液，牙的抗龋性主要在发育中形成，而唾液的缓冲力是最重要的抑龋因素。要发生龋，以上三联因素必须维持相当长的时间。

名词术语
Definition and terminology

化学细菌学说（chemico-bacterial theory）：是由W.D. Miller于19世纪末基于实验研究结果而创立的龋病病因学说，是现代龋病病因学的基础。其主要论点为：口腔微生物产生的酸导致牙脱矿和龋的发生。该学说首次指出了龋病过程的3项重要因素，即口腔微生物在产生酸和溶解蛋白质方面的作用、微生物发酵糖类底物、酸导致牙矿物质的溶解。

龋病三联（四联）因素学说（three or four prerequisites for dental caries）：龋的现代病因学理论认为，龋发生的前提包括三个关键因素，即致龋性牙面菌群、易感的牙面、适宜的微生物代谢底物，此为三联因素学说。同时强调三者必须以适当的形式共同存在足够长的时间才可以致龋，则为四联因素学说。

细胞外多糖（extracellular polysaccharides）：某些致龋性细菌能利用蔗糖合成高分子量的细胞外多糖，如葡聚糖，构成重要的牙菌斑基质，有利于细菌附着于牙面，并限制牙菌斑内、外物质的扩散，使唾液不易发挥其溶解、缓冲、冲刷等作用，在龋的形成中有重要作用。

（罗海燕）

第五章 龋病微生物学和发病机制

Microbiology and mechanisms of dental caries

龋的发病过程要经过牙菌斑形成、致龋菌在牙菌斑环境内代谢糖产酸和形成多聚糖、酸使牙硬组织溶解成洞几个重要环节（图5-1）。在这个过程中，多个因素参与并在一定程度上影响龋齿的形成。

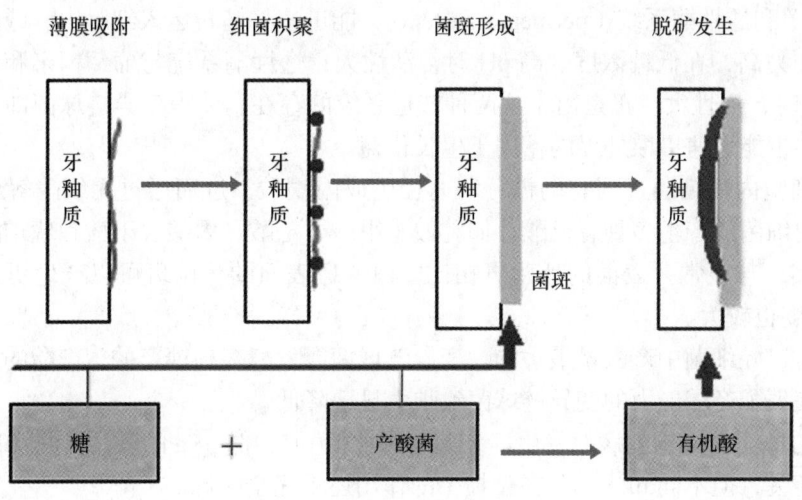

图 5-1 龋的发病过程与机制

目前对龋病发病机制的认识可以归纳为：牙硬组织表面吸附唾液蛋白，口腔中的致龋菌借助唾液蛋白膜在牙面定植、繁殖，形成牙菌斑生物膜。牙菌斑中的致龋菌进一步利用口腔摄入的糖类，一方面生成多聚糖，有利于牙菌斑自身的成熟和代谢；另一方面生成乳酸。牙菌斑中一些细菌可以由于乳酸的产生而受到抑制，而致龋菌本身是耐酸的，并能持续产酸，造成局部的液态环境相对于牙齿羟基磷灰石而言呈现一种过度的不饱和状态，从而导致磷灰石结构溶解，牙齿逐渐成洞。

第一节 致龋微生物的特点
Properties of cariogenic microorganisms

评价一种细菌是否为致龋菌，需要3个步骤：
（1）是否具有致龋的毒力因子，包括对牙面的黏附性，产酸、耐酸性，合成细胞内、外多糖的能力。

(2) 是否能在实验动物中造成龋损。

(3) 流行病学调查是否能证实该种细菌与龋的发生密切相关。相关性体现在：在龋病发生、发展的全过程中均存在，尤其是在开始出现脱矿的牙面，其数量明显增多；能够从龋病的各个阶段获得分离培养；在无龋牙面以及无龋者唾液中含量很低。

致龋微生物有如下特性。

一、牙面的黏附与定植

细菌在牙面上的黏附与定植是致龋的先决条件。细菌通过钙桥作用、氢键作用和疏水作用可逆性地吸附于牙面，拉近了细菌与牙面的距离，进而通过黏附素与受体的特异结合，使细菌牢固地在牙面黏附，以牙菌斑生物膜的形式抵抗食物的咀嚼摩擦和唾液机械冲洗的影响。细菌对牙面的黏附为致龋创造了条件。

二、糖转运代谢产酸

糖进入细菌内是细菌代谢糖的第一步。变异链球菌具有磷酸转移酶系统（phosphotransferase system，PTS）和透性酶系统（permease system），能迅速将糖转运入细胞内。磷酸转移酶系统与葡萄糖亲和力高，在低糖浓度、高pH时，活性大；透性酶系统与葡萄糖亲和力低，在高糖浓度、低pH时，活性大。正是由于这两种转运系统的存在，使得变异链球菌即使是在低糖和酸性的环境中也能迅速摄取外界的糖用于生长代谢。

转运至细胞内的糖通过固有的糖分解途径生成丙酮酸，进而通过无氧酵解最终产生有机酸。牙菌斑内细菌能产生多种有机酸，如乳酸、甲酸、乙酸、丙酸、丁酸和琥珀酸。

实验证实，与正常牙表面的牙菌斑相比，白垩斑表面的牙菌斑可以产生更低的终末pH，pH下降的幅度也较大。

链球菌是口腔细菌中产酸量最多的。变异链球菌能发酵多种糖产酸，产酸的速度也较其他链球菌快。丧失了产酸能力的变异链球菌致龋力显著降低。

产生酸的种类会影响龋病的发生。牙菌斑内的低pH、低pKa的酸性产物和龋病这三者之间存在着正相关，但不同pKa的酸在龋损中的作用还未完全明确。

三、耐酸性

耐酸性（acid tolerance）是指细菌能在酸性环境中生长和代谢的能力。细菌能够在酸性环境中存活，并继续代谢糖类产酸，使牙菌斑内的pH继续下降。

四、合成细胞内和细胞外多糖

细胞外多糖包括葡聚糖、果聚糖和杂聚糖，它们促进牙菌斑形成、参与牙菌斑基质组成，有助于形成一个致龋环境。牙菌斑基质至少有1/3是由细胞外多糖组成的，其中葡聚糖占95%，果聚糖占1%。

葡聚糖分为水溶性和水不溶性两种。能够合成水不溶性葡聚糖的变异链球菌较不能产生该种细胞外多糖的菌株致龋力强；使用可以水解葡聚糖的葡聚糖水解酶，可以使实验鼠牙面上的牙菌斑数量减少，使实验鼠的患龋率降低。可见水不溶性葡聚糖对于龋病的发生非常重要，它参与构成大量"黏性"牙菌斑。与正常牙釉质表面的牙菌斑相比，龋损表面的牙菌斑中含有更多的水不溶性葡聚糖。水不溶性葡聚糖的合成将使牙菌斑的理化性质发生改变，包括降低钙、磷、氟浓度，增加牙菌斑基质的多孔性，一些高分子物质或带电荷物质（如唾液中的缓冲物质）不容易进入牙菌斑内，但使一些低分子糖类或不带电荷的物质容易进入，从而导致牙菌斑内的低 pH 状态，使牙菌斑更具有致龋性。

水溶性葡聚糖、果聚糖和杂聚糖作为细菌胞外的贮能形式，当外源性糖供应不足时，这些水溶性细胞外多糖可降解为单糖，参与产酸。

牙菌斑内大多数细菌（如变异链球菌、乳杆菌、放线菌等）在外源性糖供应充足时，能利用外源性糖合成细胞内多糖。这些细胞内多糖主要是糖原和支链淀粉，作为胞内贮能形式，使细菌即使在外源糖不足的情况下也能继续产酸，从而延长细菌的产酸时间，降低牙菌斑内 pH。动物实验表明，能够合成细胞内多糖的变异链球菌较不能合成者致龋毒力强。能产生细胞内多糖的细菌含量与龋病的发生呈正相关。与正常牙面上分离出的变异链球菌相比，由龋损处分离出的变异链球菌能合成更多的细胞内多糖。能够产生细胞内多糖的细菌主要分布在牙菌斑的深层，提示这些细菌可能参与了牙面的脱矿。

第二节　致龋微生物的种类及其致龋特性
Cariogenic microorganism species and their virulence properties

一、链球菌属

链球菌属（*Streptococcus*）是口腔中的常驻菌，所占的比例最大，而且还是口腔细菌中产酸量最多的细菌。口腔中的链球菌包括变异链球菌族（*S. mutans*-group）、唾液链球菌族（*S. salivarius*-group）、咽峡炎链球菌族（*S. anginosus*-group）和轻链球菌族（*S.mitis*-group）。其中，变异链球菌族链球菌与龋病的发生呈正相关关系。

（一）变异链球菌族链球菌

对不同国家、不同饮食习惯、不同年龄阶段人群的不同牙面研究均表明，变异链球菌族链球菌含量的增加和牙齿脱矿之间存在明显的正相关性。变异链球菌族链球菌是一群表型特征相近但血清型和遗传型各异的链球菌，因在不同培养基中生长时形态可发生变异而得名，包括变异链球菌（*S. mutans*）、表兄链球菌（*S. sobrinus*）、仓鼠链球菌（*S. cricetus*）、鼠链球菌（*S. rattus*）、道恩链球菌（*S. downei*）、野鼠链球菌（*S. ferus*）和猕猴链球菌（*S. macacae*）7 个菌种（表 5-1）。在人口腔中常见者为变异链球菌（血清型包括 c、e、f），其次是表兄链球菌（血清型包括 d、g）。

表 5-1　变异链球菌族中菌种的名称和血清型

菌种	血清型
变异链球菌（*S.mutans*）	c, e, f
表兄链球菌（*S.sobrinus*）	d, g
仓鼠链球菌（*S.cricetus*）	a
鼠链球菌（*S.rattus*）	b
道恩链球菌（*S.downei*）	h
野鼠链球菌（*S.ferus*）	c
猕猴链球菌（*S.macacae*）	c

变异链球菌和表兄链球菌（又称远缘链球菌、亲缘链球菌、茸毛链球菌）与人类龋病的发生关系最密切。变异链球菌在口腔中的检出率高于表兄链球菌。有变异链球菌定居的口腔不一定能检出表兄链球菌，但有表兄链球菌定居的口腔常可检出变异链球菌。口腔中同时检出变异链球菌和表兄链球菌的儿童比只检出变异链球菌的儿童患龋情况严重。表兄链球菌的产酸速度和产生乳酸的量大于变异链球菌；耐酸性也比变异链球菌强；能合成水不溶性葡聚糖，但不能合成细胞内多糖。

变异链球菌族链球菌是可以传播的。比如在喂养及护理过程中，由密切接触的人（主要是母亲）将细菌传播给婴儿。将龋活跃患者牙菌斑内分离出的变异链球菌接种至无菌动物口腔，可造成实验性龋。

变异链球菌与龋病的发生密切相关。在 92% 的龋损牙面可以查出变异链球菌，而在健康牙面则只有 26% 可查出该菌。比较龋损牙面与邻近的健康牙面牙菌斑中变异链球菌的数量，显示龋损表面牙菌斑中的变异链球菌数量明显多于邻近的健康牙面上的牙菌斑。患龋窝沟内牙菌斑中变异链球菌的数量明显多于无龋窝沟。而且变异链球菌数量多的窝沟在 2 年后多数都发生了龋，而那些一直未检出变异链球菌或变异链球菌数量相对较少的窝沟却未产生龋损。对于邻面牙菌斑的检查也发现，查出变异链球菌的邻面后来患龋的情况比未查出者严重。而其他口腔细菌无论在致龋毒力、动物实验还是人体研究方面与龋病的相关性都不如变异链球菌强。

在生长发育过程中，变异链球菌出现越早，患龋牙越多。常通过微生物学检测来预测龋病的高危牙位和高危人群。牙菌斑和唾液中变异链球菌的数量是一个重要的指标，另外乳杆菌也是一个常用的指标。

低变异链球菌水平是评估低龋危险性的较好指标，而高变异链球菌水平用于预测高龋危险性的准确性则不高。

变异链球菌的致龋特性表现为能在牙面定植；具有产酸力和耐酸性，能发酵多种糖产酸，主要产物是乳酸，产酸力强，产酸迅速，且耐酸，耐酸力仅次于乳杆菌；能够合成细胞外多糖和细胞内多糖。但需要指出的是，并非只有变异链球菌才具有这些特性。

1. 黏附能力 变异链球菌对牙面具有很高的亲和力，在牙面的黏附包括蔗糖非依赖性黏附（sucrose-independent adhesion）和蔗糖依赖性黏附（sucrose-dependent adhesion）两种。蔗糖非依赖性黏附是指变异链球菌通过表面的黏附素与牙面获得性膜中的受体特异性结合，从而起始细菌对牙面的黏附。黏附素包括表面蛋白和壁相关蛋白 A（Wap A）；参与变异链球菌黏附的受体包括黏蛋白、淀粉酶和富脯蛋白等。变异链球菌对牙面获得性膜的黏附是黏附素和受体共同作用的结果。而蔗糖依赖性黏附是指变异链球菌在蔗糖存在的情况下发生的黏附，这种黏附使变异链球菌能够牢固地黏附到牙齿表面，这是其致龋的一个重要特性。它的这种黏附主要由葡糖基转移酶（glucosyltransferase，GTF）合成的水不溶性葡聚糖介导。

（1）蔗糖非依赖性黏附：变异链球菌的表面蛋白是主要黏附素，参与了蔗糖非依赖性黏附，是变异链球菌的主要毒力因子之一。将编码该蛋白质的基因缺失后，突变菌株对唾液包被羟基磷灰石的黏附能力较野生株明显下降；缺乏表面蛋白的突变菌株虽然可定居于动物口腔中，但其致龋力却明显下降。

表面蛋白的分子量为 180~210 kDa，存在于除血清 b 型以外所有变异链球菌族链球菌细胞膜表面，构成一个生物学功能相似、组成具有高度同源性的蛋白质家族。从变异链球菌中分离纯化出来的表面蛋白被不同学者分别命名为 Ag Ⅰ/Ⅱ、P1、PAc、SpaP、Sr、Ag B 和 IF。从表兄链球菌中分离纯化出来的表面蛋白则被命名为 SpaA、PAg。变异链球菌的表面蛋白与表兄链球菌的表面蛋白有高度的同源性。

根据变异链球菌表面蛋白的初级结构，可将其氨基酸序列大致分为：一个信号肽区（a.a.1~38），两个保守区 A 区（a.a.186~464）和 P 区（a.a.840~963）以及介于两者之间的可变区——V区（a.a.679~823），一个壁跨区（a.a.1486~1535）和一个膜跨区（a.a.1536~1556）。变异链球菌表面蛋白分子中存在两个参与黏附的功能区，可与牙面获得性膜中的糖蛋白结合，介导变异链球菌的黏附。一个黏附功能区位于表面蛋白分子的氨基端，又称为唾液糖蛋白结合区（saliva-binding region，SBR）；另一个黏附功能区位于表面蛋白分子的中央。变异链球菌表面蛋白的这两个黏附功能区可以作为构建防龋疫苗的选择区，无论是主动免疫还是单克隆抗体所介导的被动免疫，都能有效地抑制变异链球菌在牙面的定植（图5-2）。

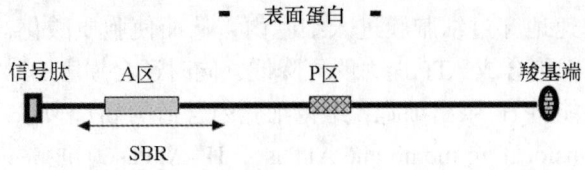

图 5-2 变异链球菌族链球菌表面蛋白分子结构示意图

表面蛋白既可以共价键锚定在细胞壁，存在于毛状外膜层（fuzzy coat layer）中，通过与牙面获得性膜中的受体特异性结合而使得细菌定植在牙齿表面；也可在表面释放酶作用下脱离细胞壁成游离状态，封闭住牙面获得性膜中的受体，抑制细菌的黏附。因此，表面蛋白的状态影响细菌的黏附。表面蛋白还与变异链球菌表面的疏水性有关，将其编码基因缺失后，细胞表面的疏水性降低，黏附能力也随之降低。

除了表面蛋白之外，变异链球菌表面还存在壁相关蛋白 WapA，也参与对牙面的黏附。壁相关蛋白 WapA 原来被称为 Ag A 或 Ag Ⅲ，分子量为 29 kDa。将编码 WapA 的基因失活后，菌株对光滑玻璃表面的黏附能力及自身凝集能力均下降。壁相关蛋白 WapA 作为变异链球菌的表面成分，参与了蔗糖非依赖性黏附及生物膜的形成。WapA 可作为防龋疫苗的靶位，将该蛋白免疫动物后抑制变异链球菌在牙面的黏附。

表面蛋白和壁相关蛋白的受体有多种，为黏蛋白、淀粉酶和富脯蛋白等。这些受体均来源于唾液，通过吸附于牙面参与获得性膜的形成。因此，蔗糖非依赖性黏附实质是变异链球菌表面的黏附素与唾液成分的结合，这种结合不需要蔗糖的存在。

（2）蔗糖依赖性黏附：是指在蔗糖存在的情况下细菌对牙面的黏附。蔗糖作为底物，在酶的作用下合成葡聚糖，葡聚糖带负电荷，可黏附到牙面或牙面获得性膜上，变异链球菌通过表面的葡聚糖受体与合成的葡聚糖结合，从而使变异链球菌黏附在牙面上。葡聚糖受体包括葡糖基转移酶（GTF）和葡聚糖结合蛋白（glucan-binding proteins，Gbps）。葡聚糖结合蛋白是指那些具有葡聚糖结合活性而无葡糖基转移酶活性的蛋白质。葡聚糖结合蛋白的羧基末端具有重复氨基酸序列，该重复序列是葡聚糖的结合区，通过与葡聚糖结合，使细菌黏附到牙面。在变异链球菌中共发现 4 种葡聚糖结合蛋白，分别是 GbpA（59 kDa）、GbpB（41.3 kDa）、GbpC（63.5 kDa）和 GbpD（75 kDa）。GbpA、GbpD 与 GTF 三者的葡聚糖结合序列高度同源。将 GbpB 通过皮下或黏膜免疫鼠，均可诱导保护性免疫反应，提示 GbpB 可以作为防龋疫苗的选择性靶位。

除了葡聚糖可黏附到牙面或牙面获得性膜上，细胞外的葡糖基转移酶也可结合到牙面或牙面获得性膜上，这种结合状态的酶仍然具有活性，能够利用蔗糖作为底物，在所结合的表面合成葡聚糖，通过与细菌表面的葡聚糖受体结合，使细菌牢固地黏附到牙面上。

2. 产酸 变异链球菌能发酵蔗糖、葡萄糖、果糖、乳糖、蜜二糖、棉子糖、麦芽糖等多种糖产酸，产酸力强，产酸迅速，产生的终末 pH 为 3.95~4.10。

变异链球菌利用乳酸脱氢酶（lactate dehydrogenase，LDH）合成乳酸，这是它代谢糖产生的主要酸性产物。乳酸是一种低 pK_a 的酸，它的堆积是导致牙菌斑内 pH 降低的主要原因。变异链球菌含量高的牙菌斑，其 pH 低于变异链球菌含量低的牙菌斑。乳酸脱氢酶被认为是变异链球菌的一个毒力因子。将变异链球菌染色体中的乳酸脱氢酶基因敲除，突变菌株的致龋能力较亲代菌株显著降低。

3. 耐酸 变异链球菌能在酸性环境中生长和代谢，并且在酸性环境中具有继续产酸的能力，这就是耐酸性。研究发现，变异链球菌生长繁殖的最低 pH 是 4.8。变异链球菌的耐酸机制包括以下几个方面。

（1）能将 H^+ 泵出细胞，维持细胞内合适的 pH 环境：细菌代谢产生的酸性产物会使菌斑内 pH 降低，H^+ 能够快速地穿过细胞膜进入细胞内，从而使胞质酸化，导致一些对酸敏感的糖酵解酶失去活性，使细胞合成 ATP 能力明显降低，同时还会损害 DNA 和蛋白质的结构，最终导致细菌死亡。如果能将 H^+ 泵出细胞，维持细胞内合适的 pH 环境，就可以使细菌耐受酸。质子移位酶（proton-translocating membrane ATPase，H^+-ATPase）能够完成这一过程，这是细菌的组成型耐酸性（constitutive acid tolerance），其表达不受外界环境调节。质子移位酶（H^+-ATPase）作为跨膜蛋白，通过消耗 ATP 将 H^+ 泵回细胞外，以维持细胞内外的 pH 梯度，使细菌具有耐酸性。

质子移位酶（H^+-ATPase）发挥酶活性的最适 pH 及酶含量都将影响细菌转运 H^+ 的能力。乳杆菌、变异链球菌、唾液链球菌和血链球菌中 H^+-ATPase 的最适 pH 分别是 5.0、6.0、7.0 和 7.5，变异链球菌质子移位酶耐受酸的能力仅次于乳杆菌。另外，其含量也仅次于乳杆菌。

（2）能在酸性环境中诱导表达酸应激蛋白（acid-stress proteins），帮助细菌耐酸：变异链球菌除了具有组成型耐酸性之外，还具有耐酸反应性（acid tolerance response，ATR）。耐酸反应性是指处于生长曲线指数期的细菌在亚致死性 pH 生长一段时间后能产生酸适应性，从而抵抗致死性低 pH 的杀伤作用。耐酸反应性与一些酸诱导的蛋白质有关，在酸诱导的情况下，变异链球菌上调表达一些酸应激蛋白，这些蛋白质使变异链球菌能够耐受酸的作用。酸应激蛋白包括 Ffh、Dgk、DnaK、GluA、DltC 等。Ffh 参与蛋白质易位，其耐酸机制可能是作为一种信号识别颗粒，与包括 H^+-ATPase 在内的一些与耐酸性相关的蛋白质结合，帮助装配成有生物功能的蛋白质，并将 H^+-ATPase 易位至细胞膜上。Dgk 可能参与细胞膜磷脂酸的合成，通过维持膜的结构而影响变异链球菌的耐酸性。DnaK 是一种分子伴侣，能催化新合成蛋白的折叠，并使变性蛋白重新折叠。GluA 是葡萄糖 -1- 磷酸尿苷转移酶，催化 1- 磷酸 -D- 葡萄糖和 UTP 转化为 UDP-D- 葡萄糖的反应，而后者是细胞膜糖磷脂的前体，影响细胞膜的组成。DltC 是 D- 丙氨酰基载体蛋白，参与 D- 丙氨酰基脂磷壁酸的合成，D- 丙氨酰基脂磷壁酸可作为屏障，阻止 H^+ 流入细胞内。

采用比较蛋白质组研究的方法，比较中性与酸性环境中变异链球菌蛋白质组的变化，发现当变异链球菌处于酸性环境中时，糖酵解途径、强酸转化为弱酸途径以及支链氨基酸合成途径中的酶均上调表达。

（3）胞质内具有能够在酸性环境中继续保持活性的酶：变异链球菌细胞内糖酵解活动能够进行的最低 pH 是 4.4，也就是说它能在酸性环境中继续合成 ATP，供给 H^+-ATPase 用于移除胞内的 H^+。

（4）合成的水不溶性葡聚糖可阻碍 H^+ 扩散，对酸起屏障作用，有利于细菌的耐酸。

4. 合成细胞内、外多糖 变异链球菌合成的细胞外多糖包括葡聚糖和果聚糖两种。

变异链球菌用于合成葡聚糖的酶称为葡糖基转移酶（glucosyltransferase，GTF），是变异链球菌的固有酶，只能利用蔗糖作为底物，有较强的 pH 适应性，在 pH 5.2～7.0 有活性，pH 5.5 时活性最佳。该酶具有蔗糖酶的活性，可将蔗糖裂解成葡萄糖和果糖，葡萄糖分子随后被该酶转移到另一个葡萄糖分子上，多糖链不断延长，最终合成葡聚糖。合成的葡聚糖有水溶性和水不溶性两种。水溶性葡聚糖（water-soluble glucan）又称为右旋糖酐（dextran），以 -1,6

糖苷键为主，占分子中总糖苷键的65%~96%，分子的分枝程度低，呈线型分子结构。而水不溶性葡聚糖（water-insoluble glucan）又称为变聚糖（mutan），以-1,3糖苷键相对较多，占分子中总糖苷键的35%~75%，分子的分枝程度高，呈交链结构。

变异链球菌拥有3种GTF，分别由gtfB、gtfC和gtfD基因编码。不同的GTF能合成不同的葡聚糖。gtfB编码GTF-I，分子量为162 kDa，主要存在于细胞表面，成为细胞结合型（cell-associated）GTF，合成的是水不溶性葡聚糖。gtfC编码GTF-SI，分子量为149 kDa，该酶可以存在于细胞表面，为结合型GTF，也可以游离形式存在于细胞培养的上清中，为细胞游离型（cell-free）GTF。GTF-SI合成的是水不溶性葡聚糖和低分子量水溶性葡聚糖的混合物，其中水溶性葡聚糖的含量较少。gtfD编码GTF-S，分子量为155 kDa，主要以游离形式存在于细胞培养的上清中，为细胞游离型GTF，合成水溶性葡聚糖。gtfB与gtfC在染色体上串连排列，而gtfD与它们不相连。gtfB和gtfC在变异链球菌蔗糖依赖性黏附中必不可少，失活gtfB或gtfC可使变异链球菌失去在牙齿平滑面定居的能力，其中gtfC对于变异链球菌蔗糖依赖性黏附更为重要。

三种GTF的氨基酸序列高度同源。GTF分子结构由氨基端至羧基端分别是信号肽序列、催化区（catalytic region，CAT）、葡聚糖结合区（glucan-binding domain，GLU）。催化区和葡聚糖结合区分别负责蔗糖的水解和葡聚糖的结合。CAT中存在结构上保守、与酶催化活性密切相关的亚结构域（subdomain）；GLU由正向重复单位（direct repeating units，DRUs）构成。正向重复单位数量减少将降低GTF酶活性，同时也将影响合成的葡聚糖种类，通常会增加水溶性葡聚糖的比例（图5-3）。

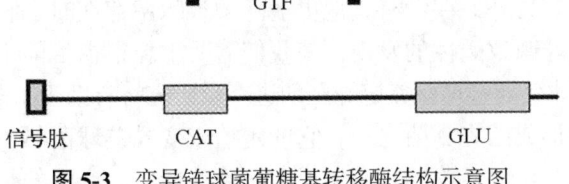

图5-3 变异链球菌葡糖基转移酶结构示意图

在表兄链球菌中，合成水不溶性葡聚糖和水溶性葡聚糖的酶分别由gtfI和gtfS基因编码。其中的d血清型菌株合成水不溶性葡聚糖的量是变异链球菌族中最多的。

虽然变异链球菌、血链球菌、轻型链球菌、戈登链球菌和放线菌属中的细菌都能够代谢蔗糖产生细胞外多糖，但是水不溶性细胞外多糖主要是由变异链球菌合成的。研究显示，由龋活跃者口腔中分离出的变异链球菌合成的水不溶性葡聚糖比无龋者多。水不溶性葡聚糖与平滑面龋的发生有关，这是由于一方面水不溶性葡聚糖使变异链球菌产生蔗糖依赖性黏附，从而牢固地黏附在牙齿表面，可以抵抗食物的摩擦和唾液的冲洗作用；另一方面水不溶性葡聚糖可作为细菌与细菌之间的桥梁，有效促进那些具有葡聚糖受体的细菌发生共集聚。水不溶性葡聚糖的含量还与牙菌斑内低pH有关。这是由于水不溶性葡聚糖除了参与细菌的黏附、共集聚之外，还可以作为生物屏障，使牙菌斑内的酸性产物不能扩散出去，同时唾液中的缓冲物质不能进入牙菌斑内，牙菌斑内的酸度能持久处于临界pH以下。因而合成水不溶性葡聚糖被认为是变异链球菌的主要致龋特性之一。将编码GTF的基因敲除后，突变菌株合成葡聚糖的量、蔗糖依赖性黏附能力以及实验动物中的致龋力都显著下降。

变异链球菌除了具有GTF，还有另一种能产生细胞外多糖的酶，称为果糖基转移酶（frucosyltransferase，FTF）。同GTF一样，FTF也是变异链球菌的固有酶，利用蔗糖作为底物产生果聚糖。变异链球菌合成的果聚糖量少于葡聚糖。果聚糖（levan）又称为左旋糖酐，是D-呋喃果糖通过大量的β-2,1糖苷键构成侧链聚合而成的，分子分枝少，为水溶性。果聚糖和水溶性葡聚糖共同作为变异链球菌细胞外的储能形式，当外源性糖不足时，可以被降解产酸，使产酸时间延长，且为代谢提供能量，因而也与变异链球菌的致龋性有关。在鼠模型中，失活编码果糖基转移酶的基因，菌株的致龋力显著下降。

当外源性糖供应充足时，变异链球菌能将糖转化成细胞内多糖。细胞内多糖作为胞内储能形式，当外源性糖不足时，细胞内多糖被降解成单糖，用于产酸，使产酸时间延长。因而合成细胞内多糖也是变异链球菌的一个致龋特性，当菌株失去合成细胞内多糖的能力后，其致龋力下降。而表兄链球菌几乎不能合成细胞内多糖。

（二）其他链球菌族链球菌

虽然变异链球菌是目前公认的人类口腔中的主要致龋菌，但并不是唯一的致龋菌。牙釉质的早期脱矿也可在没有变异链球菌存在的情况下发生，由一些非变异链球菌族（non-mutans streptococci）链球菌所致。某些白垩斑表面的牙菌斑中变异链球菌的含量<0.1%，但咽峡炎链球菌（*S. anginosus*）、轻型链球菌（*S. mitis*）、戈登链球菌（*S. gordonii*）和口腔链球菌（*S. oralis*）的数量却较多，它们同样可以降低牙菌斑内 pH，导致牙釉质早期脱矿，因而就有了非变异链球菌族链球菌能够致龋的观点。非变异链球菌族链球菌是早期在牙面定植的细菌，在牙菌斑中的数量超过变异链球菌，是牙菌斑的优势菌，其终末 pH 范围为 4.4~5.0，并且在 pH<4.6 的情况下仍然能够产酸，说明非变异链球菌族链球菌具有产酸和耐酸性。但它的产酸量和产酸速度均低于变异链球菌和乳杆菌。非变异链球菌族链球菌可能在龋病的起始阶段起作用，通过降低牙菌斑内的 pH，促进更具产酸和耐酸性的细菌（如变异链球菌和乳杆菌）的繁殖，从而最终导致龋病的发生。也就是说，早期这些非变异链球菌族链球菌在牙面普遍定植，为变异链球菌的过度繁殖提供适宜的环境。另外，在没有其他更活跃的致龋菌存在时，它可使易感的宿主发生龋病。非变异链球菌族链球菌致龋性的发现，使我们需要重新审视目前主要针对变异链球菌而制定的防龋策略。对这些非变异链球菌族链球菌的进一步研究将有助于了解龋病的发生原因。

血链球菌是牙菌斑形成的先驱菌之一，它的定植较变异链球菌早，可为变异链球菌提供生长所需的对氨基苯甲酸。血链球菌也具有形成葡聚糖的能力，产生的是水溶性葡聚糖。随着变异链球菌的定植，血链球菌数量将逐渐减少。这可能是由于变异链球菌产生的变链素和酸性代谢产物抑制了血链球菌的生长。虽然血链球菌也能够产生血链素，但血链素对变异链球菌却没有抑制作用。血链球菌对实验动物有一定的致龋力，能引起窝沟龋，但不引起平滑面龋。血链球菌在有龋者口腔中的检出率与无龋者无差别，并且血链球菌的含量与龋病呈负相关，它在窝沟龋损处的数量较无龋的窝沟少。研究发现，婴儿口腔内较早定植血链球菌会导致变异链球菌定植时间延后，而变异链球菌定植时间的推迟将导致患龋率下降。因而可以将变异链球菌与血链球菌的比值作为患龋危险性的指标，比值越小，患龋的危险性就越小。

口腔内还有其他链球菌对实验动物具有致龋力，如唾液链球菌造成的主要是窝沟龋。目前尚未发现该菌与人类龋病的发生存在正相关。

二、乳杆菌属

乳杆菌属（*Lactobacillus*）是最先被认为有致龋性的细菌。但 40 多年来，人们把主要精力放在对变异链球菌的研究上。对乳杆菌属而言，过去未能在几个主要方面做出突破性进展，例如细菌的致病机制、细菌的毒力、在动物模型中的表现、免疫学方面的探索、细菌的遗传学研究等。

乳杆菌属作为致龋菌的证据包括：乳杆菌具有很强的产酸力和耐酸性，它的耐酸性较牙菌斑中其他细菌都强，在 pH 为 4.0 时仍能存活；在龋洞中存在大量的嗜酸乳杆菌、干酪乳杆菌和发酵乳杆菌；乳杆菌能诱发无菌鼠产生窝沟龋；龋损害程度与乳杆菌的数量呈正相关，即口腔中的龋齿数和龋损的大小增加时，乳杆菌数量也增加，当龋病得到治疗或停止发展时，乳杆菌的数量减少；正畸时带环的放置将增加口腔中乳杆菌的数量；随着糖类摄入量的增加，口腔内乳杆菌的数量也随之增加。鉴于此，乳杆菌曾被认为是龋病的主要致病菌。但随着研究的深入，发现上述证据并不能证明乳杆菌是龋病的病原菌。因为乳杆菌与牙面的亲和力低，一般情况下只是在龋损深处才能检出该种细菌，在正常的牙面上和发生白垩样改变的牙面上很难检出，它在牙菌斑中所占的比例很小。动物实验中也发现，接种乳杆菌到动物口腔中并不总能致龋，不能诱发平滑面龋，同时不具传染性，与早期龋损无明显关系。在人体研究中没有发现乳杆菌与龋病之间存在正相关性。

龋的发展过程首先是牙釉质脱矿，进而形成龋洞，最终进展至牙本质深层。由于生态环境改变，位于其中的细菌组成也在不断发生变化，称为微生物演替（microbial succession）。因而在龋病的初始期起作用的细菌不同于龋病进展期的细菌。虽然变异链球菌和乳杆菌都存在于牙釉质早期龋中，但是乳杆菌数量的增加较变异链球菌晚。对奶瓶龋的研究也显示，造成牙面早期脱矿的细菌是变异链球菌，乳杆菌是在变异链球菌之后定植在已脱矿的牙釉质白垩斑上。多数学者认为乳杆菌不是龋病发生的致病菌，但参与了龋病的发展，随着牙菌斑内 pH 的降低，低 pH 环境作为一种选择压力，使乳杆菌的数量增加。乳杆菌对胶原有一定的黏附力，这可能就是乳杆菌能够大量定植于龋洞的原因。流行病学调查显示，可以通过测定唾液中变异链球菌和乳杆菌数量预测龋病的进展。

三、放线菌属

放线菌属（Actinomyces）具有一定的致龋力，这主要是由于放线菌可发酵多种糖产酸，能够黏附到牙面上，在牙菌斑中的比例较高，并且还能合成细胞外和细胞内多糖。但合成的细胞外多糖中不包含水不溶性葡聚糖，主要是水溶性果聚糖和杂聚糖。动物实验显示，内氏放线菌和衣氏放线菌均有不同程度的致龋力。1965 年 Jordan 和 Keyes 发现饲以致龋饲料的仓鼠，在其牙齿的颈缘处聚集有较多的放线菌，但并未导致牙釉质龋的发生。推测放线菌与根龋有关，而非牙釉质龋。

内氏放线菌基因种 2 是 1968 年从龋坏组织中分离出来的。它是牙面早期定居的细菌之一。典型的内氏放线菌基因种 2 具有功能及抗原性截然不同的两种菌毛，即菌毛 Ⅰ、Ⅱ。菌毛 Ⅰ 通过与受体（唾液中的富脯蛋白和富酪蛋白）结合而定居在牙面上。菌毛 Ⅱ 具有凝集素样成分，通过与乙酰半乳糖或相关结构结合，介导与其他细菌的共集聚。同时，内氏放线菌基因种 2 可产生涎酶，使唾液中的黏蛋白释放出涎酸，暴露出半乳糖，菌毛 Ⅱ 通过与半乳糖的结合使细菌附着在牙面，有助于牙菌斑的形成。

内氏放线菌基因种 2 可以利用葡萄糖、乳糖、麦芽糖和蔗糖产酸，其代谢产物为乙酸、乳酸、甲酸、琥珀酸、乙醇等，产生的终末 pH<5.0。内氏放线菌基因种 2 在不同氧环境中代谢是不同的。在有氧情况下，代谢产物以乙酸为主；在无氧情况下，代谢产物主要是乳酸。乳酸是脱矿力最强的一种酸，因此，有学者认为牙菌斑在厌氧环境中，内氏放线菌基因种 2 的产酸能力被低估了。

内氏放线菌基因种 2 有储存多糖的能力，当外源糖不足时，多糖易被降解产酸，使产酸时间延长，且为代谢提供能量。

内氏放线菌基因种 1 不同于内氏放线菌基因种 2，它只有菌毛 Ⅱ。将从人体分离出的内氏放线菌接种到无菌大鼠口腔中，可使实验动物产生根龋。

四、其他口腔细菌

1955 年 Orland 等将口腔中的肠球菌接种至无菌鼠口腔，产生了实验性龋。双歧杆菌、丙酸杆菌等口腔细菌虽然也具有产酸和耐酸性，但尚未有证据表明这两种细菌可以导致龋病的发生。

长期以来，口腔研究中多依靠纯培养技术研究微生物，然而纯培养方法也严重地限制了认识微生物的视野。人的口腔是一个复杂的微生态系统，口腔中生活着极多种类的微生物（达700种左右），而能够进行培养的不到50%，其余的微生物据现有的手段还不能分离培养，称为未培养微生物或不可培养微生物。是否这些微生物也参与致龋过程，尚需不断的研究。

（郭丽宏　庄　姮）

第三节　牙菌斑与牙菌斑液
Dental plaque and dental plaque fluid

一、牙菌斑

牙菌斑（dental plaque）是致龋菌生存、代谢、产酸的场所，与唾液、龈沟液共同构成牙齿复杂、动态变化的微生态环境，是龋的主要病原因素。

（一）牙菌斑的生物膜特性

牙菌斑是指附着在牙面上的膜状物，即牙表面生物膜（biofilm），由微生物（占牙菌斑容量的60%~70%）、基质和水组成。基质主要由细菌分泌的多糖组成，其成分受唾液、食物成分、龈沟液和细菌代谢产物的影响。

当细菌处于生物膜状态时，不同于浮游状态下微生物的特性，也不是微生物结构上简单的叠加，而是构建起复杂的微生物群落，具有生物膜结构和微生物生理学的功能。与浮游微生物相比，对抗生素具有更大的抗药性。这是因为黏稠的牙菌斑基质可以阻止抗生素向牙菌斑内部渗透；有些牙菌斑成分可以中和并失活抗生素；牙菌斑中微生物的生长速度会下降，使其对抗生素的敏感性降低；附着在牙面上的细菌的基因表达发生改变，细菌具有了新的表现型，使其对抗生素的抵抗力增强。另外，牙菌斑在空间结构上并不是均匀致密的，而是有很多疏松孔隙，特别是其中存在水通道，这有利于营养物质、水和氧气等微生物生长所需的物质进入牙菌斑深部。影响牙菌斑微生物生长的关键因素（如pH、氧化还原电位、氧气浓度、电解质浓度等）在牙菌斑内部呈梯度分布，使牙菌斑微生物在牙菌斑的不同深度和牙菌斑形成过程中的不同时期都表现出多态性，而且因为形成了牙菌斑内部微环境的多样性，使那些对生长条件要求十分苛刻的微生物也能够在此环境中生存。牙菌斑微生物不同于浮游微生物的独特表现具有重要的临床意义。

（二）牙菌斑的结构

刚刚清洁过的牙面很快被获得性膜覆盖，流经获得性膜的唾液携带大量的微生物，而唾液中含量高的微生物更容易定植在获得性膜上。在牙菌斑形成的最初2小时内，定植的先驱菌多为球菌，包括奈瑟球菌和链球菌（主要是轻链球菌族链球菌，如血链球菌、口腔链球菌和轻型链球菌），2小时后出现放线菌和嗜血菌，而专性厌氧菌在这一阶段则很少见。定植的先驱菌迅速生长繁殖，在获得性膜上形成微菌落，并将自己包裹在合成的细胞外多糖以及唾液蛋白形成的基质中，最终形成一层由各种先驱微生物混合的薄膜。

随着先驱微生物的代谢，薄膜内局部微环境变得更加复杂，有利于那些对生存环境要求较高的后继微生物的进一步定植。薄膜中的氧被需氧菌和兼性厌氧菌消耗，主要终末产物是二氧化碳。薄膜中的氧化还原电位逐渐降低，形成适合专性厌氧菌生长的微环境。伴随先驱菌代谢，还产生额外的营养物质，支持更多类型微生物的生存。牙菌斑中微生物的种类和数量都大大增加。

如果牙菌斑的生长不被干扰，牙菌斑中的微生物构成会逐渐发生改变。7天后，链球菌仍是优势菌，到了14天，链球菌在总菌丛中所占的比例只有15%，而厌氧杆菌和丝状菌则成为优势菌。发展到顶级群落时，口腔不同部位牙菌斑的微生物构成也各不相同。

牙齿表面聚集的牙菌斑量是由附着在牙面的微生物、生长繁殖的和被清除掉的微生物三者间动态平衡的结果。在到达临界值之前，牙菌斑量可以持续增加，一旦到达临界值，牙菌斑受到的剪切力会对牙菌斑的增加起到限制作用，牙菌斑的体积将不再增大，但牙菌斑内部结构还会继续改建。在电镜下观察牙菌斑的结构，可以见到呈栅栏状互相平行排列的丝状菌和球菌垂直地黏附于牙釉质表面生长，也可以见到附着于牙面的微菌落以及细菌之间由细胞外多糖构成的基质。在成熟牙菌斑中，能见到球菌沿丝状菌长轴方向排列形成的"玉米棒（corn-cob）"或"试管刷（test tube brush）"样的特殊结构，还可以观察到获得性膜被酶破坏后细菌与牙面直接接触的现象。使用无创的共聚焦扫描激光显微镜（confocal scanning laser microscope）观察牙菌斑的内部结构，发现牙菌斑的空间结构是开放的，在牙菌斑内部有很多通道存在，这些通道允许外界环境中的水和其他营养物质进入牙菌斑内部。

随着牙菌斑内微生物的生长繁殖，牙菌斑逐渐增厚，牙菌斑内部的物理和化学因子在牙菌斑中呈垂直向和水平向梯度分布，牙菌斑内的微环境呈现多样化。因此，牙菌斑中不同的位点虽然相距很近，但其中的营养物质、氧气的浓度、pH、氧化还原电位以及微生物代谢产物的浓度等影响牙菌斑微生物生长的理化因子可能有着巨大的差异，丰富多样的微环境为更多种类微生物在牙菌斑中定植创造了条件，进而牙菌斑中微生物的种类和数量也呈现出更加丰富的生物多样性。对于整个牙菌斑来说，虽然表面上看其中的微生物都生活在一个相同的牙菌斑大环境中，但牙菌斑中不同的微生物所处的微环境却可能完全不同，因此，这些微生物也可能表现出完全不同的表现型。

（三）牙菌斑形成的机制

牙菌斑的形成开始于获得性膜（acquired pellicle）的形成。获得性膜是牙面上沉积的唾液薄膜，其沉积机制类似静电吸附的作用，与牙表面的能量分布和唾液成分的结构有关。获得性膜的主要蛋白成分有唾液糖蛋白、黏蛋白等。在光学显微镜下，纯粹的唾液薄膜是一种无细胞的均质结构。获得性膜可以在清洁后的牙面迅速形成并在数小时内达到稳定的状态，且不易被一般的清洁措施清除。获得性膜的形成在很大程度上决定了牙面对细菌的吸引力。

几乎在获得性膜形成的同时，细菌就可以借其在牙面上黏附，并在其中生长、发育，形成稳定的细菌菌落。细菌向获得性膜的黏附主要是膜表面电荷间的吸引作用。最早借助获得性膜定居在牙面上的是球菌，而后才有其他菌的黏附和生长。

黏附到牙面的细菌要经过生长、繁殖，同时与其他细菌共集聚，才可能成为成熟的牙菌斑。细菌间的集聚可以借助各自膜表面的结构特征相互吸引结合，更主要的是通过合成细胞外多糖（尤其是不溶于水的多糖）来完成。细菌利用蔗糖合成葡聚糖成为牙菌斑的基质，而一些细菌表面结合的葡糖基转移酶（GTF）对葡聚糖有很强的亲和力，从而形成了细菌集聚的基础。葡聚糖在细菌与牙面、细菌与细菌之间起桥梁作用，促进细菌对牙面获得性膜的黏附和细菌间的集聚，是牙菌斑成熟的关键成分。

早期形成的牙菌斑质地疏松，随着时间的延长，牙菌斑内部的细菌数量增多，密度增加，渗透性降低，有毒产物增加。一般认为，3天后的牙菌斑中细菌种类、细菌成分和密度基本恒定，称为成熟牙菌斑（matured plaque）。成熟牙菌斑深处接近牙面的部分常呈厌氧状态或兼性厌氧状态。

成熟的牙菌斑结构致密，渗透性减弱，成为相对独立的微生态环境，有利于细菌产酸，不利于酸的扩散和清除。牙菌斑中的液态环境称为牙菌斑液（plaque fluid），是牙硬组织溶解的液态环境。现代研究证明，龋齿只有在牙菌斑聚集的部位才可以发生，所以说，没有牙菌斑就不会患龋（no plaque，no caries）。

当细菌接近牙面时，细菌和牙齿表面之间会发生一系列特异性和非特异性的相互作用，这些相互作用决定了细菌能否附着在牙面上并定植成功。牙菌斑的形成是一个完整而连续的过程，但是为了描述的方便，将牙菌斑形成过程人为地划分为下列阶段。

1. 获得性膜形成　刚刚清洁过的牙面接触唾液后，唾液中的糖蛋白以及龈沟液和细菌产物很快就会选择性地附着在牙面上，形成薄薄的获得性膜。细菌一般无法直接定植在清洁的牙面上，当获得性膜形成后，细菌才能与膜上某些特殊分子发生相互作用。

2. 细菌随流动的唾液到达牙面　细菌随着唾液的流动到达覆盖着获得性膜的牙齿表面，口腔微生物中除少数几种能动菌以外，绝大多数口腔微生物都是被动地随着唾液的流动被带到牙齿表面的，细菌靠近牙面后，定植的过程随后开始。

3. 细菌和牙面间的可逆性黏附　细菌与牙面之间最初的黏附是松散的和可逆的。带有负电荷的细菌细胞表面和同样带有负电荷的获得性膜上的酸性蛋白之间会产生范德华引力和静电排斥力，使二者维持一种松散的黏附状态。

4. 细菌和牙面间的不可逆性黏附　细菌和牙面之间特异性的、紧密的黏附是通过细菌细胞表面的黏附素和牙面附着的获得性膜上的受体之间的结合实现的。通过黏附素-受体对的紧密结合，细菌能够抵抗唾液的冲刷，牢固地附着在牙面上。

研究发现的口腔细菌与获得性膜表面之间的黏附素-受体对包括：链球菌抗原Ⅰ/Ⅱ、B、P1和Pac与唾液凝集素，链球菌的脂磷壁酸与血型反应糖蛋白，变异链球菌族链球菌的葡聚糖结合蛋白与葡聚糖，副血链球菌的35 kDa脂蛋白与纤维蛋白，内氏放线菌的Ⅰ型菌毛与富脯氨酸蛋白，牙龈卟啉单胞菌的150 kDa蛋白与纤维蛋白原，洛氏普雷沃菌的70 kDa凝集素与半乳糖。

细菌与宿主之间其他的特异性结合还包括戈登链球菌黏附素与α-淀粉酶，内氏放线菌、具核梭杆菌与富酪蛋白（statherin），变异链球菌、牙龈卟啉单胞菌、洛氏普雷沃菌、产黑色素普雷沃菌与富脯氨酸蛋白包裹的羟基磷灰石，血链球菌与唾液糖蛋白上的唾液酸残端。

5. 细菌间的共集聚作用　最先附着在牙面上的先驱菌通过类似黏附素-受体对的方式与其他后继微生物结合，称为共集聚作用（co-aggregation）。那些因没有特定黏附素而无法与牙齿表面获得性膜上受体直接结合的细菌，通过共集聚作用与已经黏附在获得性膜表面的先驱菌结合并定植下来，其结果是牙菌斑内的微生物成分变得更加丰富多样。

发生在不同种细菌细胞之间互相结合产生的凝聚现象称为共集聚作用，而发生在同种细菌细胞之间互相结合产生的凝聚现象称为自集聚作用（auto-aggregation）。在牙菌斑形成的早期阶段，可以观察到链球菌属和放线菌属两个菌属之间的共集聚作用，以及各自菌属中不同菌种间的共集聚作用同时存在。随着牙菌斑的逐渐成熟，涉及更多的先驱菌与后继菌之间的共集聚作用。细菌间共集聚的机制是糖类结合蛋白与含有糖类的受体之间在分子水平上的结合，加入糖类可以阻断糖类受体与糖类结合蛋白之间的反应，从而使共集聚作用逆转。

6. 定植细菌的增殖和代谢　先驱菌一旦成功附着在牙面上，便开始增殖，发酵食物中的糖类，并向牙菌斑及其周围环境释放代谢产物。如轻链球菌族链球菌中的血链球菌和口腔链球菌有IgA1蛋白酶，使其能够分解IgA而避免被免疫系统攻击。这些细菌还有糖苷酶，可分解唾液中的唾液糖蛋白用于代谢。上述特性有利于先驱菌在牙菌斑形成的早期阶段存活并繁殖。随着牙菌斑的成熟，牙菌斑中细菌的生长速度逐渐缓慢，牙菌斑中的微生物对抗生素的敏感性也大大下降。

牙菌斑形成的另一个重要阶段是细胞外多糖的合成。特别是变异链球菌含有葡糖基转移酶，能够合成水溶性和水不溶性葡聚糖，牙菌斑中的葡聚糖对维持牙菌斑的内部结构有重要的意义。最终，牙面上的细菌、细菌的细胞外产物以及宿主的唾液成分混合，形成一个具有复杂空间结构和功能、有着丰富的微生物成分的生物膜，即牙菌斑。

7. 成熟牙菌斑表面细菌的脱落 成熟牙菌斑表面的细菌可以脱落，重新成为浮游状态，并随唾液的流动被带到新的部位，重复以上过程，形成新的牙菌斑。

（四）影响牙菌斑形成的因素

1. 牙表面的物理及化学性质 牙釉质、牙本质和牙骨质主要的矿物成分为羟基磷灰石，同时含有不同量的有机物。这样的构成决定了牙表面存在表面电荷，构成表面电位，具有表面能，成为唾液蛋白得以在牙面吸附的基础。表面活性剂可以改变牙的表面能，使得牙菌斑解吸附，牙表面得以清洁。

2. 牙的结构、形态和矿化程度 牙表面粗糙则容易吸附牙菌斑。牙表面的粗糙性可以是牙齿发育矿化不良的结果，也可以是治疗过程没有足够的抛光所致。牙的矿化程度低可以使牙的渗透性增加，有利于牙菌斑生成的有机酸的渗入，加快牙齿内部的脱矿速度。牙齿窝沟和邻面的解剖特点使得牙菌斑易于生长存留并难以彻底清除。

3. 口腔保健措施 如刷牙和使用牙线，主要的功能是去除牙表面的牙菌斑，很大程度上依赖于患者本人对口腔健康问题的理解。传授具体方法固然重要，但更重要的是告诉患者一个最基本的道理，即"扫帚不到，灰尘不会自己跑掉"。只有面面俱到，才可能将口腔清洁干净。

4. 口腔保健用品 牙膏中含表面活性剂，有助于解除牙菌斑与牙面的黏附；牙膏中的摩擦剂有助于对牙菌斑的机械清除；而其中的氟化物除了抑制脱矿、促进再矿化，直接起到抑制龋损过程的作用外，还可减少牙菌斑在牙面的再形成。

（五）牙菌斑中的致龋菌及其作用

变异链球菌是最早被作为致龋菌研究的细菌，有很多致龋的研究证据表明变异链球菌与龋有明显的相关性，如：①在早期龋的部位检出率高；②可以利用蔗糖生成有机酸而本身耐酸，可以合成多聚糖，有利于牙菌斑形成和自身代谢；③可以在实验动物中致龋等。然而，研究表明，符合这些条件的还有乳杆菌、放线菌等多种菌。另外，变异链球菌在牙面的定植也受到其他细菌的制约，如研究表明，局部血链球菌的增多可导致变异链球菌数量减少。而且，最重要的问题是，所谓的致龋菌几乎都是口腔的常驻菌。因此，目前的研究认为牙菌斑中可能没有哪种细菌是特异的致龋菌，很多产酸、耐酸菌都不同程度地参与龋的形成。牙菌斑生态环境的改变，如摄糖频率很高造成的牙菌斑反复、持续的酸化，使牙菌斑生态失衡，可造成产酸、耐酸菌成为优势菌群，更促进了酸的产生，从而促进了脱矿的发生和龋的形成。

二、牙菌斑液

20世纪60年代中期，随着对牙菌斑研究的深入，Jenkins 提出了牙菌斑液（dental plaque fluid）的概念。牙菌斑液是牙菌斑的细胞外液，是直接与牙齿表面接触的牙菌斑的液体成分。牙菌斑大约80%的成分是水，其中30%～35%是细胞外水，构成了牙菌斑的细胞外液。牙菌斑液是比唾液更重要的牙体矿物的液体外环境。由于特殊的微生态环境，牙菌斑液的成分与唾液并不相同，它含有细菌代谢的产物也反映着牙菌斑与唾液之间物质交换的结果。牙齿的脱矿与再矿化、结石的形成与溶解，都与牙菌斑中的液体成分有关。因此，牙菌斑液是牙菌斑微生态体系中物质转运和生化反应的场所。

1. 牙菌斑液的成分　主要有无机离子、有机酸和蛋白质。

（1）无机离子：牙菌斑液中的无机离子浓度一般高于唾液，主要含有钙、无机磷酸根、钠、钾、镁、铵、氯、氟等。

（2）有机酸：主要有甲酸、乙酸、丙酸、丁酸、乳酸、琥珀酸和丙酮酸。各种有机酸促使牙体硬组织脱矿的能力不同，根据有机酸的解离常数（pKa）可分为高 pKa 酸和低 pKa 酸。乳酸、甲酸和丙酮酸为低 pKa 酸，易使牙齿脱矿，致龋力强；乙酸、丙酸、丁酸和琥珀酸为高 pKa 酸，可吸收低 pKa 酸解离出的 H^+，缓冲低 pKa 酸的产物。

（3）蛋白质：主要为白蛋白，另外还含有免疫球蛋白 IgG、IgA、IgM 和补体 C3、乳铁蛋白，与糖代谢有关的各种酶，以及多种氨基酸（包括谷氨酸、天冬氨酸、缬氨酸、亮氨酸、丙氨酸、甘氨酸、脯氨酸）。有报道，牙菌斑细胞外液中氨基酸是细胞内的 4 倍，较高浓度的氨基酸对牙菌斑代谢起积极的作用。

2. 摄糖时牙菌斑液成分的变化与龋的关系　很多体内及体外研究发现，摄糖后，牙菌斑液有机酸水平发生改变，pH 明显下降，牙菌斑液相对于牙齿矿物的饱和度明显下降。

研究发现，静止牙菌斑和过夜饥饿牙菌斑牙菌斑液中的有机酸主要是乙酸和丙酸以及相对较低浓度的乳酸、琥珀酸、丁酸和甲酸等，牙菌斑 pH 呈中性，而摄糖后牙菌斑液中的有机酸水平升高，构成也发生变化，以乳酸为主的低 pKa 酸水平迅速上升，乳酸的变化可能是摄糖后 pH 迅速下降的主要原因。

静止牙菌斑液中钙、磷矿物盐离子相对于牙齿矿物呈过饱和状态，而摄糖后，很多体内研究发现，牙菌斑中的结合钙被释放，使牙菌斑液中钙的水平升高，然后被唾液冲刷带走，造成了牙菌斑钙的消耗，龋易感者比无龋者牙菌斑液钙的增加更加明显，说明龋易感者钙的消耗更大。摄糖后牙菌斑液中的磷也被释放，认为被细菌所吸收而用于糖的磷酸化，体外研究也证实了摄糖后牙菌斑中钙、磷的丢失和消耗，因此造成了牙菌斑液饱和度下降至不饱和状态，会造成牙齿脱矿。

牙菌斑液中的氟水平很低，但高于唾液。摄糖时未观察到牙菌斑液中氟水平的明显变化。外源性给氟时，牙菌斑液氟水平会增加，有利于防龋。牙菌斑的氟水平受饮水、食物、外源性给氟等因素的影响。

另外，牙菌斑碱性底物尿素和精氨酸代谢产物氨对于牙菌斑中酸的中和发挥重要作用，更强的产氨能力被认为与抗龋有关。研究发现，摄糖后氨的水平会明显下降，随后又逐渐恢复。无龋人群静止牙菌斑中碱性代谢产物氨的含量明显高于龋活跃人群。

3. 牙菌斑液的物质交换　牙菌斑液的成分及其变化不仅与牙菌斑内细菌对糖蛋白和氨基酸等物质的代谢和矿物质的转换密切相关，而且牙菌斑液与唾液之间可进行矿物离子的交换，同时，牙菌斑液与牙齿矿物之间存在化学平衡，二者之间钙、磷和氟的交换对于龋的形成尤为重要，牙菌斑液矿物盐离子浓度、pH 和饱和度的变化决定了脱矿或再矿化的发生，最终对龋的发生、发展产生影响。

第四节　饮食中的糖对龋病形成的作用
The role of diet sugar in dental caries

虽然牙菌斑中的细菌是龋的重要病原，但龋的形成不是细菌对牙的直接破坏作用，而是致龋菌酵解饮食中获得的糖类底物产酸的结果。因此，饮食中可酵解的糖类（如淀粉、蔗糖、葡萄糖、果糖、麦芽糖、半乳糖等）是龋得以发生的必需条件。20 世纪 50 年代发现经胃管喂食的动物不患龋，随后的动物实验、人类试验和流行病学调查都证明了饮食中糖与龋形成的密切关系，确立了饮食中糖在龋病发生中的关键作用。

一、牙菌斑中糖代谢与龋的形成

（一）糖的分解代谢与有机酸形成

口腔中一部分细菌代谢糖生成有机酸。有机酸是导致牙齿脱矿的根本原因，同时也是维持牙菌斑自身生态平衡的重要物质。糖经饮食进入口腔，经唾液酶分解形成的小分子糖（葡萄糖、果糖等）进入牙菌斑，可直接为致龋菌代谢利用。细菌在牙菌斑内的糖代谢包括分解代谢和合成代谢，还包括代谢生成的物质在牙菌斑内外的贮运。牙菌斑微生物摄取糖后，首先需要通过磷酸转移酶系统或者透性酶系统将糖转运入细胞内，然后在细胞内分别完成分解代谢和合成代谢过程。对龋最有意义的是经糖酵解途径分解糖生成有机酸。

对于龋病有意义的是牙菌斑的无氧酵解过程。由于牙菌斑深层缺氧，细菌代谢糖主要通过无氧酵解过程，生成有机酸。其中，经乳酸脱氢酶（LDH）作用生成乳酸的过程受到更多的关注。一般认为乳酸是由乳酸脱氢酶（LDH）催化糖酵解途径的中间产物丙酮酸生成的。若干临床漱糖实验表明，糖代谢后增加最明显的是乳酸，因为糖供给充足时，变异链球菌、乳杆菌和放线菌这些主要致龋菌酵解糖会产生大量乳酸。由于牙菌斑基质对酸扩散的屏障作用，使得牙菌斑 pH 明显、迅速下降，增加牙菌斑液的脱矿能力。而在糖有限的条件下，饥饿状态的牙菌斑内主要产生丙酸、丁酸和甲酸，牙菌斑 pH 为中性，不会有脱矿发生。

进食糖后，牙菌斑 pH 迅速降低，随后在唾液的缓冲和转运作用下缓慢回升。这一现象早在 1940 年 Stephan 就观察到了，著名的 Stephan 曲线（Stephan curve）就是通过实验得到的（图 5-4）。图中的临界 pH 为 5.5，是根据唾液中的平均钙、磷水平确定的，即在此水平时，牙菌斑液保持过饱和状态的 pH。在正常情况下，漱糖后牙菌斑 pH 在 10 分钟内即可达到临界 pH 以下的最低点，然后逐渐提高，并可以在 30 分钟左右恢复正常。但在特殊情况下，如唾液不能够及时进入牙菌斑，或唾液量整体减少时，漱糖后的牙菌斑 pH 可以较长时间保持在较低水平。如果长期在临界 pH 以下，就会导致局部牙面脱矿。

牙菌斑细菌代谢生成的有机酸大部分随着唾液的流动被吞咽而清除。因此，口腔中有机酸的分布与唾液在口腔中的流动有关。有机酸在牙菌斑中的滞留可以导致局部 pH 的降低。一般

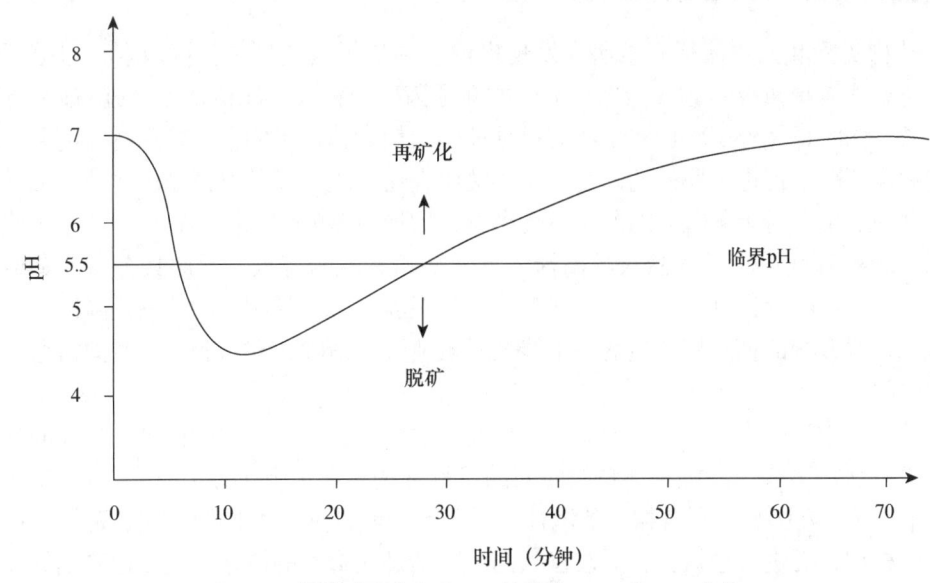

图 5-4 摄糖后牙菌斑内 pH 的变化——Stephan 曲线

情况下，牙菌斑 pH 可以通过唾液和牙菌斑中存在的缓冲体系得以维持，但是可能缓冲酸的能力非常有限。牙菌斑中的酸必须通过机械的方法予以清除，否则牙菌斑中有机酸长时间的滞留必然导致牙齿脱矿。因此，有机酸在牙菌斑局部的滞留是龋齿形成的关键因素。

（二）糖的合成代谢与致龋性

细菌利用糖可合成细胞内多糖和细胞外多糖。细胞内多糖的合成是将细胞外糖转化为细胞内多糖储存的过程，在外源性糖源缺乏时，细胞内多糖可以作为细菌生存和获取能量的来源。而细胞外多糖的合成是细菌以蔗糖为底物，通过糖基转移酶的作用合成多聚糖的过程，产生形成的多聚糖有葡聚糖、果聚糖和杂聚糖。其中水不溶性葡聚糖是牙菌斑基质的主要成分，与致龋性密切相关。它不仅促进细菌的黏附、聚集，加速牙菌斑的形成，而且具有生物屏障作用，使牙菌斑内代谢产物（如有机酸）不易扩散出去，而唾液中的有机大分子或带电荷的分子不易渗透进来。

二、糖的种类和性状对牙菌斑产酸性和龋的影响

饮食中糖在牙菌斑中酵解产酸造成 pH 下降的能力称为食物的牙菌斑产酸性。虽不能完全等同于临床流行病学意义上的致龋性，但很多研究阐明了人类牙菌斑 pH 变化与龋活动性、龋失补牙面（DMFS）和龋的增加之间的关系。糖的种类和浓度影响牙菌斑产酸性，体内牙菌斑动态 pH 测定显示，饮食中各种糖都具有很强的牙菌斑产酸性，能够迅速降低牙菌斑 pH 至临界 pH（pH 5.5）以下。其中，蔗糖、葡萄糖、果糖、麦芽糖降低牙菌斑 pH 的能力高于半乳糖、乳糖和加工小麦淀粉（图 5-5）。而且，随着蔗糖浓度的增加，牙菌斑 pH 下降速度和程度都会增加（图 5-6）。即使摄入很低浓度的糖（如 0.025% 的蔗糖），牙菌斑 pH 也能降低至临界 pH（pH 5.5）以下。蔗糖是饮食中最常见的糖，不仅产酸性最强，而且可被变异链球菌利用，合成为水不溶性黏多糖，成为牙菌斑基质的主要成分，比其他可发酵糖类更易导致龋齿的发生。而糖替代品——糖醇（如木糖醇、山梨醇、甘露醇、麦芽糖醇）则不产酸或产酸性极低（图 5-7）。

糖的性状决定了接触牙齿的方式，持续接触方式（如软黏形式的太妃糖或棒棒糖）会延长酸的产生和作用时间，增加致龋潜能。所有含糖小吃和饮品，如含糖巧克力、饼干、冰激凌、糖果、咖啡都会明显降低牙菌斑 pH 至临界 pH（pH 5.5）以下。另外，一些药品糖浆或含片含糖量很高，反复应用具有高致龋潜能，也应引起注意。

三、摄糖方式和时间对龋的影响

很多动物实验和人类流行病学研究发现摄糖频率是龋发的另一关键因素，与摄糖的浓度或量一样重要或者更重要。频繁摄糖会造成酸在牙菌斑中积聚、滞留，牙菌斑 pH 更低，持续的时间更长。同时，体外试验证实了频繁摄糖还会消耗牙菌斑中的钙、磷矿物盐离子，造成牙菌斑液饱和度下降，促进了脱矿的发生。近年的研究还发现，高频率摄糖方式会增加牙菌斑产酸、耐酸菌的数量，对牙菌斑生态产生不良影响，增加患龋的可能。

糖果、含糖餐间小吃和饮品兼具高糖含量和高频摄入的特点，因此具有高致龋潜能。另外，饮食方式（如睡前进食含糖饮食）和婴儿夜间喂养也是与龋相关的饮食危险因素。夜间唾液分泌减少，饮食中的糖及其产生的酸不能及时被唾液所清除，在口腔中长时间滞留，增加牙齿脱矿的时间。

由于从饮食中完全剔除糖是不现实的，因此采取将零食和饮品中的糖进行替代的方式是降低摄糖频率，从而减少产酸频率和持续时间的可行方法。瑞士卫生办公室自1969年至今提倡应用体内 pH 测定方法来鉴别食物的致龋性，对于无产酸性或产酸性低的饮食，标注以"对牙齿安全"的标识，促进合理饮食，对改善人们（特别是儿童）的摄糖方式，预防龋的发生起到了积极的作用。

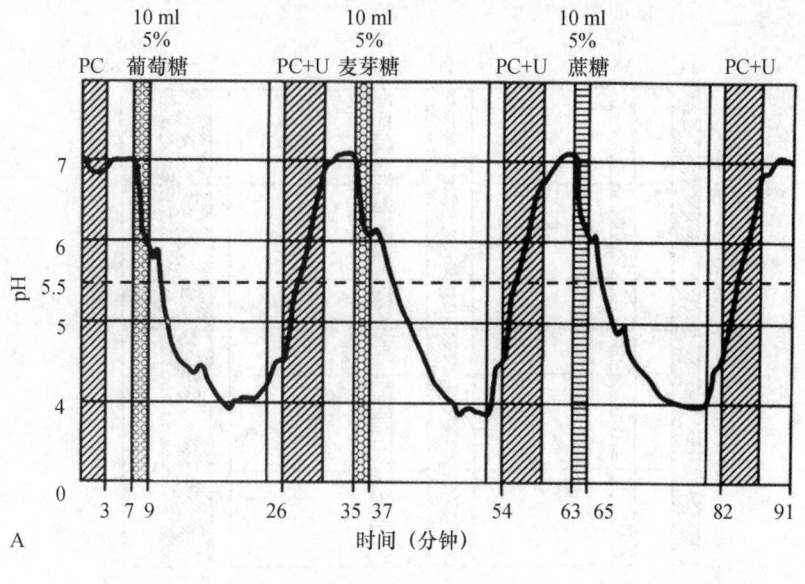

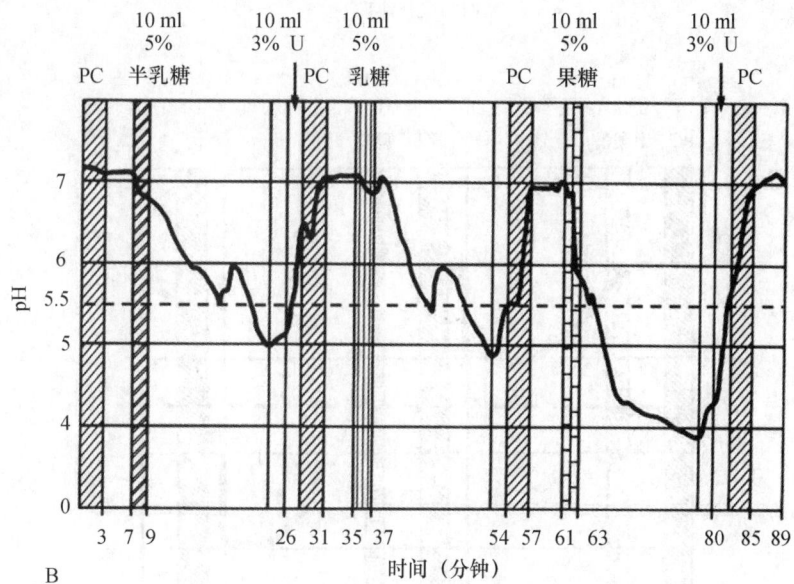

图 5-5　应用各种糖溶液漱口对牙菌斑 pH 的影响
A. 应用葡萄糖、麦芽糖、蔗糖溶液；B. 乳糖、半乳糖、果糖溶液。PC：咀嚼石蜡；U：尿素溶液漱口

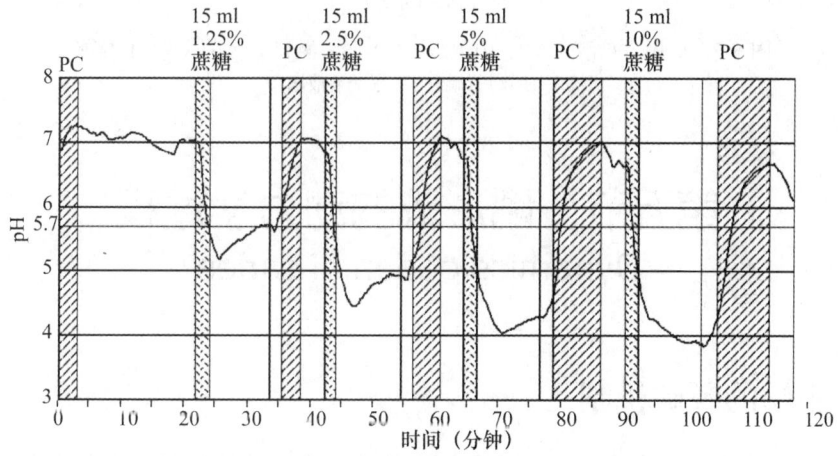

图 5-6　不同糖浓度对牙菌斑 pH 的影响
PC：咀嚼石蜡

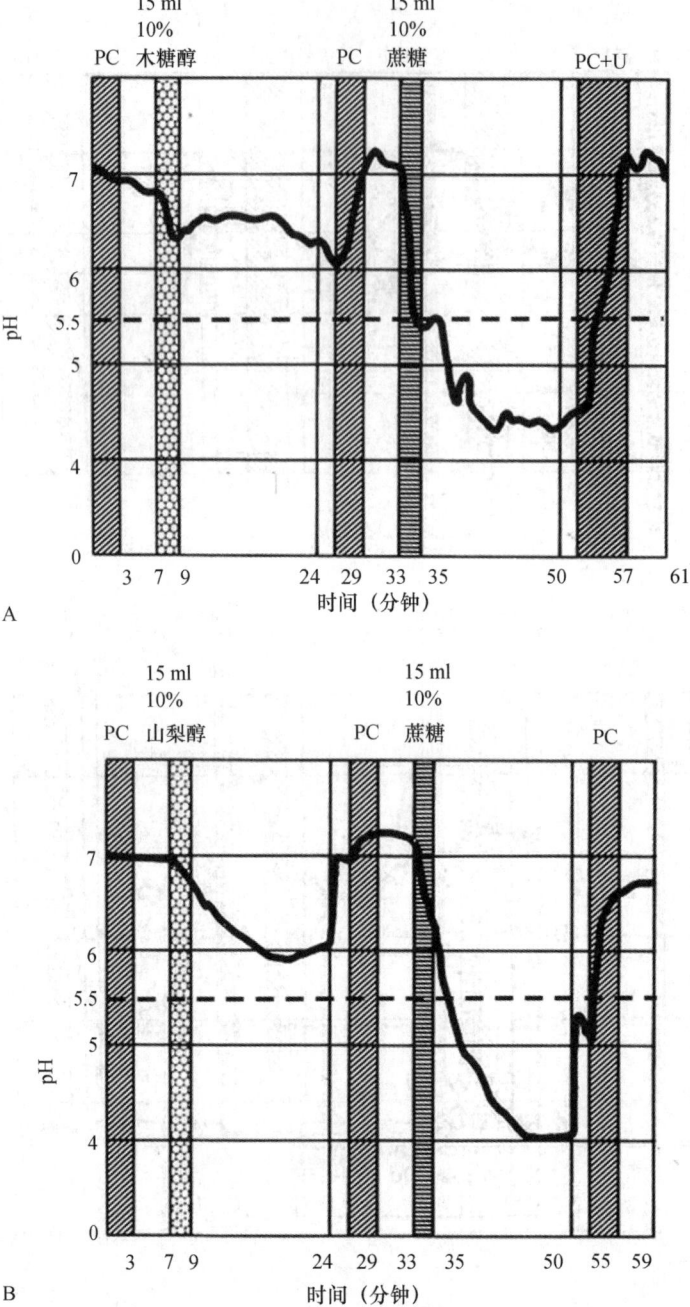

图 5-7 应用木糖醇（A）、山梨醇（B）溶液漱口对牙菌斑 pH 的影响
PC：咀嚼石蜡；U：尿素溶液漱口

第五节 龋形成的动力学过程
Dynamics of dental caries

一、牙硬组织的脱矿机制

牙硬组织在口腔环境中的脱矿实际上是固态物质在不饱和的液态介质中的溶解过程。牙菌斑中的液态环境即牙菌斑液，是决定牙硬组织溶解的介质。在牙菌斑饥饿情况下，牙菌斑液对

牙齿矿物质来说基本是过饱和的。而在糖代谢后，牙菌斑液可以呈现对牙硬组织高度不饱和的状态。这种状态是牙齿溶解脱矿形成龋的基础。

（一）脱矿与再矿化的基本化学条件

无论是在体内还是在体外，矿物质溶解或沉积的基本物理及化学条件取决于环境溶液对于该种矿物质的饱和状态。牙釉质、牙本质和牙骨质中的主要无机矿物质成分为羟基磷灰石，其基本分子成分是 $Ca_{10}(PO_4)_6(OH)_2$，在局部的环境溶液中必须满足下列条件：$(Ca^{2+})_{10}(PO_4^{3-})_6(OH^-)_2 < Ksp$，即溶液中的总活度积小于磷灰石的溶度积常数才可能发生矿物晶体的溶解；反之，则可能出现沉淀。上式左侧表示溶液中组成磷灰石成分各种离子的总活度积，Ksp是磷灰石的溶度积常数，亦即在达到化学平衡条件下的溶液中各种离子的总活度积。根据实验的结果，牙釉质的溶度积常数大约为 10^{-55}。在牙硬组织发育矿化时，基质蛋白除作为晶体成核的中心或模板外，还起着调节局部环境化学成分的作用，使之有利于晶体的沉积或溶解。

（二）脱矿与再矿化的机制

龋齿在形成过程中，要经过牙菌斑形成、细菌集聚、利用底物产酸、酸使牙齿脱矿（demineralization）等过程。在这一系列过程中，最重要、最具实际意义的步骤是牙齿矿物质成分的脱矿或溶解（dissolution）。由于牙菌斑环境的不断变化，牙齿早期龋的过程不是一个连续的脱矿过程，而是一个动态的脱矿与再矿化（remineralization）交替出现的过程。

从物理及化学机制方面认识牙的脱矿与再矿化过程，可以将牙看作简单的由羟基磷灰石组成的固态物质。作为固体的牙，在正常的口腔环境下是不会发生溶解或脱矿的。由于组成牙的矿物质在化学上十分稳定，而牙周围的液态环境（唾液）又含有足够量的与牙齿矿物质有关的钙、磷成分，因而对于牙矿物质是过饱和的。然而在龋的情况下，牙面上首先必须存在足够量的牙菌斑。牙菌斑由于其独特的结构和成分，其液体环境（牙菌斑液）是相对独立的，在唾液无法达到的区域尤为明显。牙菌斑含致龋菌，在糖代谢时可以产生大量有机酸，改变牙菌斑液中钙、磷活度（有效离子浓度）的比例，使牙处于一种极度不饱和的液态环境中。这样，矿物过饱和的唾液变成了对矿物不饱和的牙菌斑液，使牙矿物质溶解开始。这一过程的决定因素，或者说诱发这一过程的动力（driving force）是牙菌斑液对牙矿物质的饱和度（degree of saturation）降低，即由饱和状态变为不饱和状态。

从化学动力学的角度看，无论脱矿还是再矿化过程都可以是简单的热动力学现象，涉及晶体表面反应（surface reaction）和物质转运（transportation）两个过程。控制晶体表面反应速率的因素是矿物质饱和度。对于脱矿过程来说，饱和度越低，则脱矿速率越大。但对于再矿化来说，则比较复杂。首先，再矿化形成羟基磷灰石所需要的饱和度范围很窄。过度的饱和状态常会诱发自发性沉淀，形成不定型的非晶体状态的磷酸钙盐。另外，有机物在脱矿晶体表面的附着也会限制矿物的再沉积。唾液中一些固有的蛋白成分也有抑制晶体形成的作用。物质在牙组织中的转运又称为扩散过程（diffusion process）。扩散的动力来自于界面两侧的浓度梯度。脱矿时，一方面 H^+ 或其他酸性物质需扩散进入牙齿内部的晶体表面；另一方面溶解的物质需要从牙齿内部晶体表面的反应部位扩散出来。扩散的速率在一定程度上控制着脱矿速率。而再矿化时，反应物质扩散进入脱矿组织之后，常先在接近表面的组织中沉积，从而限制了反应物质向深部组织的扩散。因此，再矿化很难是一个完全的脱矿的逆反应过程。

二、摄糖产酸与脱矿过程

不易清洁的牙面（如牙的邻面和窝沟）经常有牙菌斑覆盖。当进食时，牙菌斑中的致龋菌会迅速酵解饮食中的糖产酸，主要是乳酸。由于牙菌斑基质的黏稠特性，酸不易扩散，其清除速率远远低于产生速率，大量乳酸在短时间内滞留，造成了牙菌斑 pH 的迅速下降，常下降至临界 pH（pH 5.5）以下，并持续很长一段时间。在临界 pH 以下，牙菌斑液变得对牙釉质矿物不饱和，牙齿发生溶解脱矿。

如前所述，摄糖造成的牙菌斑 pH 变化通常用 Stephan 曲线来表示。摄糖后，牙菌斑 pH 下降的程度以及在临界 pH 以下持续的时间反映了牙菌斑的致龋性。研究发现，牙菌斑产酸性随着摄入糖浓度的增加和牙菌斑生长时间的增加而增强（图 5-8）。生长 2 天以上的牙菌斑，如有微量糖摄入，即可使其 pH 降至临界 pH。摄糖造成的牙邻面牙菌斑 pH 下降和持续的时间比其他牙面更明显，是龋易感的原因。

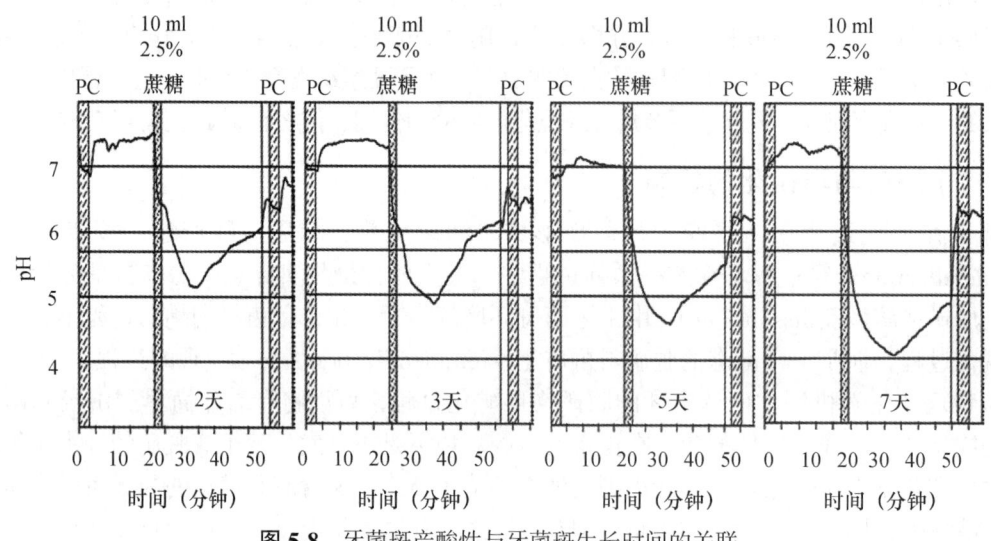

图 5-8　牙菌斑产酸性与牙菌斑生长时间的关联
PC：咀嚼石蜡

体外研究证实了摄糖后牙菌斑中钙、磷和氟会丢失，含量下降。反复多次摄糖可增加牙菌斑的致龋潜能。临床研究发现，龋易感者与无龋者相比，静止牙菌斑的饱和度、离子浓度、pH 没有明显差别，而摄糖后有机酸含量（特别是乳酸含量）高、滞留时间更长，牙菌斑 pH 下降更低，并持续维持于临界 pH 以下，牙菌斑液相对于牙齿矿物的饱和度持续维持在不饱和状态，牙齿脱矿发生。口腔内糖的存在时间越长，牙菌斑内产酸和滞留的时间越长，牙齿脱矿的倾向就越大。因此，高摄糖频率是重要的致龋危险因素。

从 Stephan 曲线（图 5-4）可以看出，一次进食摄糖造成的 pH 下降需要很长的时间才能回复至原来水平，牙菌斑 pH 的恢复和脱矿过程的终止有赖于牙菌斑内酸的清除。

三、唾液和牙菌斑对酸的清除作用与再矿化过程

随着口腔环境的变化，摄糖过程停止后，摄糖造成的牙齿脱矿过程会逐渐减弱。牙菌斑 pH、饱和度会发生逆转。这有赖于牙菌斑中滞留的酸的清除，以及矿物盐离子浓度的回升。由于停止摄糖，产酸会逐渐减少，直至停止。牙菌斑本身对酸具有缓冲作用，研究发现，牙菌斑细菌胞壁有机大分子可以结合 H^+，是主要的缓冲成分。牙菌斑中结合型无定形钙磷酸盐可与 H^+ 结合，消耗酸，同时释放游离的钙、磷离子。钙离子的释放可在一定程度上抵抗饱和度的下降。临床流行病学结果显示，牙菌斑钙、磷和氟含量高的个体患龋率低。

唾液的机械冲刷和化学缓冲及中和因素对牙菌斑中酸的清除和饱和度的回升也发挥作用。生理状态的唾液流率可部分冲刷牙菌斑中的酸。临床上，全身疾病或其他因素造成的唾液流率低下可使患者龋易感性大大增加。唾液中存在磷酸盐和碳酸盐两大缓冲体系，碳酸盐缓冲系统在刺激性唾液中含量明显升高，起到了主要的缓冲作用。唾液中的碱性底物（如尿素和精氨

酸）可进入牙菌斑中，分解产氨、中和酸。唾液中还有一些浓度较低的蛋白质大分子带有 H^+ 的结合位点，起中和酸的作用。这些因素的共同作用使牙菌斑酸被消耗，牙菌斑 pH 回升达临界 pH 以上。产酸过程消耗矿物盐离子，造成这些离子在唾液和牙菌斑液之间的浓度梯度，唾液中的离子向牙菌斑液扩散，可增加牙菌斑液的饱和度。牙菌斑液由不饱和状态转变为饱和或过饱和状态，脱矿停止，再矿化发生。临床上可见头颈部肿瘤患者术后放疗后，因唾液腺受损、唾液量急剧减少而导致的猛性龋。研究发现，患者牙菌斑中乳酸的滞留时间明显延长，说明唾液对酸的清除能力大大下降。

　　由此可见，口腔内每一次摄糖都会造成牙菌斑内一次脱矿和再矿化过程的交替。多次摄糖会引发脱矿和再矿化过程的循环。如果摄糖脱矿过程造成的牙齿矿物丧失都能被随后的再矿化过程所修复，就没有龋的发生（图 5-9）。相反，当摄糖频率很高时，每次摄糖造成的 pH 下降更加明显，恢复至原来水平更加困难，意味着脱矿过程长于再矿化过程，最终脱矿过程占据优势，不能被再矿化所修复，牙齿矿物丧失，经过长时间的累积，最终龋齿形成（图 5-10）。

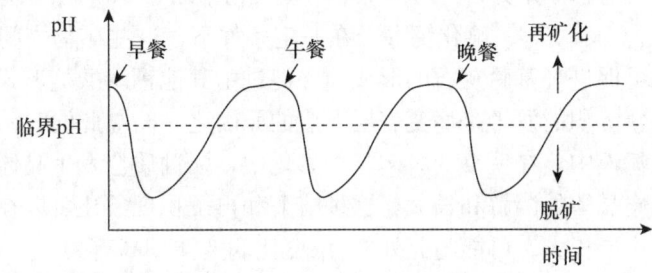

图 5-9　正常情况下多次进食摄糖时脱矿与再矿化处于平衡状态，无龋发生

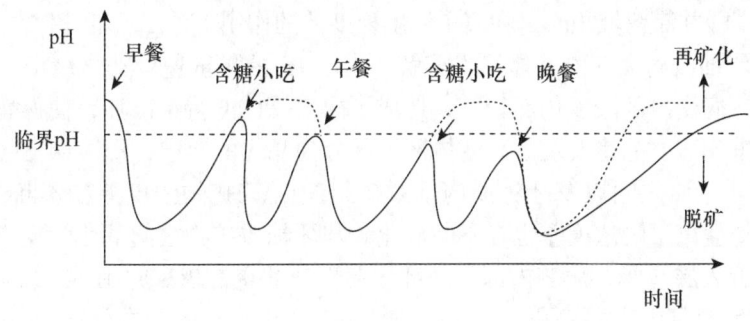

图 5-10　摄糖频率很高的情况下，多次进食摄糖时脱矿增加，再矿化减少，龋形成

　　对龋动力学过程的理解是实施临床防龋措施的基础。抑制脱矿、促进再矿化是防龋的关键。使用含氟牙膏刷牙是简便易行的防龋措施，因为氟化物正是从矿物溶解和再沉积的热力动力学方面干扰了脱矿和再矿化的过程。另外，减少糖的摄入频率和糖在口内停留的时间可以减少产酸；食糖后咀嚼无糖口香糖增加唾液流率可以加速酸的清除；使用含有尿素和精氨酸碱性底物的制剂可以中和酸；应用含有钙、磷和氟的制剂可以增加饱和度，促进再矿化过程的发生。这些措施都是切实可行的科学防龋方法。

四、早期龋与龋洞的形成

　　如上所述，牙菌斑内脱矿与再矿化过程的循环引发和影响着牙齿病变内的化学变化。由于牙釉质中的无机矿物成分占据了其重量的 95% 以上，因此，龋损过程基本是一个无机矿物在酸性不饱和状态下的化学溶解过程。以解剖表面的破坏程度为标准，可以将牙釉质龋分为牙釉质早期龋和龋洞形成两个阶段。牙釉质早期龋矿物盐的溶解脱矿是主要的化学反应，还包括了离子扩散和矿物再沉积的化学过程，形成独特的表层下脱矿组织病理学表现，临床上表现为白垩斑。牙釉质早期龋的形成源于牙菌斑内摄糖时产生大量有机酸，打破了牙釉质表面最外层晶体矿物与牙菌斑液之间的化学平衡，局部晶体发生溶解。研究发现，牙釉质表面结构存在微孔薄弱部位，使 H^+ 易于侵入。牙釉质表面晶体的溶解进一步打开了 H^+ 向牙釉质内扩散的通道，H^+ 在浓度梯度的作用下，未解离酸乳酸和 H^+ 向釉基质扩散，造成牙釉质表面深层晶体的溶解。研究认为，溶解首先发生于晶体结构异常部位，以及碳酸根和镁含量高或氟含量低的晶格薄弱位点，晶体局部溶解，组成牙齿矿物的主要离子成分 Ca^{2+}、PO_4^{3+}、OH^-，以及其他微量元素 F^-、CO_3^{2-}、Na^+、Cl^-、Mg^{2+} 等离子溶出。由于牙菌斑胶质薄膜的存在，使得这些离子不能很快向牙菌斑内扩散，从而导致晶体周围局部液体环境中离子浓度升高。不易溶解的钙磷酸盐会优先沉积形成，即在原来部分溶解的晶体表面又会有含高氟和低碳酸根的矿物形成，如形成氟化磷灰石（fluorided apatite，FAP）和含氟羟基磷灰石（fluoride hydroxyapatite，FHA）。另外，在离子扩散过程中，依据局部溶液 pH 和离子浓度的变化，会形成多种矿物的重新沉积，如磷酸氢钙（DCPD）、氟化羟基磷灰石（FHA）、磷酸八钙 OCP [$Ca_8H_2(PO_4)_6$]、钙镁磷灰石 [TCMP：$(Ca，Mg)_3(PO_4)_2$]、氟化钙等。在一定条件下，这些矿物之间会发生转化。溶解过程释放出的氟离子可促进羟基磷灰石的形成，并促进由其他钙磷酸盐形式向羟基磷灰石的转化过程。这种矿物重新沉积的发生是病变表层形成的原因之一。与此同时，一部分钙、磷离子会扩散进入牙菌斑和唾液中。在反复的脱矿与再矿化中，牙釉质会发生晶体的改建。透射电镜观察证明了病变表层中晶体的溶解和长大。这种溶解和再沉积现象还可以在病变前沿的暗层观察到，表现为晶体变小或长大，可能与此处 H^+ 浓度比病变体部高有关。

牙齿-牙菌斑液界面化学条件的改变是龋发生的前提，牙面牙菌斑液与牙釉质病变内的液体离子交换决定了病变的进展。研究认为，牙面牙菌斑液与牙釉质病变内的液体交换是很缓慢的。当牙菌斑中持续产酸并滞留堆积时，在离子浓度梯度差的作用下，H^+ 不断解离并向牙釉质内部扩散，造成深部牙釉质病变前沿晶体发生溶解。由于 H^+ 的扩散速度非常缓慢，当牙齿外部环境中产酸停止时，病变内部酸度仍然很高，造成了内部晶体的持续破坏，使得病变体部溶解持续发生，脱矿严重。透射电镜发现，病变体部大部分为晶体的溶解，即表层下脱矿更加严重。

在牙菌斑与牙釉质之间以及牙釉质内部脱矿组织内，H^+ 的浓度差在不断变化，使得钙、磷和氟等其他矿物盐离子的浓度差也在不断变化，与牙釉质矿物之间的化学反应由平衡到不平衡到再平衡。随着表层增厚，病变内部与外部牙菌斑液的交换越来越困难，脱矿内部的 pH 会变得很稳定。当牙菌斑中产酸停止，H^+ 被缓冲，pH 升高时，病变内部低 pH 状态仍在持续。牙菌斑内矿物盐离子更难向深部渗透发生再矿化而修复脱矿。

由此，牙菌斑中每一次产酸都使得牙釉质深部 H^+ 的增加和脱矿的加重比表层更严重。牙菌斑内产酸停止再矿化过程发生时，矿物盐会在表层沉积，修复脱矿，使得表层矿物含量高于病变体部，形成看似完整的表层。化学分析结果表明，表层钙、磷含量虽然高于表层下区，但低于正常牙釉质。另外，表层在显微结构、机械强度上都不同于正常牙釉质。扫描电镜观察，早期龋牙釉质表面灶状孔洞和不规则孔洞增加，甚至融合形成微洞。透射电镜观察到脱矿是弥散的，涉及釉柱内部和柱间质，特别是柱间质部位，晶体明显，有再结晶或再矿化表现。

因此，牙釉质早期龋以表层下脱矿为特征，表现为解剖表面完整，矿物丧失主要来自表层以下。如果此时去除或控制了病原，脱矿的部分可从外界（如唾液中）重新获取矿物离子，新矿物在脱矿区域沉积，再矿化发生，病变有可能逆转（reversal）。早期龋进一步发展，脱矿加重，在外力的作用下，牙体组织崩溃，形成龋洞。而当龋损破坏了牙釉质表面，病变进入龋洞阶段，就无法逆转，只有靠人工材料修补了。

牙本质和牙骨质中的有机成分占重量的 20%，其中的胶原纤维形成了牙本质和牙骨质的支架。龋损早期也是先有矿物盐的溶解，其后在细菌所产生的蛋白水解酶的作用下，脱矿的胶原成分降解，从而形成龋洞。同样，如果致龋病原得以控制，脱矿中止，外界的矿物可以促进保留有胶原支架的脱矿牙本质或牙骨质再矿化。但是成洞的缺损部分只能靠人工材料修复。

牙冠窝沟下方的牙釉质层有时很薄或者缺如，龋损可以沿着釉牙本质界扩展，首先破坏牙本质，形成所谓潜行性龋或隐匿龋。当牙本质破坏到一定程度时，牙釉质失去支持，可以在咬合力的作用下崩溃，显现龋洞。

五、龋形成的多因素特征

龋是一种多因素细菌性疾病，牙菌斑细菌、食物（糖）和易感的宿主是龋形成的先决条件。牙菌斑以及产酸、耐酸菌的存在是致龋微环境和产酸的主体，而饮食中的单糖和双糖等可酵解糖类是必不可少的产酸底物。牙齿的组成成分、形态、所处位置和部位不同会导致对龋的易感性不同，而且宿主唾液的分泌量、唾液的组成成分及其缓冲能力，以及机体的全身健康状况也会影响龋的发生。此外，龋的发生还包括影响这三个主要因素相互作用的其他因素（图5-11），包括：①口腔保健行为可以影响牙菌斑和致龋菌的存留，如刷牙、使用牙线可以减少滞留在牙面的牙菌斑；氟化物的应用具有抑制脱矿和促进再矿化作用，干预龋形成的动力学过程；咀嚼无糖口香糖可以减少细菌和刺激唾液分泌。而口腔保健的实施又受教育程度和经济发展条件的影响。②饮食习惯和生活方式可影响糖的摄入，而且其他饮食成分（如纤维含量、钙）对龋的发生也间接产生影响。③宿主的遗传和发育因素一方面影响牙齿的发育、矿化和排列，进而影响牙菌斑和细菌的组成和滞留；另一方面可能通过影响全身健康状况而改变对龋的易感性，如多种系统性疾病可影响唾液的分泌和成分。

因此，在众多龋的成因中，利于抗龋的因素包括：①实施有效的口腔保健措施，有效控制牙菌斑；②应用氟化物；③控制糖的摄入，减少餐间含糖小吃和饮品；④正常的唾液分泌量、组成成分和缓冲能力；⑤良好的饮食习惯和有助于防龋的饮食，如富含钙、磷和酪蛋白的奶制品，以及含有多酚成分的茶饮品等。而致龋因素则包括菌群失衡、食糖频率增加和唾液功能降低等。这些致龋因素与抗龋因素相互制衡，最终决定龋的发生和发展（图5-12）。作为一种多因素疾病，生理、生物、环境、行为和生活方式等因素都可能影响龋病的发生和发展。因此，龋的预防也应采取综合的预防措施，控制牙菌斑、改善口腔卫生状况、控制食糖频率、应用氟化物和做好窝沟封闭等多项措施并举。

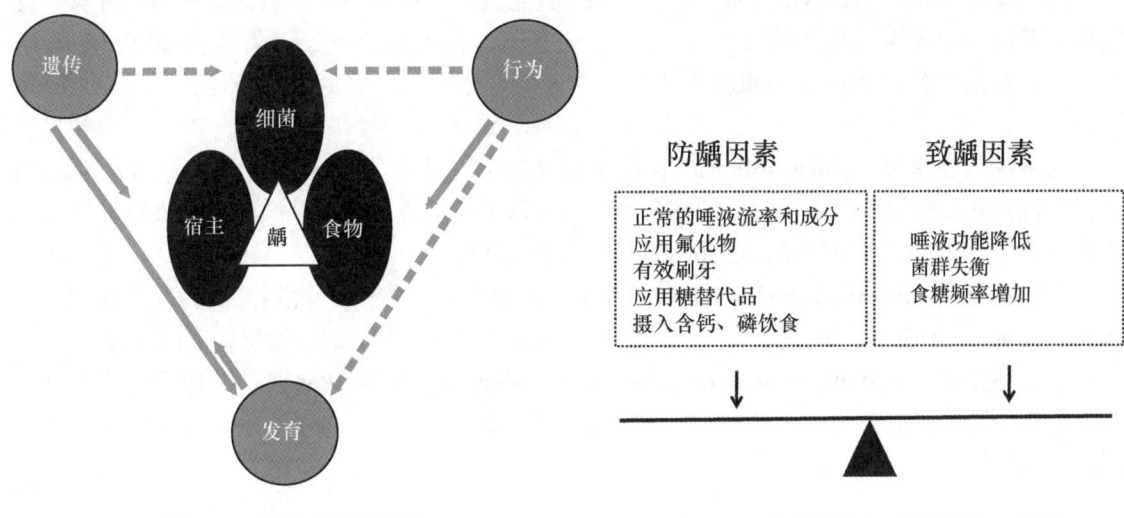

图 5-11　龋的多因素特征　　　　图 5-12　抗龋因素与致龋因素相互抗衡

（王晓灵　高学军　董艳梅）

小 结
Summary

  龋病是一种细菌感染性疾病。致龋菌是附着在牙面上的有致龋能力的细菌。致龋菌有其独特的致龋因子，包括能黏附、定居于牙面，迅速将糖转运入细胞内，并能够代谢糖产酸，具有耐酸性，以及能够合成细胞内和细胞外多糖。与龋病相关的致龋菌主要有变异链球菌、乳杆菌、非变异链球菌族链球菌和放线菌，还有其他一些细菌也参与了龋病的发生和发展过程。

  龋病发病机制可以归纳为：牙硬组织表面吸附唾液蛋白，口腔中的致龋菌借助唾液蛋白膜在牙面定植、繁殖，形成牙菌斑生物膜。牙菌斑中的致龋菌进一步利用口腔摄入的糖类，一方面生成多聚糖，有利于牙菌斑自身的成熟和代谢；另一方面生成乳酸。牙菌斑中一些细菌可以由于乳酸的产生而受到抑制，而致龋菌本身是耐酸的，并能连续产酸，造成局部的液态环境相对于牙齿中羟基磷灰石而言呈现一种过度的不饱和状态，从而导致磷灰石结构溶解，牙齿逐渐成洞。

  牙菌斑和致龋菌是致龋的环境和产酸的主体。饮食中的糖是细菌代谢产酸的底物，为牙菌斑基质形成所必须，其中蔗糖的致龋性最强。牙菌斑中酸的产生导致牙齿脱矿发生，但龋的形成不是单纯的脱矿过程，而是脱矿与再矿化过程不断循环，最终脱矿占据优势，形成表层下脱矿的早期病理特征等一系列反应的动力学过程。牙菌斑及致龋菌、糖、牙齿的易感特征和唾液的缓冲与清除作用是龋发生的核心因素，其他多种因素也可通过影响核心因素对龋的发生产生作用。只要充分认识龋病的发病机制，针对关键环节采取有针对性的措施，就可能预防龋的发生或阻止其进展。

名词术语
Definition and terminology

  葡糖基转移酶（glucosyltransferase，GTF）：是变异链球菌用于合成葡聚糖的固有酶，只能利用蔗糖作为底物，有较强的pH适应性。该酶具有蔗糖酶活性，可将蔗糖裂解成葡萄糖和果糖，葡萄糖分子随后被该酶转移到另一个葡萄糖分子上，多糖链不断延长，最终合成葡聚糖。

  葡聚糖结合蛋白（glucan-binding proteins，Gbps）：是指那些具有葡聚糖结合活性而无葡糖基转移酶活性的蛋白质。葡聚糖结合蛋白的羧基末端具有重复氨基酸序列，该重复序列是葡聚糖的结合区，通过与葡聚糖结合，使细菌黏附到牙面。

  乳酸脱氢酶（lactate dehydrogenase，LDH）：是能催化乳酸和丙酮酸相互转换的糖酵解酶。在无氧酵解时，催化丙酮酸接受由3-磷酸甘油醛脱氢酶形成的NADH的氢，形成乳酸。

  质子移位酶（proton-translocating membrane ATPase，H^+-ATPase）：表达不受外界环境调节，作为跨膜蛋白，可通过消耗ATP将H^+泵回细胞外，以维持细胞内外的pH梯度，使细菌具有耐酸性。

（高学军　王晓灵　董艳梅　郭丽宏　庄　姮）

第六章 龋病病理学
Pathology of dental caries

第一节 龋病的形态学研究方法
Histologic methods for dental caries research

大部分龋病形态学研究方法是围绕着对牙釉质龋的研究建立起来的，这是基于牙釉质龋在龋病中的重要地位。牙釉质是机体中矿化程度最高的硬组织，牙釉质龋病变主要是脱矿过程，因而对牙釉质龋的组织病理学研究需要比较特殊的方法，一般均通过制作牙磨片，用透射光显微镜或偏光显微镜、显微放射摄影等进行观察。此外，还可通过特殊的样品制备技术，应用电子显微镜、电子显微分析探针等进行超微水平上的定性和定量研究。

一、龋病标本制作方法

龋病是牙体硬组织的病变，如不进行脱钙处理，不可能用一般的切片机将病变标本切成厚度仅为数微米的切片，而脱钙以后，几乎会失去全部牙釉质结构。因此，龋病标本一般需制作磨片。如果没有硬组织切片机，可用手工磨制的方法。手工磨制的方法很费时，可以先用电动打磨机，安装上金刚砂片，将患牙标本按一定方向片切为厚度为1 mm左右的厚切片，切片方向一定要通过病变区。这样，一颗龋坏牙有可能磨成2张以上的磨片。厚切片在不同粒度的磨石或水砂纸上沾水磨制，最终厚度一般为$50\sim150\mu m$，最薄者可磨到$30\mu m$左右，再薄的标本可能在操作中碎裂。标本磨制完成后，用清水漂洗干净，然后在梯度乙醇中脱水，再放入二甲苯内浸泡一夜，最后用胶和盖玻片封固于载玻片上。制好的磨片可以分别用透射光显微镜、偏光显微镜或显微放射摄影等进行观察。

在观察牙本质龋或牙骨质龋标本时，由于这两种牙硬组织中含有较多的有机物，脱钙后仍可保持原有的结构，因此，也可以先进行脱钙，然后用常规方法制作石蜡包埋、苏木精-伊红染色（HE染色）的组织学切片进行观察。应该注意，脱钙的切片与磨片在显示龋的组织形态改变方面各有特点，如牙本质龋的透明层只能在磨片中观察，而细菌侵入层在染色后的切片中更加清晰。

使用扫描电子显微镜（scanning electron microscope，SEM）可以观察到牙釉质表面龋损的形态，也可以将龋坏牙的标本通过病变中心剖开，观察剖面上显示的病变，其标本制作比较简单、省时。如果用透射电子显微镜（transmission electron microscope，TEM）观察龋病标本，特别是牙釉质龋，必须制作超薄切片，现在一般使用氩离子减薄法，具体的标本制作方法不予详细介绍。

二、透射光显微镜

透射光显微镜（transmitted light microscope）是常规用于观察龋病组织学改变的工具。磨片一般不进行染色，龋损区牙釉质因脱矿而发生透光性的改变，光镜下可观察病变的范围、深度、形态和轮廓，但早期龋损常与牙釉质表层的色素沉积、轻度的氟斑等难以区分，尤其是点隙窝沟处的形态改变，有时很难判断是否存在龋造成的脱矿。

三、偏光显微镜

牙釉质晶体被破坏后，其透光性会发生改变。用透射光显微镜进行观察，进入标本的光线属于自然光，由各个方向振动的横波组成；而在偏光显微镜（polarization microscope）下，进入标本的光线是单一方向振动的波，称为偏振光。偏振光通过晶体时发生的折射现象不会受到不同方向振动光线的干扰，易于进行观察和测量，因此，偏光显微镜是研究牙釉质龋组织学改变的重要工具。

在光学上，将透光物质分为两种，一种称为各向同性物质，如气体、玻璃、各种溶液等，当光线进入这些物质时，只产生一束折射光；另一种称为各向异性物质，如矿物中的方解石、磷灰石等，以及生物组织中的牙釉质、胶原、角蛋白等。晶体是各向异性物质的典型代表，当一束光入射到晶体表面而发生折射时，在晶体中一般有两束折射光，这种现象称为双折射（birefringence）。如果光束足够细且晶体足够厚，则从晶体射出来的两束光可以完全分开。透过方解石观察纸上的字，会看到一个字有两个重影，这就是由两束折射光所形成的两个像。如果改变入射光束的方向，发现两束光分开的程度会发生变化，说明晶体的双折射性质随方向变化，表现出各向异性。在两束折射光中，有一束遵从折射定律，称为常光；另一束不遵从折射定律，称为非常光。用非寻常折射率（extraordinary refractive index）减去寻常折射率（ordinary refractive index），则为一种物质的双折射率。对羟基磷灰石晶体来说，其双折射率为－0.005，也就是说，羟基磷灰石的双折射为负性。正常牙釉质也是负性双折射，而胶原和角蛋白则是正性双折射。

牙釉质龋发生后，病变区牙釉质晶体被破坏而产生大量孔隙，外源物质渗入其中后，使牙釉质的折光性发生变化。在龋病研究中，用折射率不同的介质浸渍龋损标本，将在偏光显微镜下观察到不同的双折射影像。通过对双折射的测量，可以计算出龋损区的孔隙率（porosity），也就是孔隙体积占总体积的百分数，这是反映牙釉质中晶体溶解程度的重要指标。

四、显微放射摄影

显微放射照相仪的工作原理与一般 X 线机相同。由于它的工作电压较低，产生的 X 线的穿透力也较弱。在龋病研究中，常用于观察病变区的脱矿情况，如结合测微光度计（microdensitometer）测量可计算出各层病变的脱矿程度。显微放射摄影（microradiography）技术以及临床应用的 X 线检查都是根据牙硬组织对 X 线的阻射情况对脱矿程度进行直接观察和评估。但是，由于牙釉质几乎完全由矿物质构成，矿物质丢失往往要达到较大的量才能通过 X 线检查显示。有时在临床上已可查见牙釉质脱矿，但在 X 线片上仍不能显示。近几年，定量显微摄影技术有了很大的改善，但用于测量牙釉质矿化程度的微小变化仍不如测量孔隙率的方法（如偏光显微镜）敏感。

五、电子显微镜

现在通用的电子显微镜有两种，一种是扫描电子显微镜，简称扫描电镜，是一种研究物质表面细微结构的工具，它的发明为研究龋病病变组织的表面变化提供了有利条件。如将病变标本剖开，也可观察到内部形态的变化。在扫描电镜下观察的形态具有立体效果，而且供扫描电镜观察的标本制作技术简单，不需将标本制成超薄切片，因而其应用范围很广泛。还有一种是透射电子显微镜（简称透射电镜），用于观察物质的内部结构，必须将标本制成超薄切片。

上述两种电子显微镜现在已有分辨率很高的产品问世。用高分辨电子显微镜观察，可以见到病变组织内晶体破坏的情况。有些扫描电镜还装有电子探针，可以分析标本内的物质和元素含量。

人们希望能用超微结构技术帮助解释光学显微镜研究所遇到的一些问题。然而，目前这方面进展缓慢，主要是由于硬组织超薄切片的制作技术存在一定困难。在透射光显微镜或偏光显微镜下观察到的牙釉质龋的组织病理变化有时很难与透射电镜下观察到的病变相联系。因为在透射电镜下观察的病变区域很局限，诸如釉柱边缘、柱间釉质、釉柱横纹、生长线等结构，在透射电镜下，由于放大倍数过高，很难辨认。这些问题都有待随着电子显微镜技术的发展而逐步解决。

第二节　牙釉质龋
Enamel caries

牙釉质龋（enamel caries）是指发生在牙釉质内的龋。牙冠表面一般都覆盖着一层牙釉质，大多数龋是从牙釉质龋开始发生的。牙釉质是全身最硬、最致密的组织，几乎全由矿物质构成，有机物含量极少，是对抗细菌侵蚀进攻的强大屏障，一旦牙釉质被破坏，龋在牙本质中的进展非常快，并引起牙髓-牙本质复合体的生物学反应，因此牙釉质龋在龋病的诊断、治疗和预防中占有重要地位。

虽然牙釉质内晶体排列非常紧密，但仍存在微小的晶体间隙，其中充满水和有机物，形成物质扩散的通道，在某些组织结构处，这些晶体间隙更加明显，如牙釉质生长线、釉柱横纹、釉柱和柱间釉质交界处等。因此，牙釉质有一定的渗透性，允许牙菌斑代谢产生的酸向组织深处扩散，造成晶体溶解和牙釉质孔隙率增加，进而形成一系列牙釉质龋特有的组织学改变。

牙釉质是无细胞的特殊组织，龋对牙釉质的破坏作用主要是细菌产酸造成局部矿物晶体的化学溶解。从某种意义上来说，龋进展的生物学过程发生于致龋性牙菌斑中，细菌在其中进行大量代谢活动，其代谢产物——酸造成牙硬组织的脱矿，因此可以说，龋的组织学表现是牙菌斑长期代谢活动的累积结果，可能是经过数月、数年甚至数十年形成的，很难反映出龋发生、发展的具体过程和目前龋的活动状态。

牙菌斑附着是牙萌出到口腔环境以后的自然过程，牙菌斑的代谢活动使牙釉质表面的磷灰石晶体一直处于动态变化之中，脱矿与再矿化的过程反复交替，一日之中就会发生多次，只不过这些改变大多数非常轻微，往往处于超微结构或纳米水平。因此，临床健康的牙釉质并非从未发生过脱矿，也不是只要出现脱矿就代表着龋的发生，只有当脱矿与再矿化这一交替过程的累积结果是脱矿大于再矿化，发生矿物质的净丧失，牙釉质中孔隙率的增加达到一定程度，形成临床上肉眼可见的透光性改变，我们才说发生了龋。

尽管牙釉质龋的组织破坏都是从牙菌斑下方开始的，但是由于局部解剖形态和釉柱排列方向的不同，发生于平滑面上与𬌗面窝沟处的牙釉质龋，在病变进展方式及病变形态方面略有不同。一直以来，对平滑面的早期牙釉质龋研究较多，这是因为这些部位不受窝沟等特殊解剖结构的影响，病变形态较为单纯。

一、平滑面龋

（一）常见部位

口腔环境中的任何牙、任何牙面只要允许牙菌斑滞留足够的时间，都可能发生龋。相对于殆面的窝沟来说，牙菌斑不易附着于平滑面，平滑面龋（smooth surface caries）常发生于牙的邻面、相邻牙接触点的近根端，也可见于唇舌面外形高点的近根端、靠近龈缘处，以及牙列中最后一颗牙的远中面。

（二）大体观察

牙釉质龋最早的临床表现是牙釉质透光性的改变，只有在清洁、干燥后的牙面上才可见，呈白垩色不透明区，暗淡无光泽，此时牙釉质表面的完整性及其质地尚无明显改变，又称为白色龋斑（white spot）。这种白垩色改变主要由于病变区牙釉质（折射率为1.62）的孔隙率增加，其中充满空气（折射率为1.0），导致透光性下降。若牙面湿润，孔隙中充满水，由于水的折射率（1.33）与羟基磷灰石晶体更接近，白垩色不透明的表现会变得不明显。病变区的外形反映了致龋性牙菌斑在牙面上生长和滞留的区域，如邻面接触点下方常见肾形的病变，病变牙龈侧边缘的形状与龈缘一致，有的还向颊侧和唇侧延伸，形成沿龈缘分布的白垩色带。时间稍长，由于牙釉质孔隙中渗入和吸附了饮食中的色素，则可变为褐色或黑色。当病变进一步发展，表面结构被侵蚀破坏，超微结构上已出现微小的洞，探针轻轻划过时有粗涩感，质地稍变软。此时牙釉质透光性进一步下降，同时因表面不光滑，更多的光线被散射，白垩色更加明显，甚至牙面湿润时也可观察到。病变如果一直保持活跃进展，孔隙率增加的晶体结构最终不能承受机械外力而崩塌，形成肉眼可见的龋洞。也有部分病变可因环境因素的改变（如邻牙拔除、清除牙菌斑等）而进入静止状态，长期非活动性病损可因吸附外源性色素而改变颜色，呈棕色或褐色，其变色的程度取决于病变经历的时间，因此褐色龋斑通常被认为是慢性进展性龋或静止龋。

（三）光镜观察

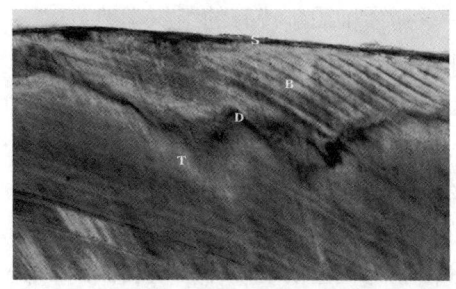

图 6-1　牙釉质早期平滑面龋磨片
可见透明层（T）、暗层（D）、病损体部（B）及表层（S）

光镜观察早期尚未形成龋洞的牙釉质龋纵断磨片，典型病变呈三角形，三角形的基底部向着牙釉质表面，顶部向着釉牙本质界。由于经历了脱矿与再矿化的反复交替过程，病变区牙釉质通常会有一系列透光性的改变，可有如下表现。①纹理明显：即病变区的釉柱交界处、釉柱横纹和牙釉质生长线变得明显；②色素沉着：一般是棕黄色色素，可能来自于食物或细菌代谢产物；③浑浊：病变区颜色暗黑，结构模糊不清；④透明：病变区纹理消失，透光性强，变得均匀、透明。这些改变在病变区常呈有规律的分布，因此在光镜下可由里向外分为如下4层结构（图6-1）。

1. 透明层（translucent zone）　位于病损的前沿，与正常牙釉质相连，是最早可见的组织学改变，以加拿大树胶浸封磨片时呈均匀、透明状，其宽度可为 $5\sim 100\mu m$。由于该处牙釉质晶体开始脱矿，晶体间隙增大，尤其是牙釉质生长线、釉柱横纹、釉柱和柱间釉质交界处等晶体排列相对疏松、有机物较多的区域，是 H^+ 扩散的主要通道，孔隙的增加更加明显。树胶大分子足以进入这些孔隙，由于树胶的折射率为1.52，与牙釉质羟基磷灰石晶体的折射率（1.62）接近，故在光镜下原有的组织学纹理变得不明显，呈均质透明状。若在偏光显微镜下观察，此层结构呈负双折射。据测算，该层孔隙率稍大于1%，而在正常牙釉质中孔隙容积只占0.1%。显微放射摄影也证实透明层存在脱矿。

2. 暗层（dark zone） 紧接于透明层的浅面，透光度差，呈暗褐色，结构混浊、模糊不清。在偏光显微镜下观察，该层呈正双折射，其孔隙率增加，为2%～4%。在这些孔隙中，有些较透明层中者大，有些则较小。由于一些小的孔隙不能使树胶大分子进入，而为空气占据，又因空气的折射率与羟基磷灰石晶体的折射率相差较大，当光线入射至此层后，产生了更多的散射，很多光线不能穿透，故使暗层表现为昏暗一片、结构混浊而模糊。研究表明，这些较小的微孔大多数是因为再矿化而形成的。

3. 病损体部（body of the lesion） 是病变区范围最广的一层，从表层下一直延伸到靠近暗层。在透射光显微镜下观察，其透光度类似正常牙釉质，釉柱、生长线和釉柱横纹等纹理较为清晰。在偏光显微镜下观察呈正双折射，该层孔隙率在边缘区较小，约为5%，而在中心区则增加到25%甚至更多。在病损体部，由于脱矿形成的晶体孔隙普遍较大，树胶分子能够进入，故该层较为透明。对于纹理清晰的现象，目前尚无令人信服的解释，推测这些部位有机物和水含量高，是与外界物质交换的通路，脱矿与再矿化均较活跃，可能因再矿化形成了较多微孔。

4. 表层（surface zone） 是龋损区表面相对完整的一层，一般厚为20～50μm，在透射光显微镜下不易分辨，在偏光显微镜下呈现负双折射，其孔隙率小于5%。在深层的病损体部衬托下呈现放射线阻射像。该层相对于病损体部的矿化程度要高，但仍有1%～10%的脱矿。

以上这些区域不应被视为独立的实体，而是龋进展的动态过程：最早的表现是表层下出现透明层，此时临床及X线均不能发现病变；随着脱矿范围向深层及周围扩展，透明层增大；脱矿程度进一步增加，中心区域转变为病损体部；牙釉质表面因再矿化而相对完整，此时临床上表现为白色龋斑；病损体部前沿区域有再矿化现象，出现暗层；病损体部被外源性色素着色，临床上表现为棕色龋斑；脱矿的范围及深度继续扩大，作为进展前沿的透明层可移动到近釉牙本质界，这时病损体部中心的晶体溶解程度严重到不再能承受外力，局部釉柱崩解，形成龋洞。

应该指出的是，以上各层并不一定在每一个牙釉质龋病变中都同时出现。龋损的组织学表现是牙菌斑长期代谢活动的反映，受病变的形成速度、发展阶段、特别是脱矿和再矿化交替过程的影响。所有发展到白色龋斑阶段的病变都主要由病损体部组成。代表病变活跃进展的透明层出现率约为50%，说明很多病变不会一直保持活跃。暗层比透明层更多见，出现率为85%～90%。暗层代表了反复脱矿和再矿化的过程，口腔内存在时间很长的龋损往往有很大面积的暗层，多为缓慢进展的病变或静止龋。表层的出现率也较高，达到90%，甚至在肉眼可见的龋洞形成之后，牙菌斑与洞底或洞壁的牙釉质交界处仍存在矿化程度较高的表层，明显的脱矿发生于表层下方，表层因再矿化而接近正常是龋发生过程中的一个特有现象。

以上所说的4层结构需以不同的介质浸渍磨片才能完整地观察到。不同的介质因折射率和分子大小不同而使病变区在偏光显微镜下呈现不同的表现。观察空气干燥的磨片，孔隙率达1%以上的区域，即整个龋损病变区都表现为暗黑色不透光，不能分辨内部脱矿程度的差别。同一磨片浸于水中，可观察到病变中孔隙率大于5%的区域，主要是位于表层下方的病损体部，呈暗黑色不透光，而病变其余部分以及正常牙釉质透光，此时可区分出表层和病损体部。透明层和暗层只有用加拿大树胶等大分子物浸渍磨片时才能观察到。在暗层中，由于孔隙的大小相差较大，较小者不易被树胶等大分子浸入，其间留有空气，如果用分子量较小的水浸渍时，则暗层就看不见了。

（四）显微放射摄影研究

通过显微放射摄影研究早期牙釉质龋，牙釉质中的矿物质丧失表现为对X线的阻射性减弱。可见病损体部呈明显的X线透射区，该透射区可伸入暗层，而在浅面与脱矿较轻而呈X线阻射的表层相分界（图6-2）。理论上，如果致龋因素稳定存在并维持在一个较高的水平，则牙釉质会逐渐出现表层下脱矿，脱矿最明显的区域位于表层下方，向着病变前沿脱矿程度逐渐变轻。但在实际的牙釉质龋损中，致龋因素不断变化，龋病进展和停止交替发生，在龋损内部，矿物质分布非常不规则。有时，在病损体部的深层可见层板样的透射带与阻射带，提示龋损静止期后又继以新的进展期。这种变化常出现在邻面龋损，与接触点不断移位导致的致龋环境改变有关。同理，上述光镜下的组织学分层也不是一成不变的，有时可见病损体部内又出现多个暗层。

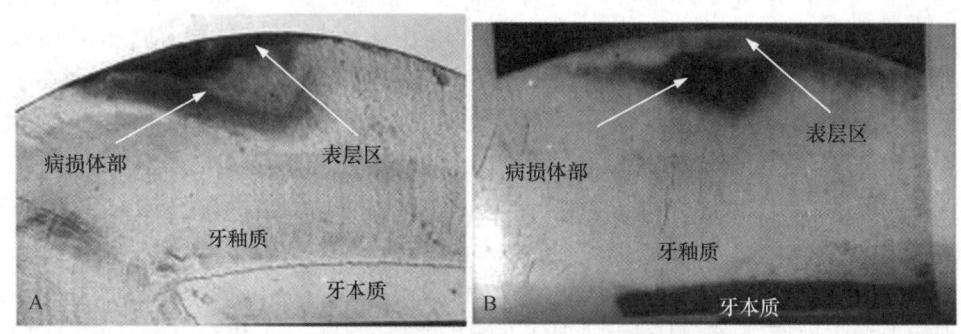

图6-2　早期牙釉质龋磨片的光镜表现及显微放射照片
A. 早期牙釉质龋的光镜下表现；B. 同一病变区的显微放射照片

（五）超微结构变化

牙釉质表面与致龋性牙菌斑的关系最为直接和密切，但是早期牙釉质龋的病理特征却是表层相对完整，以表层下的破坏最为严重。有学者使用扫描电镜观察了龋发生初期牙釉质表面的一系列变化。致龋性牙菌斑堆积1周后，即使仔细吹干，肉眼也不能查见任何改变，但是在扫描电镜下可见明显的牙釉质表面直接溶解的表现，晶体间隙增大，偏光显微镜也显示表层20～100μm的牙釉质孔隙率轻微增加，表明出现了微量脱矿。3～4周后，形成釉面横纹的叠瓦状的牙釉质层有明显的溶解、变薄，甚至消失。托姆斯突凹、灶性孔因周缘和底部晶体溶解而变大、变深、外形不规则。以后，变深的托姆斯突凹相互融合，形成不规则的裂或沟。在有些区域，出现大的折裂，波及两个或更多的釉面横纹，从而形成微小的洞。在这些洞的底部，由于不易受外力摩擦，可见清晰的釉柱横断面蜂窝状结构，以及体现牙釉质分层沉积特点的"台阶"状结构。以上观察说明，在龋损发生的初期，表面牙釉质即发生了某些轻微改变，包括牙釉质组织结构的直接破坏及晶体间隙的增宽，这些改变可能为致龋性牙菌斑的代谢产物进入深层牙釉质提供了通道，也为牙菌斑的附着和滞留提供了更多有利条件。另外，在表面牙釉质因脱矿变软后，咀嚼运动中牙之间的作用力、食物和口腔卫生措施的机械摩擦都可以明显改变龋损表面的显微结构。

使用透射电镜观察早期牙釉质龋，可见釉柱间隙加宽，釉柱内晶体的晶格被部分破坏。仔细观察病变内的晶体变化，可见到两种形式的破坏，一种是中央破坏，一种是周缘破坏。晶体中央溶解是沿着C轴进展的，这是因为磷灰石中的羟基沿着晶体中央的C轴方向成串排列，当羟基被碳酸根取代时，晶体更易溶解。晶体中央破坏较轻时为圆形的透射斑块；破坏严重时出现完全透射的长形孔洞，有时朝一侧开口，使晶体横断面呈发夹状，严重时整个晶体断裂。晶体周缘破坏表现为晶体表面的侵蚀，有时呈底小口大的侵蚀凹，使晶体边缘不规则，最终晶体体积变小，晶体间的空隙增宽。随着晶体溶解加重，牙釉质的孔隙率增加，开始时剩下的晶体还能保持原先的排列方向，以后晶体排列紊乱，呈弥漫破坏，甚至可见扩大的晶体间隙中有细菌侵入。

有学者使用显微切割技术结合电镜观察和测量，研究了光镜下牙釉质龋各层病变中磷灰石晶体的直径，结果显示：正常牙釉质中晶体直径为35～40 nm；透明层晶体直径为25～30 nm；暗层中的晶体可增大到直径为45～100 nm；病损体部晶体直径为10～30 nm；表层晶体直径为40～75 nm。可以看出，透明层和病损体部的晶体均比正常牙釉质中的晶体小，说明酸造成了晶体的溶解，晶体的体积变小，晶体间的空隙加大。暗层和表层的晶体直径变化范围较大，且大于正常牙釉质，提示存在再矿化现象。有学者在病变中观察到一些较大的偏菱形不规则晶体，称之为"龋损晶体"，可能是再矿化所形成的。

（六）对早期牙釉质龋形态学改变发生机制的研究

1. 为什么平滑面牙釉质龋呈三角形？

如前所述，在磨片上，典型的早期平滑面牙釉质龋呈三角形，尖端向内，基底向外。为理解其形态形成的过程，有学者对病变内部不同区域的牙釉质孔隙率做了一系列测量。从病变最深处一点到牙釉质表面沿釉柱方向画一条线，被称为中心导线（central traverse）。测量与中心导线垂直的不同断面中的牙釉质孔隙率，无论病变深度如何，同一断面上孔隙率最大的部位也就是脱矿最严重的部位，总是在中心导线上。这是因为在牙釉质龋的内部，导致脱矿的酸主要沿釉柱方向向深层扩散。沿每一条釉柱进展的龋，可以理解为一个独立病变，相邻釉柱的病变可能处于不同时期，而中心导线处的病变是最早发生、最深、进展最前端的病变，对应着表面牙菌斑最成熟、代谢最活跃的部位（图6-3）。对表层厚度的测量显示，病变越深的地方，表层也越厚。表层在病变边缘区的厚度小于其在病变中心区的厚度，提示病变边缘区龋损开始得较晚，其进展较病变中心区滞后。从三维空间上看，龋损整体应是圆锥状的，其侧向范围的扩大首先发生在牙釉质表面，也就是由于牙菌斑的生长和不断成熟，造成了新的表面溶解，并依次向深层进展。因此，龋损在磨片上的三角形轮廓是由于牙釉质表面牙菌斑生长及产酸的不同步性及龋损沿着釉柱方向进展的特性造成的，病变的形状完全反映了表面牙菌斑的代谢情况。

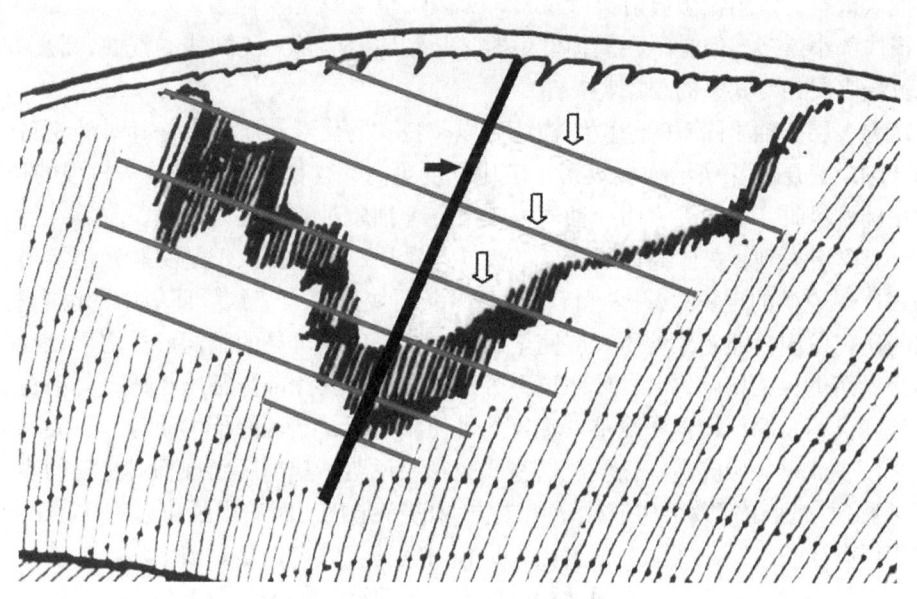

图6-3　早期平滑面牙釉质龋典型三角形损害形成原理的示意图
实心箭头指示中心导线；空心箭头指示与釉柱垂直、沿龋进展方向由浅至深的不同断面

实际上，根据对许多牙釉质龋标本的镜下形态观察，这种典型的三角形损害并不多见。由于龋的发病和进展受到很多因素的影响，如致龋因子的破坏力大小、破坏的范围和时间、发病过程中口腔和牙面环境的变化（口腔卫生措施的强度和频率、相邻牙的脱落等），在镜下可出现范围不等、深浅不同、形态各异的损害。在体外致龋试验中，用乳酸化的羟乙基纤维素诱导龋损，组织学观察见病变的前沿与牙面平行，与自然龋中的深浅不一的病变前沿明显不同。该结果表明，在人工龋中，牙釉质表面所受到的酸攻击是均匀同步的；而在口腔环境中，牙菌斑受位置、唾液、口腔卫生措施等因素的影响，其致龋力的形成是不同步的。

2. 暗层中的微孔为什么比透明层中的还小？

当早期的研究者在光学显微镜下观察到暗层时，普遍认为这是透明层进一步脱矿所产生的破坏区。显微放射摄影观察，见病变的透射区一直延伸至暗层，说明该层确实发生了脱矿；暗层的孔隙率为2%～4%，比透明层中的孔隙率大，说明暗层比透明层脱矿严重。但实际上暗层中的微孔直径却比透明层中的还小，这一现象一度很难解释。

对自然龋的观察发现，在进展较慢或不活跃的龋损内，经常可见较宽的暗层。经透射电镜观察，暗层内的一些晶体直径达45～100 nm，比正常牙釉质中的晶体大，提示有再矿化现象的发生。在牙釉质龋再矿化实验中，若将自然龋或人工龋标本在体外置入唾液或合成矿化液中，经过一段时间，可见整个病损的孔隙率减小，磨片中暗层显著增宽，占据了部分病损体部原有的区域；在原来没有暗层的龋损中，实验后可在透明层和病损体部之间出现暗层，可能是部分病损体部转变成暗层。这些结果表明，暗层的形成是由于脱矿的同时又有再矿化，原有的一些较大的孔隙经再矿化而发生"闭锁"，孔径变小，成为阻挡树胶分子进入的"分子筛"。

从暗层内发生的变化可以看出，牙釉质龋的发展过程是脱矿与再矿化相互交替的动态过程，而不是简单的连续溶解。也有人根据上述结果提出暗层并不是紧随透明层发生的牙釉质破坏的第二阶段，而是已有严重脱矿的病损体部因再矿化而发生的改变。

3. 为什么表层相对完整？

早期牙釉质龋的重要特征之一是脱矿主要发生于表面下层，其上有一层相对完整的表层，即表层下脱矿（subsurface demineralization）。在偏光显微镜下观察，这一区域与正常牙釉质一样，呈负性双折射；使用显微放射摄影观察，见表层呈X线相对阻射；该层的孔隙率为5%左右，比病损体部小得多。但是，在龋损发生时，牙釉质表层首先受到酸的侵蚀，脱矿理应更严重，如何解释表层相对完整的现象呢？

有人认为表层牙釉质固有的超微结构特点以及特殊的化学性质可能是其对龋相对耐受的原因。比如牙釉质表层比深层结构更致密，矿化程度更高，含氟量更高，具备较强的抗酸能力；临床应用粘接材料时，若除去表面牙釉质，其下方牙釉质对酸蚀更为敏感。

但是，有学者发现，去除离体牙天然的表层牙釉质，再进行人工龋实验，仍能出现表层相对完整和表层下脱矿的现象；甚至直接将羟基磷灰石块放入人工致龋环境中，也产生了表层。对自然龋的研究发现，即使牙釉质表层完全破坏，甚至肉眼可见的龋洞形成之后，在牙菌斑与牙釉质的交界面也存在高矿化层，牙菌斑下方的牙釉质与其深部牙釉质相比，其微孔数目明显少，破坏程度也不及深部牙釉质严重。不仅牙釉质龋如此，龋坏的牙本质和牙骨质如果暴露于口腔环境中，表面也会形成高矿化层。这些研究结果说明，龋损区出现相对完整的表层并不完全依赖于牙釉质表面在超微结构或化学组成方面的特殊性，而是龋脱矿过程中的一个特有现象，适用于所有牙硬组织。实际上，表层只是相对完整，其中也是有破坏的。如前所述，使用电镜观察，在龋损发生的初期，表面牙釉质即发生了改变，如表面微小结构的溶解、晶体间扩散通道的扩大等，可以说，牙釉质的最表层从一开始就参与了龋病的发展。

但是牙釉质最表面的这一区域为什么在进一步的脱矿中受到保护呢？在人工龋试验中，将离体牙置于酸性的胶体中，使牙釉质缓慢脱矿，前述牙釉质龋的4个层次均可形成，包括看起来完整的表层。目前认为这些胶体物质以类似唾液获得性膜的方式吸附在牙釉质表面，保护表层牙釉质免受侵犯，但酸扩散至下方牙釉质后，产生表层下脱矿，晶体溶解所释放的钙、磷离子，以及口腔环境中来自唾液和牙菌斑中的矿物离子可沉积于表层，使表层矿化程度增高而相对完整。扫描电镜观察到表层晶体直径可大于正常牙釉质晶体直径，也证实表层存在再矿化现象。有人曾对唾液富脯蛋白（proline-rich protein）和富酪蛋白（statherin）在牙釉质脱矿中所起的作用做了研究，发现这两种蛋白质在牙菌斑中大量存在，能稳定牙釉质表面晶体，调节脱矿和再矿化过程。由于它们是大分子物质，不能进入牙釉质深层，稳定作用仅限于表面。而表层总是出现在牙硬组织的最表面，紧邻牙菌斑，提示表层相对受保护现象是一种发生在牙硬组织（固体）和牙菌斑（半流体）界面的动态过程。研究表明，氟浓度对表层的保持和厚度有重要影响。实验中，溶液中氟浓度越高，表层越厚，脱矿程度也越低，而表层下氟浓度没有增加，说明表层完整且矿化程度高时，氟较难进入病损体部。

在早期病变中，完整的表层对阻止病变进一步发展非常重要。体外试验显示，溶液透过表层扩散到釉牙本质界需要几天甚至几周；而表层去除后，溶液在1小时之内就迅速扩散了，说明表层能保护深层牙釉质免受酸蚀，更可以阻挡细菌的入侵。如果龋进展活跃，表层下不断脱矿，脆弱的表层可能因不能承受机械外力而最终崩塌，形成龋洞。虽然成洞后仍可以再形成表层，但龋洞粗糙的内壁更利于致龋性牙菌斑的附着而不易清除，其生态环境使产酸、耐酸、厌氧的致龋性细菌旺盛生长。因此，成洞后病变将很难逆转且加速发展，原来静止或缓慢进展的龋也可能因局部环境的改变而转化为活跃性龋。所以，完整的表层在龋的预防和治疗上有重要意义。临床检查时，应注意保护表层，避免使用探针在白色龋斑表面进行粗暴的刺戳。

4. 牙釉质龋中细菌是否进入牙釉质内部？

牙釉质虽然致密，但仍为多孔的结构，另外还存在釉板、生长线等有机物较多而利于物质扩散的通道，龋导致牙釉质脱矿后，牙釉质孔隙明显增多、增大。经透射电镜观察发现，扩大的晶体间隙中有细菌侵入。但这些分散在组织中的少量细菌对牙釉质的破坏作用微乎其微，远远不及牙釉质表面或龋洞内壁牙菌斑中致龋菌的作用，牙菌斑细菌在适宜的生态环境中进行旺盛的代谢，其代谢产物决定着牙釉质龋病变的发展。因此，只有脱矿达到一定程度而形成龋洞后，细菌才有可能深入洞底形成牙菌斑，并继续破坏内部牙釉质。

5. 静止龋与再矿化是什么关系？

牙菌斑与牙面这一界面始终发生着脱矿与再矿化的反复交替，如果脱矿与再矿化的量一直保持平衡，则龋不会发生；如果脱矿大于再矿化，牙釉质的组织结构会因晶体溶解而逐渐被破坏，形成临床可见的龋。龋发生后，病变可能一直进展，直至牙硬组织全部被破坏；但是临床上也常见静止龋，即龋在某一阶段停止进展，长期处于非活跃状态。静止龋病变区可能存在不同程度的组织缺损，也可以发生白垩色、黑褐色等颜色改变，但其表面的光泽和硬度与正常牙釉质相似。静止龋一般优先选择非手术治疗，可以最大限度地保留牙体组织，因此也是龋病研究的重点之一。

在口内致龋试验中，通过牙菌斑堆积造成早期牙釉质龋，然后开始菌斑控制，3周后牙面就变得硬而光滑，白垩色表现也不再明显；通过扫描电镜跟踪观察这一过程，发现牙釉质重新变得光滑而坚硬，主要是通过刷牙等机械外力的摩擦和抛光，使龋活跃期形成的溶解、软化的牙釉质被去除，而不是由于龋坏组织经再矿化恢复正常。研究者认为，静止龋发生是去除致龋性牙菌斑所致，当牙釉质不再受到酸的攻击，局部pH增高，溶液中的钙、磷等离子处于过饱和状态，就会发生再矿化。因此，阻止龋进展的关键步骤是去除致龋性牙菌斑，而再矿化只是其继发或伴随过程。

再矿化要求磷灰石晶体只是部分脱矿，不可能通过再矿化生成全新的晶体。未形成龋洞前，组织结构的缺损尚不严重，釉柱的大部分晶体网架结构存在，被侵蚀变小的晶体可作为再矿化的成核处，通过钙、磷的沉积恢复原有大小。如果有氟离子参与再矿化，恢复后的牙釉质晶体抗酸性会更强。

研究表明，牙釉质龋所形成的表层是一个扩散屏障，使表层下的病损体部很难摄入矿物质，因此，再矿化主要发生在表层。临床上，静止的早期龋可能长期保持白垩色，可以认为深部的病损体部是一种难以复原的瘢痕样组织，但其表层完整，而且往往因氟磷灰石的形成而比正常牙釉质抗龋性更强，不需要特殊治疗。

二、窝沟龋

窝沟龋（fissure caries）的损害性质与平滑面龋相同，但由于窝沟的解剖形态变异大，窝沟底部的釉柱向釉牙本质界呈放射状排列，故龋的进展有其特殊性。病变大多数起始于𬌗面窝沟，是2个或更多的发育沟交汇的低洼处，因此常累及多个表面。病变常从窝沟倾斜的侧壁开始，沿着釉柱方向向侧方及深部进展，结果也形成锥形的龋损区，但基底部向着釉牙本质界，顶部围绕着窝沟壁。窝沟处是复杂的三维结构，但磨片上只能观察某个断面的形态，所以分别位于两侧沟壁的病变似乎是分离的，当其超过窝沟底部时，则侧壁的病损相互融合，形成口小底大的潜行性龋（undermining caries）。由于窝沟底部的牙釉质较薄，龋损可很快发展至牙本质；而且由于其口小底大的特点，窝沟龋累及的牙本质面积比相同大小的平滑面龋要大得多。

第三节 牙本质龋和牙骨质龋
Dentin caries and cementum caries

一、牙本质龋

（一）基本特点

牙冠部的牙釉质龋进一步往深层发展就会累及牙本质，发生牙本质龋（dentin caries）。在牙颈部的牙釉质牙骨质界附近，牙表面只有薄层牙釉质或牙骨质覆盖，甚至牙本质直接暴露，所以牙颈部的龋损往往很快累及牙本质。

与牙釉质龋一样，牙本质龋也是牙菌斑代谢活动的反映。牙釉质是致密的硬组织，但含有很多微孔，即使是正常的牙釉质，也有一定的渗透性。龋发生后，脱矿造成牙釉质渗透性增加，在龋洞形成前，牙菌斑代谢产生的H^+就可以通过扩大的牙釉质孔隙扩散到牙本质，一方面使牙本质脱矿，另一方面引起牙髓-牙本质复合体的反应性改变。因此，牙本质龋的范围和深度决定于其对应的牙釉质龋的范围和深度，也与牙面致龋性牙菌斑的外形和产酸能力相一致。牙本质龋不会脱离表面牙菌斑自主发展；与牙釉质龋一样，牙菌斑产酸得到控制后，牙本质龋可以停止进展，脱矿的牙本质将成为瘢痕样组织。

牙釉质中无血管、细胞，不能对损伤产生反应，牙釉质龋主要是脱矿与再矿化的化学过程。牙本质是活组织，成牙本质细胞作为牙髓和牙本质共同的细胞，在龋发生的早期就对损害产生积极的防御反应，如形成硬化牙本质和第三期牙本质，从而降低牙本质的渗透性，阻挡酸和细菌的入侵。因此，牙本质龋伴随着机体细胞的防御反应。

牙本质虽然也是一种矿化组织，但其矿化程度远不如牙釉质，含有机物较多，约占重量的20%，主要为胶原。胶原构成牙本质的结构骨架，是牙本质矿化的基础。牙本质中的有机物和矿物质之间有协同作用，与有机物结合的矿物质只能被酸部分溶解，而胶原网架也只有当表面沉积的磷灰石晶体溶解后，才能被酶消化。因此，在牙本质龋发展过程中，除了无机晶体的溶解外，有机物被细菌酶分解破坏也是一个重要的方面。

牙本质重要的组织结构特点是全层均有牙本质小管，渗透性较强，为酸的进入和矿物质的流出提供了通道。除了矿物质含量较少以外，牙本质中的羟基磷灰石晶体比牙釉质中的小得多，晶体表面积的总和也就大得多，为脱矿反应提供了更多的活性表面。

综上所述，与牙釉质相比，牙本质对龋更敏感，发生龋以后也进展更快。但是，活髓牙的牙本质小管中有向外流动的牙本质液，能减慢酸的渗入；小管中的成牙本质细胞突还能发生防御性反应，形成硬化牙本质。所以牙髓一旦坏死，牙本质小管内空虚，渗透性明显增加，牙本质龋会加速发展。

（二）病理表现

牙釉质龋发生后，表面牙菌斑产生的酸沿釉柱方向向深层扩散，随着矿物晶体溶解加重，酸可逐渐到达牙本质，并沿牙本质小管向牙髓方向渗透。龋洞形成前，细菌几乎不能进入牙本质，破坏主要是酸造成的脱矿和软化，可伴有胶原的变性和分解。随着牙釉质因龋坏而崩解，暴露的牙本质与牙菌斑直接接触，脱矿与有机物分解过程加速；部分先驱细菌侵入扩大的牙本质小管，细菌增殖团块使小管变形；牙本质最终因脱矿、有机基质分解及细菌团块增殖占位而组织坏死，结构崩解。观察磨片（图6-4）和组织学切片（图6-5），可见牙本质龋呈三角形，其基底在釉牙本质界，尖指向牙髓。一般可将龋洞形成后牙本质龋的病理改变由病损深部向表面分为4层结构，包括透明层、脱矿层、细菌侵入层和坏死崩解层，在脱矿层和细菌侵入层还常见死区。牙本质未暴露前，仅形成透明层和脱矿层。透明层只能在磨片上观察，而细菌侵入层和坏死崩解层一般在染色的切片上观察更清晰。另外，快速进展的病变常分层不明显。

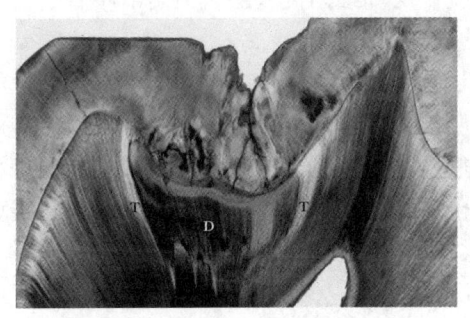

图6-4 牙本质龋1（后牙纵断磨片）
龋洞尚未形成，可见透明层（T）及死区（D），透明层位于脱矿层的深层及两侧

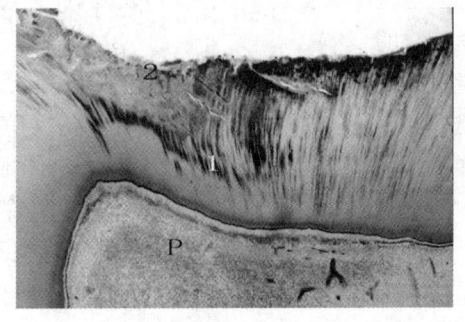

图6-5 牙本质龋2（脱钙后切片，苏木精-伊红染色）
已形成龋洞，可见细菌侵入层（1）和坏死崩解层（2），病变前沿接近髓腔（P）

1. 透明层（translucent zone） 又称硬化牙本质，是龋进展过程中光镜下最早的牙本质改变，呈均质透明状，小管结构不明显。其最先出现的部位与牙釉质龋中孔隙率最大、病变进展最深的区域相对应，也与表面牙菌斑产酸最强的部位相对应，此时光镜下可见的牙釉质病变可能还未到达釉牙本质界。

通过电镜观察，可见此层出现管间牙本质的脱矿，成牙本质细胞突有损伤的表现，小管内有较多的针状或多边形矿物盐沉积，牙本质小管逐渐变窄，甚至完全闭合，所以在光镜下因管内和管外折射率接近一致而呈透明状。研究发现，牙本质小管有两种不同的矿化方式，一种是成牙本质细胞突周间隙首先矿化，然后才发生成牙本质细胞突的钙化；另一种则相反，细胞突起内首先钙化，突周间隙随后钙化。牙本质小管的硬化过程与管周牙本质的形成机制相似，是由成牙本质细胞突完成的，也就是说，该过程是牙髓-牙本质复合体的防御性反应，前提是必须存在有活力的成牙本质细胞，以封闭牙本质小管的方式来阻挡有害物质的进一步侵入。牙本质龋中还经常可见另一种防御反应，即髓腔侧形成第三期牙本质，增加了牙本质的厚度，使成牙本质细胞退到髓腔中远离损害区的部位。

一般认为，透明层属于牙本质龋中的一层，因为这一区域有管间牙本质的脱矿，比正常牙本质软；随着病变进展，闭锁的小管也会发生脱矿，管间和管周牙本质的弥漫性脱矿将使透明层的硬度进一步下降。

透明层中的有机物虽然受到酸的影响，但胶原的交联仍保持完整，可以作为管间牙本质再矿化的支架。如果牙髓保持活力，该区可以进行修复。在进展缓慢的病变中，透明层可以通过再矿化变得坚硬，渗透性降低，成为阻挡酸和毒素的天然屏障。但是，这种由管周牙本质和再矿化的管间牙本质组成的硬化层形成非常缓慢，病变进展快时，可能观察不到明显的透明层。

2. 脱矿层（zone of demineralization） 位于透明层的浅面，是在细菌侵入前，酸已扩散至该区域所引起的脱矿改变。脱矿的牙本质硬度下降，也被称为"革样"牙本质。脱矿层的主要改变是管周和管间牙本质中磷灰石晶体数量减少，而胶原纤维结构基本完好，牙本质小管仍较完整，但由于管周牙本质的溶解导致管径扩大。成熟牙中牙本质小管的管径比球菌略小，一般细菌很难进入，脱矿层的改变为以后细菌的侵入创造了条件。经电镜观察，有时可见少量体积较大的菱形晶体，表明同时有再矿化的发生。在光镜下，脱矿后的牙本质由于外源性色素易于沉着而呈淡黄色，色素可能来源于食物或口腔中产色素的细菌。还有人认为这种颜色变化是由于美拉德反应（Maillard reaction），即蛋白质分解的同时有糖存在而引起的复杂反应，产生棕黑色的大分子物质。

如果病变进展速度较快，在脱矿层常可见死区。由于外界刺激较强，这些区域的成牙本质细胞突很快变性坏死，未能形成硬化牙本质，空虚的小管由空气充满，光镜下观察呈不透光的暗黑色。这些小管更易被细菌侵入，因此死区可位于脱矿层和细菌侵入层，但是沿小管走行的方向呈连续的整体。

光镜观察龋在牙釉质与牙本质中的进展，常可见牙釉质龋病变前沿的三角形尖端刚到达釉牙本质界时，牙本质侧已形成较宽的脱矿变黄区，故以往认为牙本质脱矿可沿釉牙本质界向两侧扩展。目前经系统研究表明，脱矿层沿牙本质小管进展，其范围与表面代谢产酸的牙菌斑相一致，不会超出与表面牙釉质龋病变相对应的区域。也就是说，酸由表面牙菌斑扩散的路线大致是：沿釉柱向釉牙本质界方向，然后沿与该釉柱相接的牙本质小管向牙髓方向。釉牙本质界并不是酸扩散的主要通路，牙本质龋也不会脱离表面牙菌斑而成为病变的中心并向四周扩展。如前所述，光镜下釉牙本质界处的牙本质病变比牙釉质龋的范围还要宽，这是因为同样强度的酸更容易造成光镜下可见的牙本质改变，而牙釉质脱矿还需达到更严重的程度才能在光镜下观察到。

另外，有时磨片中可见牙本质脱矿层外围被一层透明的硬化牙本质围绕（图6-4），以往认为这是限制中心病变向两侧扩展的防御反应，目前已明确侧方的硬化牙本质其实与牙釉质龋的外周部分相对应，由于其表面牙菌斑的代谢特点，病变沿釉柱进展较慢，与其对应的牙髓-牙本质复合体的防御反应明显，产生了较多的硬化牙本质。

3. 细菌侵入层（zone of bacterial invasion） 龋洞形成后，表面牙釉质龋坏崩解，暴露的牙本质上形成牙菌斑，细菌产生的酸直接作用于牙本质，各种细菌酶也开始溶解牙本质中的有机物。在这一阶段，部分先驱细菌开始侵入牙本质小管。细菌侵入层是感染牙本质的前沿区，临床触诊质地呈皮革样，较为干燥，容易去除。在磨片中，细菌侵入层与下方的脱矿层难以区分；在组织学切片上，细菌被染色，因此能清楚地观察细菌侵入的范围（图6-5）。在龋洞形成后的牙本质龋中，因脱矿而管径扩大的牙本质小管很快就会有细菌进入，因此脱矿层一般较窄；而且细菌在不同小管中侵入的深度并不一致，两层之间没有规则的界限。细菌在小管内一方面向深层扩散，甚至进入牙本质小管的分支；另一方面在浅层生长条件良好的区域开始分裂繁殖，大量的细菌代谢产物使牙本质脱矿进一步加剧，同时有机物基质被细菌酶分解，胶原纤维变性。有的小管被细菌充满，逐渐因细菌繁殖团块的增大而扩张变形，邻近的小管被挤压弯曲。沿小管走行方向分布着大小不等的菌团扩张区，排列呈串珠状。以后管壁逐渐变薄并完全破坏，小管相互融合形成大小不等的坏死灶。坏死灶内充满坏死的基质残屑和细菌，外形呈纺锤形，长轴可与牙本质小管平行或与牙本质小管垂直，垂直的坏死灶可能是因细菌沿较薄弱的生长线扩张而形成的。坏死灶继续融合，组织大范围崩解而导致结构完全丧失，形成坏死崩解层（图6-6）。

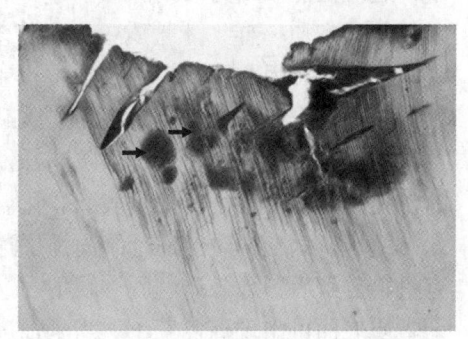

图6-6　牙本质龋3（脱钙后切片，苏木精－伊红染色）
可见大小不等的坏死灶（箭头所示）

细菌侵入层中矿物质含量已经非常少，基质胶原也发生了不可逆的变性，失去了再矿化的基础，因此在临床治疗时应该去除。但是，如前所述，细菌侵入的前沿非常不规则，而备洞时去除软化牙本质的器械相对较大，常会留下一些感染牙本质。目前观点认为，远离龋坏表面、侵入牙本质小管深处的先驱细菌对病变进展所起的作用极其有限，细菌进入牙本质小管只是病变进展的征象，而不是龋破坏过程中不可或缺的重要部分。驱动着牙本质龋进展的主要力量来自龋洞和坏死牙本质中旺盛生长和代谢的牙菌斑细菌。

对牙本质龋的细菌学研究发现，由于已脱矿的牙本质中pH较低，早期侵入牙本质的细菌多为产酸菌和耐酸菌，与未成洞时的牙釉质龋相比，乳杆菌较多，而变异链球菌较少。随病变进展，局部环境除pH低、缺氧外，细菌能够利用的有机物也增多，菌群构成越来越复杂，由产酸菌和蛋白溶解性细菌混合构成。在深龋环境中，革兰氏阴性菌增多，其释放的脂多糖（lipopolysaccharide，LPS）可在细菌进入牙髓之前就引起较重的牙髓炎症。

4. 坏死崩解层（**zone of destruction**）　是牙本质龋损的最表层。龋洞底部的牙本质由菌团覆盖，最表面的部分很快被酸和蛋白分解酶破坏。随着坏死灶的扩大、数量增多，深层的细菌也不再局限于牙本质小管内，而是侵入管周和管间牙本质。随后胶原和矿物质完全分解、消失，无正常牙本质结构保留，只有菌团和一些残留的坏死崩解组织等。临床上呈湿润的糊状，很容易去除。

龋洞形成后，如果洞口敞开，坏死崩解的牙本质很快被磨除，洞底的开放环境不再利于牙菌斑生长，龋进展减缓，表面的牙本质可变得坚实、有光泽、颜色较深。但洞底的边缘和侧壁一般较难进行菌斑控制，细菌生长代谢仍很活跃。在洞壁的釉牙本质界两侧，牙本质龋的进展速度明显比牙釉质快，龋坏的牙本质与牙釉质分离，其间的裂隙更利于细菌生长和牙本质龋的侧方进展，最后形成大量无牙本质支撑的悬空牙釉质，潜行性龋的形态更加明显。

二、牙骨质龋

牙骨质龋（cementum caries）常发生在牙龈严重退缩后暴露于口腔环境中的牙根面，老年人好发。由于牙骨质比牙釉质粗糙，牙釉质牙骨质界处的形态又特别不规则，更利于牙菌斑附着，因此，暴露的牙颈部易于发生牙骨质龋。临床上常将牙骨质龋、根龋和牙颈部龋三个名词混用。严格地说，牙颈部龋包括牙颈部的牙釉质、牙骨质和牙本质的龋损；根龋则指的是牙根部的牙骨质和牙本质的龋损。实际上在临床中很少见到独立存在的牙骨质龋，牙颈部暴露的牙骨质通常很薄，若发生龋损，很快便会波及牙本质，有时直接发生于失去牙骨质覆盖的牙本质，这时只能诊断为根龋。

与牙本质一样，牙骨质中有机物多，容易脱矿变软；磷灰石晶体小，晶体表面积之和大，脱矿速度快。因此，暴露的牙本质和牙骨质对龋更敏感。临床也发现，口干症患者在牙釉质尚正常时，最先发生牙骨质龋和牙本质龋。

与牙釉质龋相似，牙骨质龋同样发生于牙菌斑下方，但其进展速度要快得多。由于牙骨质的矿化程度低，很早就发生表面软化。穿通纤维部分脱矿后，细菌也较早通过扩大的间隙侵入牙体组织。病变通过穿通纤维向深层进展，同时沿牙骨质生长线向上、下扩展。牙骨质脱矿和有机物分解后，牙骨质剥脱、缺损，这种剥脱多与牙根表面平行，形成浅碟形的龋洞，软化的牙骨质表面可出现棕色着色。当龋损进展到牙本质时，由于根部牙本质内牙本质小管数目较冠部少，且老年人和根面暴露患者的根部牙本质可发生硬化，因此，根部牙本质龋的进展速度较缓慢，病变较浅在。

电镜观察，牙骨质龋的病变表面有许多小而浅的凹陷，其中附着大量细菌。显微放射摄影显示，与早期牙釉质龋相似，在牙骨质龋中也发生表层下脱矿，当病变表面下方发生明显脱矿时，其上仍可覆盖一层相对完好的表层，表现为X线阻射。

根龋采用手术治疗比较困难，病变又比较表浅，一般优先选择非手术治疗。采取菌斑控制、饮食预防等手段后，病变可以停止进展，严重感染变软的表面被逐渐磨除，表面变得光滑、坚硬、有光泽。因此，根龋的早期诊断很重要。同时，在临床操作时更要注意保护表层，避免使用锐器探诊，在病变静止之前不要进行根面刮治。

第四节 牙髓-牙本质复合体对龋的反应
Reactions of pulp-dentin complex to dental caries

牙本质和牙髓在胚胎发生及生物功能上可视为一个整体，称为牙髓-牙本质复合体。成牙本质细胞是二者共有的细胞，其细胞体位于牙髓的外周，胞质突起伸入牙本质小管内，是感受外界刺激和进行防御反应的第一线细胞，比如在龋损刺激下形成硬化牙本质和第三期牙本质。牙髓为血管丰富的疏松结缔组织，具有内在的免疫防御和再生修复能力。在受到龋病过程中的各种有害刺激后，牙髓发生损伤、防御、炎症和修复等相互重叠又相互影响的复杂过程，受病变进展速度和深度、细菌侵入的数量和毒性、牙髓自身活力等多种因素影响。

一、牙髓-牙本质复合体的生物学特性

1. 对外界刺激的敏感性 牙本质虽然是一种矿化组织，其中的细胞成分仅为成牙本质细胞的胞质突起，但是对外界刺激非常敏感，任何施加于牙本质表面的刺激，如温度、pH、渗透压的变化，均可通过牙本质小管传到牙髓，引起相应的反应。牙髓内有丰富的神经，但缺乏鉴别冷、热、触压或化学刺激的能力，传递到中枢都是痛觉；无定位感受器，表现为放射性痛，不能准确指出疼痛的位置。关于牙髓-牙本质复合体中的感觉传递机制，目前为多数人接受的是流体动力学说（hydrodynamic theory），即外界刺激引起牙本质小管内液体的流动，造成成牙本质细胞和其突起的形态变化，被与之密切接触的神经末梢感受到并传至中枢。牙髓-牙本质复合体的敏感性与牙本质的渗透性密切相关，而牙本质渗透性的高低主要取决于牙本质小管的密度、粗细、开放程度和牙本质的厚度。在牙本质龋的发展过程中，随着病变向牙髓方向进展，单位面积中暴露的牙本质小管增多，管径也更粗，同时髓腔侧剩余牙本质厚度减少，牙本

质的渗透性快速增高，牙髓所受到的不良刺激也更强烈。

2. 再生修复能力 外界不良刺激较轻微时，牙髓-牙本质复合体可表现出一定的防御和修复能力，如形成第三期牙本质、硬化牙本质等。但刺激较重时，易发生成牙本质细胞坏死和牙髓炎症。牙髓为疏松结缔组织，血管丰富，管壁薄，易于扩张、充血及渗出。但牙髓被牙体硬组织包绕，仅通过狭窄的根尖孔与根尖周组织相通，无侧支循环，发生炎症时不易建立适当的引流。炎性渗出物快速积聚，而牙本质壁缺乏弹性，限制了其膨胀，髓腔内压增高，一方面使感染容易扩散至全部牙髓；另一方面压迫神经产生疼痛。由于缺少侧支循环，牙髓的防御反应有限，其清除坏死组织和炎性产物的能力及愈合修复能力都较差，牙髓一旦发生重度炎症，极易坏死。

3. 增龄性变化 牙髓-牙本质复合体的增龄性变化明显。管周牙本质的沉积使牙本质小管逐渐缩窄，最终可堵塞小管形成透明牙本质，此时牙本质的渗透性和敏感性都下降，但也变得质脆易裂。继发性牙本质的形成使牙髓的体积变小，形态也发生改变，如髓角变低、髓室顶和髓室底靠近、根管狭窄等。同时，牙髓中的血管和细胞逐渐减少，纤维成分增加，成牙本质细胞对刺激的反应变迟钝，牙髓活力降低，出现牙髓钙化等退行性改变，对损伤的修复能力变差。因此，不同年龄患者发生牙本质龋和牙髓炎症时，其发生、发展过程和表现可有较大差异。

二、牙髓-牙本质复合体对龋的早期反应

龋发生后，可产生多种有害刺激。在龋洞形成前，牙菌斑产生的酸就能通过脱矿后变大的牙釉质晶体间隙扩散到釉牙本质界，再通过牙本质小管刺激前沿的成牙本质细胞发生防御性反应。暴露的牙本质小管又可因矿物质沉积而封闭，形成硬化牙本质，阻止刺激的进一步传入。

当龋进展到牙本质后，一方面，病变对应的成牙本质细胞受到有害刺激而发生损伤，表现为体积变小、形状变扁平、数量减少，形成的前期牙本质层也变窄。相应的牙髓部位可见局限性的血管扩张和组织水肿，少量慢性炎症细胞浸润；另一方面，牙髓发生一系列防御反应，最突出的表现是在龋损对应的髓腔处形成第三期牙本质，以增加牙本质的厚度，抵御有害物质侵入牙髓。如龋进展不活跃，有害刺激仅导致部分成牙本质细胞死亡，第三期牙本质由幸存的成牙本质细胞形成，形态一般较规则，含小管结构，称为反应性牙本质。如为快速进展的活跃性龋，病变已达牙本质深层，成牙本质细胞损伤明显，则由牙髓干细胞新分化的细胞形成第三期牙本质，称为修复性牙本质，其中的小管少而不规则，甚至无小管，矿化程度低。同时，位于成牙本质细胞下层的前体细胞增生并向无细胞层移动，使得牙髓外周的细胞分层变得不清晰。

如果牙髓反应比较轻微、局限，阻断表面牙菌斑和感染牙本质中细菌的刺激后，牙髓将开始修复和更新过程，炎症表现逐渐消退。已形成的硬化牙本质和第三期牙本质可使牙本质渗透性降低，是抵御有害刺激的天然屏障。

三、龋与牙髓炎

随着龋洞形成和细菌侵入，感染牙本质产生更多有害刺激，包括细菌毒素、蛋白水解酶和其他代谢产物等。近年来的研究表明，牙本质矿物质溶解后，释放的基质蛋白中含多种生物活性分子，包括细胞因子、生长因子、炎症介质等，可介导和调控一系列细胞反应，如炎症细胞的趋化、血管反应、干细胞的移动和分化等，在牙髓对龋的防御和修复反应中发挥复杂的作用。

龋进展到牙本质深层后，牙髓局部可呈中至重度的炎症反应，因此治疗深龋时必须进行牙髓状态评估。组织学上，当牙本质龋的细菌侵入层接近牙髓，但还没有直接接触和感染牙髓，

相对应的牙髓部位出现局灶性炎症，可见血管扩张充血，中至重度的炎症细胞浸润，以慢性炎症细胞为主，包括淋巴细胞、浆细胞、巨噬细胞等，可有少量中性粒细胞；但组织无坏死，炎症界限较清楚，牙髓的其余部分较正常。

如果牙本质全层龋坏，致龋菌直接侵入牙髓，局部牙髓感染后发生炎症或坏死。组织学检查可见龋洞深处已与牙髓穿通；有时虽无明显的露髓孔，但大量细菌已侵入洞底的薄层牙本质，特别是修复性牙本质也被累及，表明牙髓受到细菌的直接感染。牙髓启动一系列炎症及免疫反应以清除细菌，但自身组织也受到严重损伤，形成坏死灶。有的病变中，坏死灶非常微小，需连续切片才能检查到。镜下见坏死灶通常位于冠髓，与露髓孔或龋坏最严重处相对应，经特殊染色可显示坏死灶中的细菌。牙髓组织坏死可以是液化性或凝固性坏死，前者常形成脓腔，后者则呈无结构红染颗粒状。坏死组织周围有大量中性粒细胞聚集，部分中性粒细胞坏死而成为脓细胞。病变区的外围还有密集的淋巴细胞、浆细胞、巨噬细胞等炎症细胞浸润，范围尚局限，牙髓的其余部分（特别是根髓）仍可保持相对正常。由于牙髓自身的局部解剖和组织结构特点，对炎症损伤的耐受性较差，在持续重度炎症的状态下无法启动修复和更新过程，感染容易扩散，最终导致全部牙髓坏死。

牙髓能否耐受继发于龋的炎症损伤，主要取决于牙髓的组织活力和血供。一方面，青少年新萌出的牙往往髓腔大，根管短而粗，根尖孔大，血供丰富，牙髓细胞丰富，代谢活跃，可望保持活力。相反，老年人的牙髓常发生明显的退行性变，更新和修复能力较差。但另一方面，青少年的管周牙本质和继发性牙本质形成少，牙本质渗透性高，龋进展快，牙髓受到的有害刺激强，因此在龋损深度相同的情况下，青少年牙髓的炎症表现较重。

小　结
Summary

龋是牙菌斑代谢的结果，其损害对象是牙硬组织，从组织学上可分为牙釉质龋、牙本质龋和牙骨质龋。牙釉质是无细胞、高度矿化的特殊组织，龋对牙釉质的破坏作用主要是牙菌斑产酸造成局部矿物晶体的化学溶解。晶体间隙增大后，牙釉质的孔隙率增加，形成组织学磨片上一系列透光性的改变，由病变前沿到表面分为透明层、暗层、病损体部和表层，其脱矿程度、孔隙率及微孔的大小均有所不同。其中暗层和表层主要由再矿化形成，暗层代表龋的静止期，表层矿化程度高、相对完整。表层下脱矿是龋发生时的重要特点。龋洞形成后的牙本质龋在组织学上可分为透明层、脱矿层、细菌侵入层和坏死崩解层。透明层是牙髓-牙本质复合体对龋损刺激的防御性反应，牙本质小管因矿化而封闭；由于酸的渗透，牙本质可在细菌侵入之前先行脱矿，细菌进入后，脱矿与有机物的分解加剧，最终造成结构崩解。牙骨质龋多发生于牙颈部，同样具有表层下脱矿的特点，包括无机物脱矿和有机物分解两种破坏过程。在龋进展过程中，有害刺激导致牙髓-牙本质复合体出现损伤和防御反应，损伤严重时常继发牙髓炎。

名词术语
Definition and terminology

透明层（translucent zone）：位于早期釉质龋病损的前沿，与正常牙釉质相连，是最早可见的组织学改变，以加拿大树胶浸封磨片时呈均匀、透明状。由于该处牙釉质晶体开始脱矿，晶体间隙增大，尤其是牙釉质生长线、釉柱横纹、釉柱和柱间釉质交界处等晶体排列相对疏松、有机物较多的区域，是 H^+ 扩散的主要通道，孔隙的增加更加明显。树胶大分子足以进入这些孔隙，由于树胶的折射率为 1.52，与釉质羟基磷灰石晶体的折射率（1.62）接近，故在光镜下原有的组织学纹理变得不明显，呈均质透明状。

暗层（dark zone）：以光学显微镜观察早期釉质龋磨片时，可见暗层位于透明层和病损体部之间，其透光度差，呈暗褐色，结构混浊、模糊不清。该区域由于脱矿造成孔隙增加，由于一些小的孔隙不能使树胶大分子进入，而为空气占据，又因空气的折射率为 1.0，与羟基磷灰石晶体的折射率（1.62）相差较大，当光线入射至此层后，产生了更多的散射，很多光线不能穿透，故使暗层表现为昏暗一片、结构混浊而模糊。研究表明，这些较小的微孔大多数是因为再矿化而形成的。

病损体部（body of the lesion）：是早期釉质龋病变区范围最广、脱矿程度最严重的一层，从表层下一直延伸到靠近暗层。在透射光显微镜下，其颜色较为透明，釉柱、釉质生长线和釉柱横纹等纹理也更为清晰。

表层（surface zone）：釉质龋早期时，牙的表面相对完整，表层组织的孔隙率小于深层的病损体部，并呈放射线阻射像，但仍有脱矿。表层可能是通过再矿化形成的，起着阻挡细菌及其代谢产物侵入深层的屏障作用，在龋病的治疗和预防中有着重要意义。

（罗海燕）

第七章　龋病的临床表现与诊断

Clinical manifestation and diagnosis of dental caries

第一节　龋齿的基本临床特征
Essential manifestation of dental caries

一、临床表现

龋齿的临床表现是以牙硬组织在色、形、质三方面呈现缓慢和进行性变化为特征的改变，这种临床改变称为龋损（caries lesion）。龋损严重的患牙，感觉可能出现异常。正常的牙釉质呈半透明状，牙本质的颜色为淡黄色。正常牙齿的颜色主要是透过牙釉质显现出来的牙本质色。牙釉质表面应该光滑、无色素沉着。牙釉质的硬度高于牙本质和牙骨质，但任何正常的牙硬组织都不可能通过手用器械（如挖匙）去除。

1. 色泽改变　牙齿表面色泽改变是龋在临床上最早可以观察到的变化。

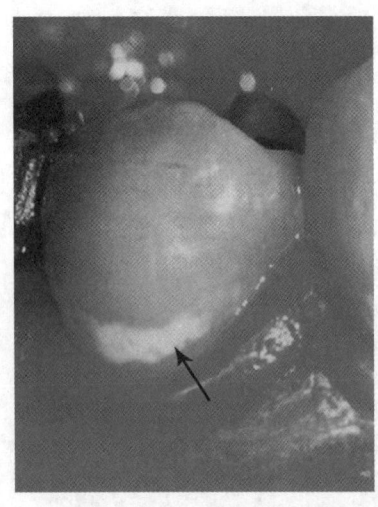

图7-1　牙颈部牙釉质早期龋呈白垩色

当龋发生在牙齿的平滑面时，擦去表面的牙菌斑或软垢，吹干后，可见病变部位光泽消失、表面粗糙，早期呈白垩色（图7-1）。这是因为釉柱和柱间质的羟基磷灰石晶体溶解脱矿，折光率发生改变。牙釉质脱矿后，表面孔隙增大，食物、细菌代谢产物以及牙本质蛋白分解产物等外来色素易于附着其中，病损区会出现进一步着色而呈棕黄色或黑褐色。龋进展成洞到达牙本质层，病损呈现灰白色或棕褐色，甚至黑色。龋损时间越长，病变区的颜色越深。

龋位于牙齿邻面时，前牙在唇面或舌面、后牙在咬合面边缘嵴处可看到三角形暗影（图7-2）；龋发生在点隙窝沟部位时，在清洗、吹干牙面后，可见沟口呈现白垩色，进一步发展，窝沟处可表现为黑、灰、褐色（图7-3）。这些表现就像墨汁在宣纸上浸染、晕开的状态，临床上称其为墨浸状改变。这是由于病变到达釉牙本质界后先沿界面横向潜行扩展，再顺牙本质小管向深方进入，当感染的牙本质脱矿、着色后，龋损透过尚未崩塌的半透明牙釉质呈现出上述颜色改变。临床发现患牙有墨浸状改变，提示病变深度已经到达牙本质层，实际的病变区域甚至超过色泽改变的范围。

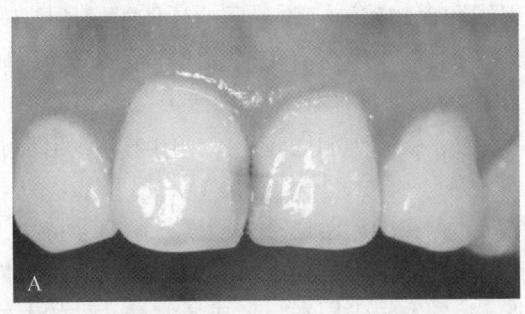 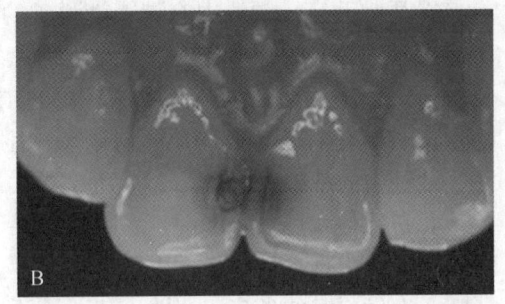

图 7-2 中切牙邻面龋损透过边缘嵴牙釉质显现墨浸状三角形暗影
A. 唇侧面；B. 腭侧面

2. 外形缺损 随着牙体硬组织中无机成分的溶解，有机成分的崩解，病变进展，病损区扩大，形成了牙体组织由表及里的实质性缺损，即龋洞，这是龋齿最显著的临床特征。临床上可通过视诊、探诊、放射影像等手段检查到这种损害。

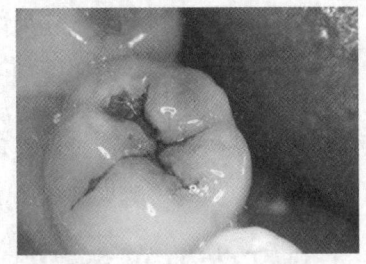

图 7-3 磨牙𬌗面窝沟呈现墨浸状改变

发生在牙齿平滑面的龋损，早期牙釉质的连续性和光滑度丧失，用探针可以探查到表面粗糙。病变沿着釉柱进展，到达釉牙本质界后沿界面横向扩展，同时沿牙本质小管向深方进展且速度加快。由于平滑面部位的釉柱和牙本质小管的排列方向呈现由内向外的放射状，最终形成口大底小的龋洞（图7-4）。位于牙齿邻面的龋洞常无法通过肉眼直接看到，但可通过牙科探针查到，也可由 X 线检查发现。

点隙窝沟部位的釉柱由沟壁、沟底向釉牙本质界放散排列，在此处发生的龋损沿釉柱方向进展，到达釉牙本质界后又横向扩展，同时沿牙本质小管向深处发展。因此，点隙窝沟部位形成的龋洞口小底大，呈潜掘状。临床上肉眼所能看到的一般仅为洞口的轮廓，其大小不一定反映病变的范围和深浅，有时即使沟内脱矿严重，甚至病变到达了牙本质的深层，临床所见的龋洞洞口也不是很大（图7-5）。遇到这种情况，可以通过墨浸样颜色的改变初步判断龋洞的大小。当龋破坏牙本质的范围进一步加大时，洞口处失去牙本质支持的无基釉不能承受正常的咀嚼力量，发生破碎、崩裂，患者发现牙齿"突然"出现一个较大龋洞。

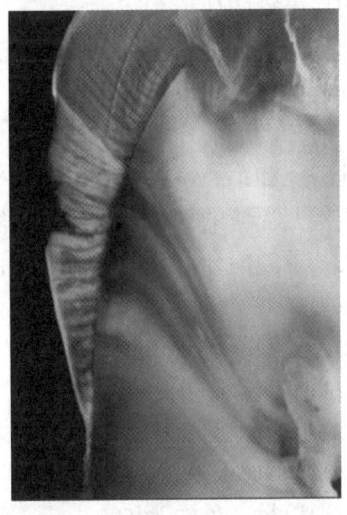 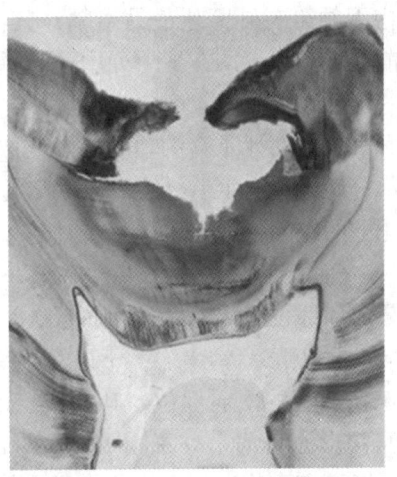

图 7-4 平滑面龋损口大底小　　图 7-5 点隙窝沟部位的龋损口小底大，呈潜掘状

3. 质地改变 龋洞中充满感染脱矿的牙体组织和食物残渣，脱矿后的牙体组织硬度下降，质地松软，探查时容易与正常组织区别。牙本质和牙骨质中所含有机成分比牙釉质多，脱矿后硬度下降更为明显，龋洞内质地软化的龋坏组织称为腐质或龋腐，在临床上以手用器械即可挖除。对于发生在点隙窝沟的小龋洞，用探针探入时，会感到洞底较正常牙组织软，出现卡探针、粘针尖的现象。

4. 进行性发展 牙齿一旦患龋，如果不去除局部存在的牙菌斑致病因素，病变会持续、缓慢地进展，很难自动停止，也没有自愈性。牙体组织被侵蚀，病损由小到大，由浅入深，累及牙髓，继发牙髓的炎症、变性，甚至坏死，更进一步导致根尖周炎，形成牙病最常见的由外及里的疾病链。患牙若得不到及时、有效的治疗，最终可成为残冠、残根，甚至脱落，丧失咀嚼功能。这一过程持续时间的长短可因患者个体之间、各牙之间、牙齿的不同解剖部位之间的敏感性而有较大差异。但是，不同牙齿及不同部位的龋发生、发展机制是相同的，龋的自然进程只是受口腔生理状况、患牙局部卫生条件、饮食习惯以及机体的反应等因素不同程度的影响。

5. 感觉变化 仅波及牙釉质的早期龋损，患牙可以完全没有疼痛和不适症状。一般是当龋进展到牙本质层出现龋洞时，患牙才可能出现对冷和热刺激敏感、进食嵌塞或食物嵌入龋洞时疼痛等症状，但均为一过性表现，刺激消失，症状随之消失。当龋发展至牙本质深层时，症状有所加重。患者一般也是在这个时候才来就诊。

二、龋好发牙齿和好发部位

牙齿对龋的易感性取决于许多因素，就其自身来看，牙的解剖结构、解剖形态、在牙列中的位置、排列以及牙硬组织发育和矿化的程度都对龋的发生有着重要的影响。在完整、坚硬的牙齿表面，龋的突破之处往往是在牙菌斑能够长期存在并持续代谢产酸的部位。在上、下牙列不同牙齿的各个牙面中，有些牙面在咀嚼过程中能够借助于唇、颊、舌的运动，食物纤维的摩擦，唾液的机械冲刷和化学缓冲，使大部分牙菌斑和有机酸得以清除，这些牙面称为"自洁区"。牙尖、牙嵴、冠面轴角由于细菌不易在此处定植，牙菌斑难以形成，故不易发生龋坏；还有一些牙面或某些部位，口腔自洁作用无法到达，细菌黏附于牙表面后迅速集聚，牙菌斑成熟产酸，成为酸性产物的滞留区，是龋的好发部位。对于那些牙釉质发育缺陷、矿化不良的牙齿部位，由于抗酸溶解能力差，也是龋易于发生之处。

1. 好发牙齿 牙面牙菌斑滞留区多的牙齿，如磨牙富有点隙窝沟和不易清洁的邻面，患龋率高；牙菌斑滞留区少又邻近唾液腺导管开口的下前牙患龋率低；义齿基牙、安置正畸矫正器的牙齿和排列不齐的牙齿都存在牙菌斑滞留区，也是常见的易患龋的牙齿。

乳牙列中下颌第二乳磨牙最易患龋；其次为上颌第二乳磨牙、第一乳磨牙；再次为乳上前牙；乳下前牙患龋最少。在恒牙列中，患龋最多的是下颌第一磨牙，以下依次为下颌第二磨牙、上颌第一磨牙、上颌第二磨牙、前磨牙、第三磨牙、上前牙及下前牙。

乳磨牙和第一恒磨牙是窝沟龋的好发牙位，这是因为乳磨牙和第一恒磨牙一般在出生前开始发育并有部分矿化，出生后继续发育和矿化。由于经历新生儿环境的变化，这些牙更容易出现发育和矿化上的缺陷，因此患龋率较其他牙高。如果龋波及下颌前牙，该患者一般可被认作高危个体。

2. 好发牙面和部位 龋的好发牙面依次为咬合面、邻面、牙颈部根面、唇/颊面。

磨牙的咬合面点隙窝沟最多，下磨牙的颊面存在颊沟，上磨牙的腭面有点隙。点隙窝沟是牙发育、矿化遗留的薄弱部位，其深浅、形状和沟底牙釉质的厚度和完整性与龋的发生有密切关系。窝沟形态见第十一章图11-1。深而细窄的I形沟和小口大底呈潜掘形的窝沟，非常容易积存牙菌斑和食物残屑。沟裂横径平均为150 μm，沟口最宽处约为500 μm，沟底宽为100μm，一条1.5 mm长的窝沟，直径为180~350μm的牙刷刷毛仅可进入沟口深度为200~400μm，并不能到达沟底，所以深窝沟全长是难以得到清洁的；加之沟壁牙釉质薄，矿化程度低，有机质含量较高，易于罹患龋；而口大底小或浅而宽的V形沟，沟内物较易被清除，较少发生龋。

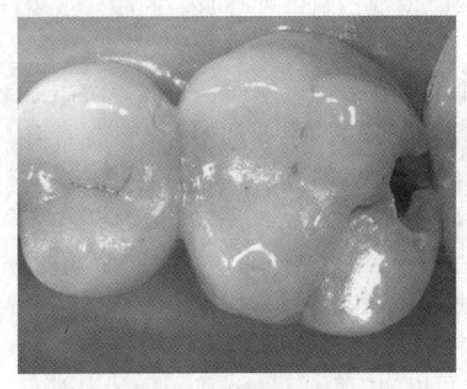

图7-6 磨牙邻𬌗面龋洞

邻面是仅次于咬合面的龋易发生部位。正常情况下，牙列中两邻牙牙冠由接近咬合面或切缘处的邻面接触点相接，其龈方的三角形间隙由龈乳头充满。随着年龄的增长或牙周组织的病变，邻间隙暴露，造成食物嵌塞和牙菌斑滞留，给龋的发生创造了有利条件。临床上常见到相邻两牙的邻接面同时患龋的现象，邻面龋多发生在接触点的根方，当龋坏扩展到达牙本质时，可于咬合面的边缘嵴处见到墨浸状的暗影，再进一步发展，边缘嵴处的无基釉崩塌，形成邻𬌗面龋洞（图7-6）。

牙颈部的牙釉质和牙骨质交界之处是牙体组织的解剖薄弱环节。当牙龈退缩，根面暴露时，食物残渣和牙菌斑易于在此处聚集、滞留，使牙颈部根面成为易于患龋的部位。牙颈部龋常环绕颈部侧向、根向扩展，临床上又称为环状龋，多见于老年患者和牙周病患者，也见于乳牙。

牙冠唇/颊面和舌/腭面的牙釉质平滑面一般通过刷牙和口腔的自洁，牙菌斑不易积聚。但是，在接近龈缘之处，牙冠常有一个缩窄或凹陷，是牙菌斑易于滞留的场所。临床上可见到呈"香蕉"形的白色牙菌斑膜，其下方则为脱矿的白垩色牙釉质（图7-1）。在磨牙的颊面和远中面更是刷牙不能到位的死角，加之在进食及咀嚼过程中受到唇、颊的挤压作用，又缺乏舌活动所起到的自洁作用，也易于患龋。

口腔中常见的不易清洁的部位还有牙列不齐牙齿拥挤之处、义齿和修复体以及正畸装置与牙面接触之处，都是龋的好发部位。

牙齿的牙尖、切缘和舌/腭面光滑，易自洁，不易患龋。

3. 好发年龄 龋齿的发生还与患者的年龄有关。3岁以前的幼儿多发生前牙的邻面龋，这与饮食有关；3~5岁儿童则多见乳磨牙的窝沟龋，与牙齿初萌有关；而到了8岁左右，乳磨牙的邻面龋开始增多，与颌骨生长后牙间隙增大有关；青少年多发恒牙窝沟龋和上前牙的邻面龋；中、老年人则多见根龋。

第二节 龋病的临床分类
Clinical classification of dental caries

龋发生在牙体不同的硬组织上，组织学分类将其分为牙釉质龋、牙本质龋和牙骨质龋。但临床上为了能够准确反映龋病的损害程度和进展情况、为了清楚表明龋损发生的部位、为了获得正确的病因分析、为了给治疗方案提供依据、为了制订有针对性的防控措施，在对龋病进行诊断时，需要方便、得到共识的诊断术语，遂出现了许多龋的分类方法。按病变侵入深度的分类与诊断是最常用的临床分类方法。它简单、易于掌握、可操作性强，有利于临床诊断、治疗操作时使用。但在确定治疗和防控方案时，还应同时考虑其他因素。

一、根据病变侵入牙齿的深度分类

临床上以去除龋腐后洞底所在的组织位置分为浅龋、中龋、深龋。

1. 浅龋 龋损在牙釉质或根面牙骨质层内，可以发生在牙的各个牙面。发生在牙冠部，龋的范围局限在牙釉质层。咬合面窝沟的浅龋多在探诊时发现，洞口可有明显的脱矿或着色，洞底位于牙釉质层，用探针探查可以探到洞底，夹卡探针，质软。龋发生在邻面时，一般可用探针在探诊时发现，或在拍摄 X 线片时发现。龋发生在唇面、颊面、邻面等游离面时，可见到白垩色或黄褐色改变，局部有斑点状缺损，质软；发生在牙根面的浅龋，探查时可以感觉表面粗糙，牙骨质因其组织薄且呈层板结构，含有较多的有机质，龋损进展速度快，弥散范围大，很快侵入牙本质。浅龋时，患者一般无明显自觉症状，多数是在常规检查时被发现。

牙釉质上发生的浅龋进展速度较慢，有牙釉质表面色泽改变和牙釉质层内实质破损两个阶段。在早期，病变区仅表现为颜色改变，无牙体组织缺损。在牙的平滑面，擦去牙菌斑、软垢，吹干之后，常可见到局部牙釉质表面呈现白垩色，也可以为棕色或褐色改变，但牙表面连续性尚正常，此处的牙釉质表面结构疏松，用探针探查可略感粗糙，称为龋斑（caries spot）。若牙釉质脱矿速度较快，龋斑呈白垩色；若牙釉质脱矿速度慢，疏松的表面有时间吸纳口腔中的色素，龋斑则呈现黄褐色或黑褐色。由于受累部位仅有部分脱矿和色泽改变，而没有成洞，此时一般不需手术干预。这种情况亦称为早期龋（incipient caries, initial caries lesion）或早期釉质龋（early enamel caries），通常可以通过去除病因和再矿化治疗阻止病变发展。对于不易判断的窝沟早期龋或可疑龋，应随访，定期检查。随着龋损进展，牙釉质表面出现实质缺损成洞，但尚未累及牙本质，仍属于浅龋，此时则必须进行手术干预并修复缺损。

2. 中龋 龋损的前沿位于牙本质的浅层，也称为牙本质浅龋。临床检查时可以看到或探到明显的龋洞，龋洞内有着色的软化牙本质，洞底至髓腔尚有一段距离。X 线片表现为龋损透射影止于牙本质全层中线以外。由于牙本质具有小管样的结构，小管内有小管液，受到刺激后可以向牙髓传导，或直接通过埋在牙本质小管中的成牙本质细胞胞质突传至牙髓，引起相应的牙髓-牙本质复合体（pulp-dentin complex）反应，如形成第三期牙本质（tertiary dentin）。中龋时，患牙开始出现自觉症状，主要表现为在进食冷、热、酸、甜食品时，刺激物进入龋洞，引起患牙一过性敏感症状，去除刺激物后，症状随即消失。但由于此时患牙牙髓尚处于正常，临床进行牙髓温度测验时，患牙的反应与正常对照牙相同。由于牙本质所含有机质较多，又存在小管结构，利于细菌及其产物的侵入，进展速度较快，龋很快会发展到牙本质深层。也有一部分患牙，龋发展缓慢，第三期牙本质得以形成，起到保护牙髓的作用，患牙可无明显临床症状。

3. 深龋 病变进展到牙本质深层，临床上常可观察到明显的龋洞。龋洞深，X 线片显示龋损透射影位于牙本质全层中线附近或以里，甚至接近髓腔。洞壁着色的软化牙本质多、厚，洞内常残留有食物残渣。患者有明显遇冷、热、酸、甜刺激的敏感症状，也可有食物嵌塞时的短暂疼痛症状，但没有自发性疼痛。探诊龋洞时，患牙可出现敏感反应，去净腐质后牙髓没有暴露，牙髓温度测验反应正常。

发生在点隙窝沟处的深龋多呈潜行性破坏的表现，即窝沟处牙釉质仅有少量缺损，甚至尚无明显成洞，但龋坏在沟底已向侧方和深部发展。有时临床上仅可见到窝沟口的小洞，但墨浸状改变的区域较大，提示牙本质的病变范围很大；拍摄 X 线咬合翼片可显示病变范围，但仍会比实际病变范围要小；临床上钻磨开窝沟口后，会呈现很大的组织破坏，又称为潜行性龋（undermining caries）。

发生在平滑面的深龋，有时可在不易患龋的部位（如牙尖）见到完整牙釉质下方有墨浸状的变化，钻磨开牙面则发现侵及牙本质的深龋洞。这通常是细菌沿牙釉质发育中遗留的薄弱结构釉板进入，病变很快或直接到达釉牙本质界，并沿其扩展后继续向牙本质发展，出现内部病变范围很大而外部表现很轻的龋坏，临床上又称为隐匿性龋（hidden caries）。

按病变侵入深度，将龋分为浅龋、中龋、深龋的分类方法主要是为了临床治疗的方便，如浅龋和中龋多数使用简单的充填、直接粘接或嵌体修复即可，对于深龋的临床处置则需要结合患者的年龄、牙龄、洞底剩余牙本质厚度（residual dentin thickness，RDT）和致密度有所区别。刚萌出的牙齿，其牙本质小管粗大，渗透性强，病变发展快，第三期牙本质量少，病变距正常牙髓近，处理时应特别注意护髓；而发生在中、老年人的龋齿，常有较多的第三期牙本质形成，牙本质小管矿物密度高，渗透性弱，对刺激的反应也较弱，临床上除了要仔细鉴别牙髓状况之外，也要特别注意在治疗过程中保护牙髓。

二、根据病变发生的解剖部位分类

1. 点隙窝沟龋（pit and fissure caries） 磨牙和前磨牙的咬合面、下磨牙的颊面、上磨牙的腭面、上前牙的腭面（尤其是上颌侧切牙的舌侧窝）均为点隙和沟裂分布的部位。由于点隙窝沟易于藏匿细菌和食物残屑，又不易清洁，是牙菌斑滋生和代谢的天然场所，成为龋最好发的部位。点隙窝沟龋在临床上最为多见，年轻恒牙多发，从点隙窝沟处的墨浸状改变到呈现深大龋洞，表现不一。

2. 平滑面龋（smooth surface caries） 牙冠的平滑面指唇/颊面、舌/腭面和相邻两牙齿间的邻接面（多由近、远中面构成）。相邻两牙之间不易得到清洁，成为牙菌斑的滞留区域，是平滑面龋的高发部位，也是仅次于点隙窝沟的龋易感位点，此处发生的龋又称为邻面龋（approximal smooth-surface caries）；发生于牙冠唇/颊面、舌/腭面和无邻牙的近/远中面的龋称为游离面龋（free smooth-surface caries），其中唇/颊面近龈缘处易于积累牙菌斑进而发生龋，舌/腭面因有舌活动的自洁作用而较少发生龋。

3. 根龋（root caries） 当牙龈退缩，根面暴露，易于黏附、集聚牙菌斑的牙根表面即可发生龋，称为根龋，也称为根面龋（root-surface caries），多见于中、老年人和牙周病患者。龋损部位多围绕牙颈部，可有龋洞，也常见牙根表面广泛的浅表损害，病变区域的颜色可为黄色、棕色或黑色。活动性龋损组织色浅，较湿软，用挖匙挖之成片剥脱；当局部口腔卫生状况改善时，浅表的龋损或开敞的龋洞可获得清洁，细菌不能停留，龋进程减慢或停止发展，可维持数年。随着感染、软化的龋腐被摩擦掉，脱矿的组织再矿化，龋损部位颜色变深，质地变硬，刮之似皮革样质地（图 7-7）。

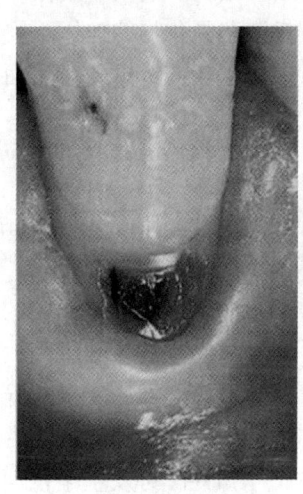

图 7-7 根龋

三、根据病变的进展速度分类

这种分类方法可对患者的整体情况综合考虑，有利于及时采取有针对性的治疗和干预措施。

1. 慢性龋（chronic caries） 一般情况下，龋呈缓慢的进展过程。临床表现为洞内软化牙本质较少，病变组织着色深，呈黑褐色，病变部位质地相对干硬，不易用手用器械去除，用机动旋转器械钻磨时呈粉末状。去净龋腐后，洞底可见硬化牙本质，呈黄褐色，坚硬而光滑，故慢性龋又称为干性龋。多数成年人发生的龋均属此类。由于病程缓慢，有充足的时间刺激牙髓–牙本质复合体在髓腔一侧形成较多的第三期牙本质，可以起到保护牙髓的作用。

2. 急性龋（acute caries） 在一些特殊情况下，龋的发展速度会很快，从发现龋到出现牙髓病变的时间可以短至数周。急性龋洞内软化牙本质较多，病变组织着色浅，牙釉质呈广泛白垩色，牙本质呈浅黄色。病变范围大，质地较湿软，容易用手用器械去除，挖出的龋腐多呈片状、块状，故急性龋又称为湿性龋。由于进展速度快，脱矿牙釉质成片剥脱，龋坏牙本质中位于细菌侵入层下方的脱矿层较厚，缺乏硬化牙本质，在髓腔内侧又较少形成第三期牙本质，牙髓易于受到感染，发生病变。此外，在治疗去腐时，若将全部软化的牙本质除净，极易穿通髓腔。临床应掌握的原则是尽量去净感染细菌的牙本质，而仅有脱矿的软化牙本质是可以保留下来的。这层组织可以通过再矿化而转变为健康状态。

急性龋多发生在儿童和易感个体。一方面，儿童新萌出的牙结构比较疏松，尤其是牙本质中小管数目多，矿物成分少，有利于酸和细菌代谢物质的扩散；另一方面，儿童进食糖类食物的量和频率不容易控制，没有养成良好的口腔卫生习惯，使局部的龋易感性增加。窝沟发育的缺陷，如矿化不全、沟深陡、牙釉质缺如，都使病变发展迅速。成年人若存在唾液分泌方面的问题，如唾液分泌量过少，会影响唾液的清洁、缓冲功能，或嗜饮碳酸饮料，加之未能建立良好的口腔卫生习惯，均会使局部牙菌斑的pH较长时间保持在一个低水平，致龋力加大，也可出现急性龋状况。

3. 静止龋（arrested caries） 在龋进展过程中，由于局部环境发生变化，隐蔽部位变为开放状态，致龋因素消失，病变停止进展并牙齿再矿化，但已造成的牙体实质性缺损仍保持原状。静止龋可见于发生在邻面的早期龋，如果相邻的牙齿被拔除，患龋部位可以在口腔咀嚼时达到自洁，病变部位的脱矿现象由于唾液的冲刷和再矿化作用而自行停止，呈现深褐色或黑色的质硬龋斑。静止龋也见于磨牙窝沟龋潜行发展时，当无基牙釉质失去支持时，在咀嚼力的作用下破坏、崩溃、脱落，暴露出呈浅碟状的牙本质洞底，牙菌斑不能继续聚集，病变牙本质在唾液和氟化物的作用下再矿化，病变静止。临床检查时病变部位可有着色，但质地坚硬，与正常组织相同或更硬，表面光亮。

四、根据致龋的特殊因素分类

猛性龋（rampant caries）：是一类在发病和临床表现上具有特殊性的多发性龋病，表现为在短期内（6～12个月）全口牙齿或多个牙齿、多个牙面同时患龋，尤其在一般不易发生龋的下颌前牙，甚至是切端的部位发生龋；病变呈现急性龋的特征，在未成洞患牙的牙面和成洞患牙洞缘周围的牙面呈现大范围的脱矿表现；多数发生在有特殊的致病因素或全身背景的易感人群。鉴于此类病变过程异常迅猛，临床上称为猛性龋，又称猖獗龋，或将其归为急性龋中的一种特殊的快速进展型病变。

猛性龋可发生于任何年龄，儿童、青少年是易感人群，多与患儿的全身系统性疾病所导致的牙发育和矿化不良有关，如果这类患儿喜频繁摄取甜食，又缺乏口腔卫生措施，就极易罹患猛性龋。还有那些以碳酸饮品替代水的摄取、频繁饮用甚至睡前饮用碳酸饮品且不刷牙、漱口的青少年或成人，发生多发龋、猛性龋在临床上也不鲜见。

猛性龋还可见于成人患有全身系统性疾病而累及口腔局部环境改变的情况，特别是患者的唾液腺功能障碍或被破坏，导致唾液分泌量下降，如干燥综合征（Sjögren syndrome，SS）、服用抑制唾液分泌药物（antisailagogue drugs）、头颈部放疗的患者。他们在口干症状出现后3个月即可发生猛性龋，又称为口干性龋（xerostomia caries）。有学者将由于头颈部放疗导致的猛性龋称为放射性龋（radiation caries）。这类患者在龋的治疗和管理上均需要特殊对待。

五、根据病变的发生与既往牙体治疗关系的分类

1. 原发龋（primary caries） 是由原本健康牙面发生的龋损。一类是于未经过治疗的牙齿上发生的龋，临床上通称的龋多指这一类型，诊断时直接用以上讨论的分类用语；另一类是患牙以往曾做过治疗和修复，在该牙其他原本健康的牙面又新发生了龋，又称为再发龋，以与继发龋区别。

2. 继发龋（secondary caries, recurrent caries） 是与患牙充填体/修复体相接触的牙体组织上发生的龋。形成继发龋的原因常见为充填体/修复体边缘与牙体组织不密合，造成口腔细菌的渗漏；或充填体/修复体边缘崩损、洞缘牙体组织破损，出现牙菌斑滞留区，细菌定植产酸致龋；在治疗中牙体预备时未去净龋腐，病变持续发展，又称为残留龋（residual caries），也归属于继发龋。

临床可见患牙修复体边缘的牙体组织着色、变软，X线检查显示修复体周围的牙体组织病变区域密度减低。

六、龋病分类和诊断术语的演变

上述各种龋病分类中所涉及的诊断名词在临床上均有应用。半个多世纪以来，国内临床上更多采用病损深度分类中的浅、中、深龋作为诊断术语。在英文龋病专著中，龋的分类和诊断术语并不复杂，也没有特别的逻辑划分。但在研究文献中，出现的词汇较为繁多。近年来，各国龋病工作者在努力制定专家共识和国际统一的分类标准。

（一）我国的龋病临床分类

早在1960年，由北京医学院郑麟番教授主编的第一本全国高等医药院校试用统编教材《口腔内科学》中，就提出根据龋损的破坏程度对龋齿进行临床分类，并指明"因为龋齿慢性进展的病理过程没有明显的界限可以划分，在临床上简单分为三个阶段：①初期龋，未损坏牙本质，又称表层龋；②中期龋，破坏了牙釉质和牙本质浅层，形成了较深龋洞，又称牙本质浅层龋；③深龋，龋蚀到达牙本质深层，距离牙髓只有一层较薄的牙本质或继发牙本质，在治疗中有穿露牙髓的危险"。在此基础上，又将龋进一步分为五度（图7-8），其中Ⅰ、Ⅱ、Ⅲ度龋对应于初期龋、中期龋、深龋。文中还指出，该分类所指代的龋损程度在诊断和治疗时可以得到证实，故在临床应用很实际而被普遍采用。在1974年由北京医学院口腔医学系编著的《口腔病防治学》中，龋病的临床分类沿用了上述五度龋的分类。

全国高等院校统一招生恢复以后，新一版的全国统编教材《口腔内科学》于1980年出版，其在龋齿病变程度的描述中采用了浅龋（牙釉质龋或牙骨质龋）、中龋（牙本质浅龋）和深龋（牙本质深龋），也介绍了五度龋分类，Ⅰ、Ⅱ、Ⅲ度龋对应浅龋、中龋、深龋。之后，

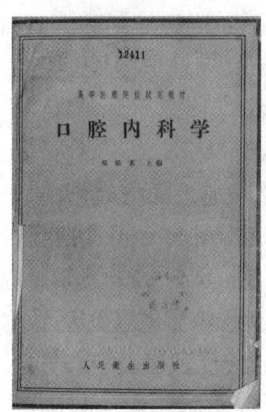
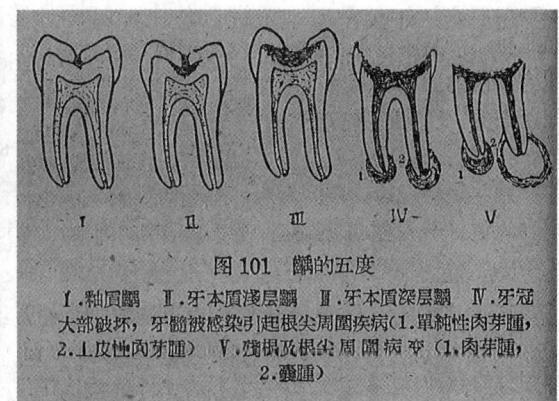

图 7-8　龋损五度分类（郑麟番，1960年）

于 1987 年再版的《口腔内科学》第二版中仍然以浅龋、中龋和深龋表述龋齿病变程度，并分别给出了相应的英文"superficial caries、intermediate caries、deep caries"。但在临床表现中却将浅龋描述为牙冠部牙釉质龋、牙颈部牙骨质和（或）牙本质龋，中龋和深龋的定义与一版相同，未再介绍五度龋分类。在 1995 年出版的第三版中，明确列出了龋病的"分类和临床表现"，提出 3 个分类，①按发病情况和进展速度分类：包括急性龋、慢性龋、继发龋。②按损害的解剖部位分类：包括𬌗面（窝沟）龋和平滑面龋、根龋、线性牙釉质龋。③按病变深度分类：包括浅龋、中龋和深龋；在诊断标准中仍将牙冠部的牙釉质龋、牙颈部的牙骨质和（或）牙本质龋归为浅龋；中龋仅提及龋病进展到牙本质；深龋指明龋病进展到牙本质深层。随着国内口腔医学学科的发展和专科划分，20 世纪 80—90 年代，牙体牙髓病学从口腔内科学中独立出来，全国医药高校统编教材也应运细分。2000 年出版了第一版《牙体牙髓病学》，随后每 3~5 年均有再版，在之后的 2003 年第二版、2008 年第三版、2012 年第四版这四版统编教材中，龋病的分类和临床表现均沿用了 1995 年的第三版《口腔内科学》内容。在 25 年来延续的这些分类中，浅龋和中龋的表述均涉及牙本质，中龋也未给出具体深度，使学生学习和医师临床应用均出现了困扰。2020 年第五版统编教材《牙体牙髓病学》关于龋病的分类和临床表现回归到第一版全国统编教材《口腔内科学》，明确浅龋在位于牙冠部时为牙釉质龋，发生于牙颈部时为牙骨质龋，中龋为牙本质浅龋，深龋为牙本质深龋。这一表述也与北京大学医学长学制教材和历年由国家医学考试中心唯一推荐的《口腔执业医师资格考试医学综合指导用书》相关内容完全一致。

北京大学医学部口腔医学教育一直在不断的改革、探索和完善之中。为了培养口腔医学卓越人才和顶尖人才，自 2001 年开始启动了口腔医学八年制教育，当第一批学生即将进入口腔医学专业学习阶段之际，应对于培养目标和有别于 5 年制本科教育的培养方案，急需一套针对北京大学医学长学制教学体系的独创教材。2006 年，在首轮出版的 15 本北京大学医学长学制教材中，由王嘉德、高学军教授主编的《牙体牙髓病学》（第 1 版）位列其中，出版后即用于北京大学口腔医学院长学制教学中。其中龋的临床分类继承了北京大学口腔医学院的分类，紧密结合临床实际，将病变深度的分类放在章节最前面，对浅龋、中龋、深龋均给出了明确的定义。与此同时，北京大学口腔医学教学模式在王嘉德教授牵头下开创出"龋病融合课"，与之匹配的《临床龋病学》由高学军教授主编完成，并于 2008 年出版，应用于龋病教学之中。书中对于龋病的临床分类在坚持北京大学口腔医学院特色和准确概念的基础上，结合龋病研究文献和资料，内涵更为丰富。2013 年对《临床龋病学》进行了修订，出版了第 2 版，其中龋病分类内容未做调整。2021 年出版第 3 版，结合近年文献中国际上的专家意见对龋病分类做了进一步的归纳和补充。

（二）欧美国家的龋病分类和术语

在欧洲和美国，专注于龋病研究的学者们深感文献中词语的定义和分类的多样和相互混淆，为了统一研究用术语、公共卫生术语和临床中龋病的诊断、疾病控制和管理规范以及记录术语，2015 年，由英国伦敦国王学院（King' College London）和美国天普大学（The Temple University）的专家牵头，集合全球 70 余名龋病研究者、流行病学家和临床医师共同制定了"国际龋病分类与管理系统（The International Caries Classification and Management System，ICCMS）"，在该庞大系统中，先对龋损进展阶段进行了分类和定义。将龋齿的病变分为冠部、邻面、颊/舌光滑面、根部 4 个部位，再以"健康牙面（sound surface）、初期龋（initial stage caries）、中期龋（moderate stage caries）、广泛龋（extensive stage caries）"逐一描述龋病变程度，以 0~6 分记录。健康牙面评为 0 分；初期龋指牙釉质或牙骨质因脱矿而致颜色改变，未成洞，吹干牙面后所见的颜色改变评为 1 分，直视可见明显色泽改变评为 2 分；中期龋指牙釉质表面局限性微小破损（3 分）以及透过牙釉质显现的牙本质龋阴影（4 分）；广泛龋指视诊可见明显龋洞，洞内裸露牙本质，龋洞累及牙面不到 1/2 为 5 分，等于或超过一半牙面为 6 分。除临床检查外，还要将 X 线透射影的深度分为 RA、RB、RC 3 级，分别对应上述龋损程度的 3 个类别。另外，又特别强调了要对每一位患者进行龋活跃性评估，龋活跃性的评价标准分为"活跃病变（active lesion）"和"不活跃/静止病变（inactive/arrested lesion）"，以对患者个性化干预管理措施的制定和治疗、预后的判断提供依据。

同一年，美国牙科学会（American Dental Association，ADA）在其会刊 *JADA* 上发表了"龋病分类系统（caries classification system，CCS）"，推荐在临床检查和诊断中用"健康牙面（sound surface）、初期龋损（initial caries lesion）、中度龋损（moderate caries lesion）、晚期龋损（advanced caries lesion）"来表述牙齿各部位（如𬌗面点隙窝沟、邻面、颈部和光滑面、根面）的状态和龋齿病变程度。龋损 3 个类别的定义与上述"国际龋病分类与管理系统（ICCMS）"类似，也强调以 X 线影像同步描述龋齿邻面龋损的深度和进行龋活跃性评估。

2019 年，欧洲牙髓病学会发布关于"深龋和露髓管理的立场声明"（European Society of endodontology position statement），定义深龋（deep caries）为龋损到达牙本质内 1/4，与髓腔之间尚留有牙本质，邻面深龋可用 X 线影像观察到，临床去腐操作时有露髓的危险；还给出了极深龋（extremely deep caries）的概念，表现为龋损侵透牙本质全层，放射影像学可观察显示，临床去腐操作不可避免暴露牙髓。2020 年，由欧洲龋病研究组织（the European Organization for Caries Research，ORCA）和国际牙科研究会龋病研究组（the Cariology Research Group of the International Association for Dental Research，IADR）发表了"龋病及其管理的应用术语"共识报告。来自 11 个国家的 16 名龋病专家（其中覆盖部分 2015 年 ICCMS 的作者）从文献中的 222 个术语中遴选出 59 个词语进行讨论，共识阈值设定为与会专家同意率为 ≥80%。最终，完全达成一致（100%）的术语只有 17 个，27 个术语被 80% 以上专家认可，还有 5 个词语专家认可率分别为 69% 和 75%。得到共识的 44 个术语中，涉及龋病诊断的词汇有 15 个，包括龋齿（dental caries，100%）、龋活跃性（caries activity，100%）、无龋（caries free，94%）、无龋洞（cavity free，81%）、龋危险性（caries risk，94%）、龋损（caries lesion，88%）、初期龋损（initial caries lesion，100%）、白垩斑（white-spot lesion，94%）、健康牙釉质/牙本质（sound enamel/dentin，100%）、原发龋（primary caries，100%）、继发龋（secondary caries/recurrent caries，88%）、残留龋（residual caries，94%）、隐匿龋（"hidden" caries，94%）、低龄儿童龋（early childhood caries，94%）、龋损转变（caries lesion transition，100%）。其中在以往我国未应用过的术语有两个：残留龋、龋损转变。而猛性龋（rampant caries，69%）则列于 5 个未达成共识的词汇之中。

我国按龋损深度划分的临床诊断术语中除"深龋"外，"浅龋""中龋"在上述各文献中并未找到与之相匹配及对应的英文。因我国的临床诊断广泛使用这套术语已逾半个多世纪，临床诊断简明、清晰、便捷，诊疗规范和执业医师资格考试大纲和指南中也均予应用，故本教材仍沿用这一诊断术语。

第三节　龋齿的临床检查和龋损组织识别
Clinical examination of decayed tooth and detection of caries lesion

牙齿发生龋后，如果病变未进展到牙本质深层，患者一般没有明显的自觉症状。及时发现、尽早治疗是阻止病变进一步发展的唯一有效的方法。临床常规的检查方法即可对大多数龋齿做出诊断，但有时还需采用一些辅助的检查方法或特殊的技术来发现那些发生于隐蔽部位的龋、鉴别牙髓的状态或判明患者的龋易感性。在手术治疗过程中，也须对龋损各层牙本质的去留做出临床判断。

一、龋齿常规检查方法

1. 问诊 牙齿出现明显龋洞，由于直观往往容易令医师忽略了问诊。其实，问诊是诊病的基础，在所有疾病的诊断中都很重要。临床上即便面对有明显龋洞的患牙，或患者没有明确的主诉症状，医师也应认真、仔细地询问患者有关患牙的感觉，以免判断片面或错误。在诊断龋病的过程中，除了对患牙自觉症状进行询问外，还应该了解与龋发生有关的因素和既往牙科就诊经历，以便掌握患者口腔的整体情况、卫生保健态度和状况、全身健康状况。获取了病史和体征的完整信息后，才能够制定出有效的、针对个案的诊疗计划。

2. 视诊 视诊前，应先将待查患牙进行必要的清洁，去除牙齿表面的软垢、牙菌斑，然后用气枪轻轻吹干牙面，观察牙面的完整性，有无龋洞或颜色、光泽的改变。视诊应该在光线良好的条件下进行，如白垩斑、墨浸状改变等都是牙体组织晶体破坏所形成的特有光学现象，还应随时注意利用口镜并调整光照的角度。视诊的重点是观察那些龋好发的部位，如点隙窝沟是否变色发黑、周缘牙釉质有无墨浸状改变、是否已有实质缺损；当边缘嵴出现三角形暗影、邻面轴角处出现着色或黑晕时，提示邻面患龋的可能，此时应改变光源照射的角度，使光线垂直透过观察区，用口镜在患牙舌侧仔细观察；另外，不要忽略对牙颈部、根面和舌/腭面的观察，特别是在检查后牙的颊面牙颈部时，应尽量拉开唇颊，使视野显露清晰。

3. 探诊 探诊的工具是不同大小和形状的牙科探针。用其探查可以发现早期的窝沟龋和发生在邻面的龋洞。检查平滑面时，要从正常牙面开始划动探针，注意感觉牙面的光滑度、连续性和牙齿硬度的变化。如果探知牙面粗糙、连续性消失、探针被卡住或牙组织变软，均提示牙体存在着实质缺损和龋坏。检查邻面时，要选用牙科探针的三弯端，将其伸入邻间隙仔细探查，并随时调整探查的角度，如可挂住探针小弯头，提示该处可能是邻面龋洞的边缘。探诊牙颈部时，要注意仔细感觉冠部牙釉质向根面牙骨质的过渡。对于着色较深或已显示墨浸状的点隙窝沟，选用牙科探针的大弯端进行探查，将探针尖头轻轻插入并向侧方稍加施力，看是否能卡住或钩住探针。对于已形成龋洞的患牙，要探查洞的深度和范围、洞内腐质的量和质地。探诊洞壁、洞底时，要注意牙髓的反应，浅龋和中龋一般无探诊疼痛。探诊深龋时可出现敏感反应，如有露髓孔，则有落空感和剧痛，并可见到出血，因此动作务必轻柔，随时观察患者的反应。而死髓牙则对探诊完全无反应。

4. 叩诊 叩诊的工具需选用金属钝头器械，如银汞充填器的手柄末端。应先叩击正常对照牙，再叩待查牙；分别进行垂直叩诊和侧向叩诊，前者指叩击牙齿的切缘或𬌗面且方向与牙长轴相同，后者指水平方向叩击牙齿的唇/颊面或舌/腭面。单纯患有浅、中、深龋时，因病变尚未累及牙髓、牙周和根尖周组织，患牙对叩诊的反应均为叩痛（-），叩诊音清脆。若龋齿出现叩痛，应考虑已合并龋的继发疾病或有其他伴随疾病。

二、龋齿辅助检查方法

1. X线检查 对于视诊和探诊不能确定的龋损，如邻面龋、潜行性龋、洞底继发龋或残留龋，应拍摄X线片；临床已确定有龋洞的患牙，也需通过X线影像提供龋损深度的信息，以作为诊断和制订治疗方案的参考依据。龋损部位因脱矿或实质缺损，在X线片上显示的密度一般较周围正常牙体组织低，呈现透射影像。邻面龋损可在根尖片上观察（图7-9），但根尖片中牙冠的邻面影像有时会有重叠而影响判断，临床最好选择拍摄咬合翼片（图7-10）。利用X线检查还可为判断洞底与牙髓腔的关系提供参考，需注意的是，X线片所显示的龋损范围一般均小于临床上实际的病变范围。

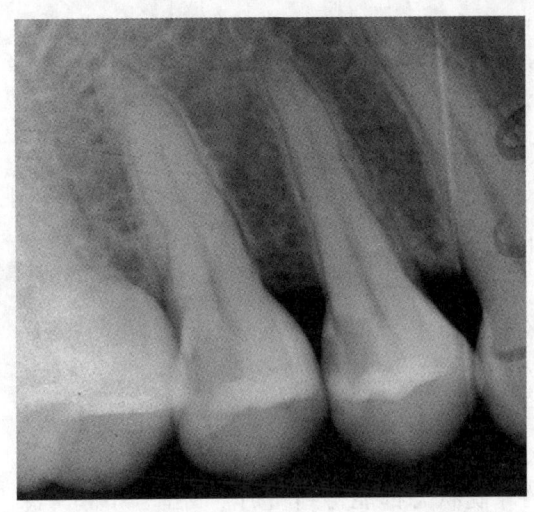

图 7-9　X 线根尖片

显示 14 牙冠远中邻面龋，15 牙冠远中牙釉质影像与 16 近中向重叠

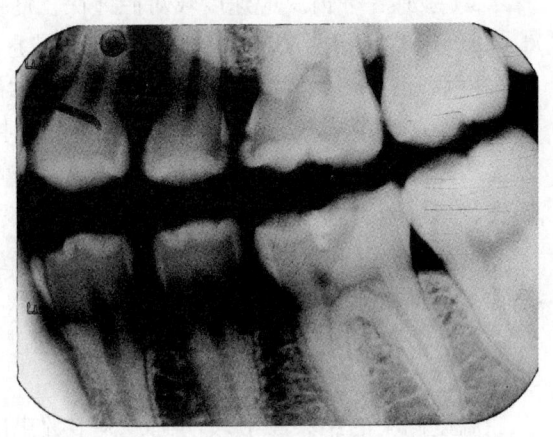

图 7-10　咬合翼片

显示 25 牙冠远中邻面龋和 26 牙冠近中龋

2. 牙髓诊断试验（pulp diagnostic test） 又称牙髓活力测验，包括温度测验和电活力测验。温度测验结果主要用于反映患牙牙髓的病理状态；电活力测验则用于确定牙髓的生活状态。这两种方法在龋齿的诊断过程中均很重要，尤其深龋时，对鉴别牙髓是否受累以及受累的程度很有帮助。

牙齿对温度和电刺激的反应受年龄、牙体组织的厚度、病变位置等因素的影响，个体差异也大，没有可供参考的绝对指标，故必须以患者本人的正常牙作为对照，从对比中判断患牙受刺激后的反应。测试时，应先测对照牙，再测可疑牙。测试部位一般选在牙齿的唇/颊面，有时也可选择舌/腭面，因为这些牙面为龋非好发牙面，形态及结构完整，易于操作。所选的测试牙面应当没有龋损、充填物或修复体。对照牙应首选同颌对侧同名活髓牙；如果该牙已丧失、有病变或有修复体，可选对颌对侧同名牙；如再不合适，可选对侧与可疑牙萌出时间接近、体积相当的牙齿。临床操作时，施于对照牙和可疑牙的条件应尽量一致，例如在相应的牙面，用相同的测试法，给予同等的刺激强度等，以便对比。禁用两颗可疑的牙齿互相比较，也不要在无对照的情况下仅根据患牙对测试的反应判断患牙状态。

（1）牙髓活力温度测验（thermal test）：用于区别深龋时牙髓的状态。牙髓正常时，牙齿接受的温度范围一般在 10~60℃，对进入口腔中 20~50℃ 的食物无不适反应，对 10~20℃ 的凉水和 50~60℃ 的热水也一般不产生疼痛感觉。当患牙出现了牙本质深层龋损时，由于洞底剩余牙本质（residual dentin thickness，RDT）较薄，外界的温度刺激易于通过牙本质小管传递到牙髓而出现患牙对温度一过性敏感的症状。如果牙髓已处于炎症状态，患牙对温度刺激的反应阈值就会改变，即牙髓的感觉更灵敏或变为迟钝。故临床上用于测试牙髓反应的刺激多选择在牙髓温度阈值范围以外的温度，如冷测用 0℃ 或更低温度，热测则用高于 65℃ 的刺激。区别牙髓炎症早期的充血状态多用冷测，方法是采用小冰棒放在牙面上进行测试。取直径约为 0.5 cm、长约为 5 cm 的聚乙烯小管，将一端加热封闭管口。小管注满冷水后直立放置于冰箱内制冷，冻结后即成为小冰棒。用时从冰箱中取出，放于手中稍加捂化，便可慢慢挤出冰棒头使用。也可用小棉球蘸低于 0℃ 的化学挥发剂，如四氟乙烷、氯乙烷或乙醚，放在牙面上测试。热测可将牙胶棒烧热后进行测试。

临床上对牙齿温度测验反应的记录如下：

1）正常：牙齿反应同正常对照牙。一般仅为短暂的感觉反应，患者的描述可能是凉、热或酸,该反应随刺激源的撤除而立即消失,患牙的反应程度和时间与对照牙相同。

2)敏感:牙齿反应速度较对照牙快,疼痛程度强,持续时间长,又可分为以下几种情况:"一过性敏感"指测试牙对温度刺激(尤其是冷刺激)反应迅速而短暂,患者描述为酸或短暂的轻度痛觉,一般为可复性牙髓炎的反应;"敏感"指温度刺激引起被测牙疼痛反应,疼痛程度较重,刺激反应快,刺激原去除后疼痛仍持续一段时间,表示患牙为不可复性牙髓炎;"激发痛"指测试时引起较剧烈的疼痛,且持续较长时间,一般为急性牙髓炎;有的急性化脓性牙髓炎,热刺激引起剧痛,冷刺激反而使疼痛缓解。

3)迟钝:测试后牙齿片刻才有反应,或施加强烈刺激时才有微弱的感觉;有时在测试片刻后感觉一阵较为剧烈的疼痛,称为迟缓反应性痛,多发生在慢性牙髓炎或部分牙髓已坏死的患牙。

4)无反应:经反复测试,加大刺激强度牙齿均无反应者,一般为失去牙髓活力的死髓牙或经过牙髓治疗的无髓牙。

温度测验的结果一般较明确,大多数患龋牙的牙髓状态都能得到甄别。浅龋、中龋、深龋时,温度测验结果均为正常。若患牙有深龋洞,而冷测反应未能引出,可试将冰棒融化的冰水滴入洞内,若患牙出现一过性敏感,提示为深龋;若患牙仍无任何反应,提示牙髓坏死的可能,应再结合其他检查结果综合分析,以获得正确的结论。注意:温度测验时的刺激源不能用三用枪喷水或吹气,也不应该用注射针滴热水,这种操作方式指向性差,不能得到准确结果,甚至会误导判断。

(2)牙髓电活力测验(electric pulp test,EPT):若要了解患龋牙是否为活髓,更有效的方法是电活力测验。在相同的电流输出档位下,测试牙与对照牙的电测值接近或差值小于10时,表示测试牙的牙髓活力正常;如电测值达最大时,测试牙仍无反应,表示牙髓已失去活力。因此,临床上测试牙对电测反应的描述应为正常或无反应,它只用于反映患牙牙髓活力的有无,不能指示牙髓不同的病理状态。在临床应用时还要注意电测反应的假阳性和假阴性问题,刚萌出的牙齿和新近外伤的患牙电测活力常有假阴性现象出现。

3. 牙线检查牙齿邻面 当发现牙齿边缘嵴处有黑晕或墨浸状改变,怀疑邻面接触区有龋坏时,在直视看不见、探针又不能探入的情况下,可将牙线穿过邻间隙并提至可疑龋坏区,以像跷跷板样的动作在牙间颊舌向及龈面向来回拉动、滑移牙线,感觉牙线在穿跨可疑区域时有无粗糙、毛涩感或龋损边缘的拉刮扯线感觉。拉出牙线后,仔细检查其有无发毛、裂开或撕断的现象。临床上注意与邻面牙石相区别,需综合其他检查结果做出判断。

三、龋的特殊检查方法

早期龋损和隐蔽部位龋损的发现是临床诊断上的一个难点。为了提高龋检出的准确性和敏感性,随着科学技术的不断发展,文献中对一些用于检查龋齿的特殊方法和新的技术也有所报道,有些方法也已见于临床应用。

1. 光纤透照检查(fiber-optic transillumination,FOTI) 以光导纤维作为载体,用散射较小的冷光源强光对牙齿进行直接照射。正常半透明的牙釉质具有一定透光性,在照射下牙体组织通体透亮,釉牙本质界可被明确分辨出来,牙本质在牙釉质下方呈现橙棕色;而龋坏部位的透光性会发生改变,腐坏组织疏松,会增加光的散射并吸收光线,致使龋损区对光的透过率降低,在牙面相应部位显现一块灰色暗影。光纤透照检查在诊断边缘嵴未破坏的早期邻面龋和隐匿龋时有一定优势,其诊断特异性和敏感性与X线检查相似,又避免了X线片上因存在牙冠邻面牙釉质影像重叠而造成的判断困难和放射线损害等缺点。

临床应用时,要关闭局部照明灯,保持受检部位较暗的环境,将光纤探头置于受检牙的唇/颊、舌侧或可疑邻面所处邻间隙的唇/颊侧或舌/腭侧,探头尽量贴近牙面,由𬌗面或探头放置部位的对侧牙面直视或用口镜反映,或于计算机屏幕上进行观察。同时,调节光亮强度,直至病损暗影显示清楚，以达到最佳观测效果。病损一经确定，可变换探头位置和方向，多角度观察，进行结果判断：

(1) 牙冠通体透亮，透光均匀为正常；

(2) 邻面牙釉质表面出现白垩斑或褐色斑，殆面边缘嵴处出现不超过釉牙本质界的阴影，为牙釉质龋；

(3) 边缘嵴处阴影超过釉牙本质界到达牙本质内，为牙本质龋；

(4) 在通体透亮的牙体硬组织区域内出现某处局限的暗影，高度怀疑隐匿龋的存在。

需注意的是，如受检牙有银汞充填体或受检部位的邻牙牙面有银汞充填体，均不适用光纤透照检查。

随着 FOTI 投射光源的改进和数字化成像技术的引入，结合计算机图像采集和图形重建技术，临床上不仅可直观判断龋损的存在与否、位置及范围，还可通过计算数学呈现的数据获得患区的三维立体信息。由此，数字化光纤透照检查有可能成为临床早期龋诊断和隐蔽部位龋损发现的常规检查手段。数字化光纤透照检查所留取的龋坏部位图像能够供术者反复多次观看，可用其作为纵向研究的观察指标。因光纤透照仪小巧、携带方便，在龋病流行病学调查工作中也可用作有效的筛检工具。

2. 定量激光诱导荧光技术（quantitative laser-induced fluorescence technique, QLF） 细菌及其分解代谢产物（如卟啉）在特定光谱的光源照射下会发出特殊的高频荧光，脱矿牙本质发出的荧光也有别于正常牙本质。利用这一特点，近年研发出定量激光荧光检测仪，在临床试用于龋损诊断。该仪器采用高强度卤素灯发出波长为 655 nm 的激光，激发龋损牙本质发出绿色荧光，荧光反射至光谱检测议并由计算机记录强度，再通过计算对各层荧光强度进行量化标定，根据显示的数值来确定龋损部位的脱矿和细菌感染程度。临床可辅助对可疑龋进行判断，还可监测个体龋活跃性变化。需注意，凡对该波长激光有反应的物质，如牙菌斑、牙石、食物残渣、牙面沉着的色素、修复材料、窝沟封闭剂、抛光膏等，均会影响检测数值。其他相关新技术还有染料增强型激光荧光（DELF）、定量光诱导荧光（quantitative light-induced fluorescence）、光散射、共聚焦激光扫描显微镜等。

3. 光学相干断层成像（optical coherence tomography, OCT） 是利用近红外线对生物组织深部实时成像，通过收集其背向散射信号而对内部结构和密度进行量化检测产生解析图像的技术手段。OCT 对硬组织的扫描深度为 3 mm，对软组织的扫描深度为 1.5 mm。将 OCT 应用于牙体硬组织内部检测可获得非破坏性的成像，牙釉质表现几乎透明，脱矿牙釉质和脱矿牙本质为亮区，故可用于龋损及牙裂的检测，但其所成图像并不能代表实际龋损的范围和深度。OCT 成像易受色素、有机物、充填体的影响。

4. 电阻抗技术（electrical impedance technology） 是通过检测牙面的电位差来诊断龋损的方法。龋损的脱矿组织内部孔隙增加，孔隙中充满唾液中的水分和电解质，使该部位的导电性比健康牙体硬组织强。现可见到的产品原理是利用交流阻抗谱技术，在干燥情况下，将探头置于牙齿咬合面窝沟处，频率变换的输出通过牙髓—地面—手柄构成回路，仪器再通过由测试局部所捕获的电阻抗频谱，从而分析得出是否存在龋损的定性结果。电阻抗技术试用于邻面龋、早期龋、隐匿龋的检查和区别点隙窝沟龋的不同深度，但影响因素多，重复性、灵敏性和可靠性均有待改进。

5. 超声波技术（ultrasonic technique） 是一种通过测量从牙齿结构反射回来的声波来检测龋齿的方法。当超声波从牙齿表面反射回来时，传感器接收超声波。临床用于龋齿诊断的频率为 18 MHz，正常牙面和龋损牙面会出现不同的反射回波。

6. 弹性分离模量技术（elastomeric separating modulus technique） 当怀疑牙邻面有龋时，可用弹性分离模量技术将相邻两牙临时分开，检查邻接面的颜色、质地和完整性。

7. 龋易感性检测试剂盒（detective kit for caries sensitivity） 商品化的试剂盒用于测试牙菌斑的产酸性或检测口腔中唾液或牙菌斑的致龋菌数量，用于测试个体对龋的易感程度，评估其患龋危险性和龋活跃性。

四、牙本质龋损中感染组织的临床识别

牙本质龋的病理结构从外向内可分为4层，即坏死崩解层、细菌侵入层、脱矿层、透明层。在扫描电镜下，分为含有细菌的感染层和仅有脱矿而无细菌感染的软化层。两者性状不同，前者为坏死组织，胶原纤维分子结构破坏，矿物质重度丧失，牙本质发生了不可逆的病理变化；后者仅有中度脱矿，胶原纤维横纹仍在，是可以或正在再矿化的生活组织。在龋损进展过程中，牙本质的脱矿软化总是早于细菌的侵入，慢性龋在细菌侵入前还有脱矿牙本质的再矿化和着色环节。临床治疗时，仅须将龋损组织中不能恢复正常的细菌侵入的外层腐坏部分清除干净，就可以达到消除感染、阻止龋进展的目的；那些未被细菌侵入的仅脱矿软化的内层牙本质，因能够获得再矿化而恢复正常的结构，是可以保留下来的。故在理论上，去腐标准应遵从将牙本质龋光镜下病理分层中最外两层的腐败崩解层和细菌侵入层去除干净、第三层脱矿软化层和第四层透明层均予保留的原则。但长期以来，临床实际操作因无很好的客观指标和方法实现上述理论目标，去除龋腐组织或以硬度为标准，或以颜色为标准，以防遗留感染的牙本质。以硬度为标准时，常将未感染的第三层脱矿牙本质一并去除；以颜色为标准时，第四层着色的透明牙本质甚至也属于去除之列。因此，准确分辨龋损牙本质中的细菌感染部分和非感染部分十分重要，也是龋齿治疗中去净腐质的前提。

1. 牙本质龋组织病理学分层与临床探触硬度的对应 针对上述问题，2016年国际龋病共识协作组（International Caries Consensus Collaboration，ICCC）发表"龋损管理中去除龋腐的专家建议"，将临床上用金属器械对牙本质探触的硬度表现与经典组织病理分层相对应，以指导临床分辨感染牙本质，进而更方便临床医师去除感染龋腐。ICCC专家建议中指出，健康牙本质为硬牙本质（hard dentine）；感染和崩解牙本质因显著脱矿呈现为无结构的软牙本质（soft dentine）；没有感染的脱矿软化牙本质为皮革样牙本质（leathery dentine），其硬度比感染的软牙本质稍硬韧；透明层的病理表现是管间牙本质中度脱矿，而牙本质小管内有再矿化的无机物沉淀，使得小管与管间牙本质的光折射率趋同，在显微镜下呈透明状，透明层牙本质的固有结构和形态没有改变，有色素沉着而颜色加深呈糖果色，硬度比脱矿软化的皮革样牙本质要硬，但仍比正常硬牙本质软，故称其为硬化牙本质（firm dentine）。在2019年欧洲牙髓病学会的"深龋和露髓管理立场声明"中，仅用了软牙本质（soft dentine）、硬化牙本质（firm dentine）和硬牙本质（hard dentine）3个描述。软牙本质被定义为用手用器械较易挖除；硬化牙本质为用手用器械挖除有阻力；硬牙本质则是用探针在探查插入或刮擦时有阻力。在实际操作中，硬度的探触感觉因人而异，临床需要以更客观的标准来区分龋损中的感染组织。

2. 显色区分龋损感染组织

（1）染色法（staining technique）：早在1874年，King尝试使用蓝色墨水、Tomes用布匹染料进行牙本质渗透的研究；20世纪60年代，日本学者用染料浸染牙本质龋；20世纪80年代，日本东京医科齿科大学总山孝雄团队研发出龋蚀检知液，以1%酸性品红作为染色剂，意图使感染牙本质着染红色，染色的厚度与细菌感染深度相一致，仅有脱矿呈软化状态的牙本质不会着色，以此可比较客观地区分牙本质龋的感染层和脱矿层，有利于肉眼直观判断。但实际上，牙本质小管中的细菌、病变牙本质降解的胶原甚至脱矿牙本质疏松结构中的孔隙都可能着色，因此临床应用时难以作为最终确认去净感染腐质的手段。

应用龋蚀检知液的操作方法及结果判断如下：染色前须去除龋洞内食物残渣及着色龋腐，

隔湿并干燥龋洞后，将蘸有龋损染色剂的棉球放置于龋洞内 5 秒，尽量使染色剂印染的范围局限在受检龋洞之内，避免浸染邻近组织及牙菌斑，否则可在不同程度上影响视觉判断。取出棉球后用水冲洗龋洞至水清。用器械去除已染成粉红色的龋腐牙本质，重复上述操作，至肉眼观察龋洞内无粉染区域，即为已将感染腐质去除干净。

随后又出现染色性能改善的龋蚀检知液，配方中将丙二醇替换为大分子聚丙二醇，降低了染料对疏松牙本质孔隙的渗透。北京大学口腔医学院牙体牙髓科也曾研究应用过碱性品红-丙二醇溶液和 1% 藏红水溶液作为临床识别牙本质龋损的检测试剂。其他用于龋损检测的染料还有绿色卡普仑、考马斯兰、丽丝汀兰等。

（2）激光荧光辅助去龋法（fluorescence-aided caries excavation，FACE）：该方法的原理类似于检测龋齿的定量激光诱导荧光技术（QLF）。在 405 nm 波长的光线照射下，健康牙体组织显现绿色荧光，龋坏牙本质因存在细菌分解代谢产物（卟啉）会发出红色荧光。临床用去龋显像笔将激光光线照射在暴露的龋洞内，感染牙本质出现红色荧光，指导去腐。需多次照射，逐层去腐，直至洞底不再显现红色。但有限的研究显示，目前去龋显像笔照射产生的牙本质荧光强度数据尚不能准确区分感染层、脱矿层或透明层。

3. 急、慢性龋细菌感染牙本质层的识别和临床去腐策略

（1）急性龋：病变进展速度快，龋损牙本质中细菌侵入的前沿距正常牙本质较远，不含细菌的脱矿软化层较厚，硬化透明层薄，洞底距髓腔近。临床上于急性龋深洞底应用龋损显色的方法，可更明确感染组织的界限，操作中仅将染色或显荧光部分的腐质去净，保留未显色的脱矿软化牙本质。这样就可避免去除过多的牙体组织，最大限度地避免或减少牙髓暴露的可能，有利于保存正常活髓，具有安全、可靠的临床意义。临床上，急性龋和年轻恒牙龋的中龋和深龋治疗去腐时用显色法来指导更为适用。

（2）慢性龋：病变进展速度较慢，脱矿层薄，细菌感染层与正常牙本质很接近，加之慢性龋的龋坏组织色素沉着多，硬化层厚且颜色深，染色或荧光显色均难以区分细菌侵入层和邻近透明层的深染颜色，故慢性龋治疗用显色法指导去腐的意义并不很大。临床上，后牙慢性龋可直接采用硬度标准将软的牙本质去除干净。如为前牙慢性龋，还须将深染的透明层硬化牙本质去除，以减少洞壁颜色对复合树脂修复美学效果造成的影响。

第四节　龋齿的临床诊断
Dental caries diagnosis

龋作为诊断名词，限定于已经造成牙体硬组织损害但临床上尚无牙髓病变表现的活髓牙。因龋而继发的牙髓、根尖周组织病变，须按各型牙髓病和根尖周病进行诊断。临床确诊龋后，病历上根据龋损发生的牙面和病变的深度进行记录，如发生在右下颌第一恒磨牙远中邻𬌗面的深龋，记为 $\overline{6^{DO}|}$ 深龋。

一、早期釉质龋

1. 无自觉临床症状。
2. 去除牙菌斑并吹干牙釉质平滑面，可见病变区失去光泽，呈片、块状白垩色花斑改变。
3. 牙面外形完整，无实质性缺损，探诊白垩斑可感觉粗糙，质地略软。鉴于发生在平滑面的牙釉质早期龋可以通过再矿化的方法使其停止发展并重新变硬，一旦确诊，不要对病损区进行过多的探查，以避免机械损伤。

4. 牙髓活力测验结果正常。

二、浅龋

浅龋发生在牙冠部时，为牙釉质龋，又分为窝沟龋和平滑面龋；发生在牙根面的龋则为牙骨质龋。

1. 一般无自觉症状。
2. 发生在牙釉质平滑面的浅龋，病损表面呈白垩色或棕褐色，无光泽，可见表面组织破损。探诊时可以感觉到牙表面粗糙、质软，连续性丧失，洞底位于牙釉质层。
3. 发生在点隙窝沟的浅龋，窝沟色素沉着重，色黑或呈墨浸状，探诊可能卡住探针。
4. 发生在暴露的牙根面的浅龋呈棕色，探诊粗糙、质软，但缺损不明显。
5. 发生于邻面的浅龋，应选用弯度合适的探针仔细探诊。对不易确定者，应拍摄 X 线咬合翼片，可看到牙釉质边缘的锐利影像丧失，边缘模糊、变毛，牙釉质层内出现局限透射影像。
6. 牙髓活力测验结果正常。

三、中龋

1. 患者多主诉对冷、热、甜、酸刺激（尤为甜、酸刺激）有一过性敏感的症状。如撤除刺激，症状立即消失，无持续性疼痛。
2. 可见龋洞。发生在窝沟处的中龋，洞口和窝沟边缘牙釉质呈墨浸状改变。探诊龋洞感口小底大；发生在邻面的中龋，可于𬌗面边缘嵴的相应部位见到三角形的黑晕，探诊龋洞呈外敞状；对发生于接触区不宜确诊的邻面中龋，拍摄 X 线咬合翼片可见牙釉质和牙本质浅层的透射影像，有助于确诊。
3. 探查洞壁感质软，探及釉牙本质界处轻度敏感。去净腐质后，洞底位于牙本质浅层。
4. 牙髓温度测验结果正常，若将冰水滴入洞内，患牙反应正常或有一过性轻微敏感。

四、深龋

1. 患者主诉有明显的冷、热、酸、甜刺激敏感或食物嵌塞后一过性疼痛的症状，但无自发痛。
2. 可见深大龋洞。发生在窝沟下的深龋有时洞口不大，但洞缘两侧呈弥散的"墨浸色"，范围较大，提示龋损的范围大。
3. 探诊龋洞洞底位于牙本质深层，但去净腐质后不露髓。急性龋探诊洞底敏感，慢性龋对探诊多较迟钝。
4. 牙髓温度测验结果仍为正常，但若将冰水滴入洞内，患牙会出现一过性敏感反应。
5. 拍摄 X 线咬合翼片可对判断龋损的范围和与髓腔的距离起参考作用。

五、继发龋（secondary caries，recurrent caries）

1. 患牙做过牙体治疗或修复。
2. 与修复体边缘相接触的牙体组织有深着色或呈墨浸状，或修复体与洞壁间可探及缝隙，质软。
3. X 线检查可见修复体与洞壁、洞底之间存在透射影。
4. 继发龋的记录：①发生在活髓牙的继发龋，按病变深度记录为继发浅龋、继发中龋、继发深龋；②发生在成功牙髓治疗之后的继发龋，记录为继发龋（完善牙髓治疗后）；③继发龋并发牙髓病或根尖周病者，按相应的牙髓病或根尖周病进行诊断。

六、猛性龋（rampant caries）

1. 发病时间短。
2. 口腔内多个牙、多个牙面同时发生龋，尤其是一般不发生龋的下颌前牙、切缘也有龋。
3. 患牙的病变区呈急性龋表现，龋坏牙本质着色浅，质湿软。病变发展快，可早期波及牙髓。
4. 口腔环境异常，唾液黏稠或量少，口腔卫生状况差，牙菌斑、牙石较多，多伴有牙龈炎症表现。
5. 饮食习惯特殊，频繁摄取甜、黏、软、精细食物。
6. 多见于儿童初萌牙列和头颈部放射线治疗患者或患严重口干症的成年人。

七、静止龋（arrested caries）

1. 病损区呈黄褐色龋斑、浅碟状或外敞形浅洞，表面光滑、质硬。
2. 常见于磨牙的𬌗面和失去相邻牙齿的患牙邻面。

第五节　龋齿的鉴别诊断
Differential diagnosis of dental caries

一、浅、中龋的鉴别诊断

1. 浅龋与正常窝沟的鉴别　点隙窝沟处的浅龋多无主观症状，不被患者所注意，一般是在临床检查时被发现，但要注意与正常点隙窝沟相区别。窝沟在正常情况下也有黑褐色色素沉着，但着色不弥散，而已有浅龋的窝沟则呈墨浸状。探诊正常窝沟，尖头探针不易插入，而龋坏窝沟较易插入，且易勾挂住探针尖，还可探查到沟底的质地较软，有黏噬住探针的感觉。对有些较深的窝沟，一时难于鉴别，可将其视为可疑龋，告知患者，定期复诊，观察其变化。

2. 与牙釉质发育异常性疾病的鉴别　发生于牙冠平滑面的浅、中龋，尤其在尚无明显牙体实质缺损的早期牙釉质龋情况下，临床仅表现为光泽改变和色斑出现，与某些因发育异常而导致的牙体组织缺损性疾病有相似之处，诊断时应注意鉴别。

（1）牙釉质矿化不良：牙面也呈斑块状白垩色改变，但表面光洁、坚硬、完整无缺，可见于任何牙齿和任何牙面。这是因为该牙齿在牙胚发育的某一阶段受到了局部的干扰因素（如乳牙外伤、感染）或全身疾病的影响，导致相对应区域的牙釉质晶体矿化障碍。与早期牙釉质龋的鉴别主要从病损区的形态和质地来考虑。

（2）牙釉质发育不全：牙齿表面除了有白垩色或黄褐色斑块的改变外，还出现点状、条带状、陷窝状的牙釉质缺陷，缺损形态不规则，可止于牙釉质层内，也可见局部牙釉质完全缺如而致牙本质裸露。探诊质地较硬，缺损边缘的牙釉质有光泽。这种病损起因于牙齿发育期间，由于局部或全身的干扰因素影响了同一时期发育的数颗牙齿以及其对称部位釉基质的形成，进而使牙釉质的形态出现缺陷。病损常见于牙列中对称的牙位，前牙发生于唇面和切缘，后牙发生于咬合面，常累及牙尖，临床可见牙尖有片状、块状牙釉质剥脱的现象。一般情况下，这种牙釉质缺陷容易与龋鉴别，但是这种缺陷也可能并发龋，表现为局部组织脱矿变软，这是因为缺陷部位牙菌斑不宜被清除，进而成为龋的好发部位。

（3）氟牙症：又称氟斑牙，表现为多数牙对称发生病损，牙面呈现白垩色或黄褐色横线、条纹或斑块，也见有合并牙釉质凹陷状的缺损。这是因为在牙齿发育时期，机体较长时期摄入过量的氟，氟可抑制成釉细胞的分泌活动，阻碍釉基质的形成，也同时干扰牙釉质晶体的正常矿化，进而导致在该阶段发育的牙齿不同程度的牙釉质发育不全和矿化不良。多数可追问出 7 岁前生活在饮水含氟量超标地区的病史。

3. 与其他非龋性牙体组织疾患的鉴别 楔状缺损是发生在牙颈部的具有特征性楔形形状的牙体组织缺损。病变部位质地与正常组织相同，表面光亮，但若缺损局部不能清洁，牙菌斑积累后也会并发龋。

当临床上出现对冷、热敏感的症状时，要注意鉴别是因酸蚀症、牙齿磨耗等非龋性牙体组织缺损致牙本质暴露所引起的牙本质过敏，还是发生于隐蔽部位的中龋，应特别仔细检查患牙的邻面、根面等部位，警惕漏诊或误诊。

二、深龋的鉴别诊断

在临床诊断深龋时，最重要的工作是鉴别牙髓状态。如果将牙髓有炎症性病变，甚至已经坏死的患牙当作单纯的深龋进行充填或直接粘接修复，则可延误对患牙的治疗，导致病情进一步发展，并可能使患者的痛苦加重，还增加了治疗的复杂性。为了避免误诊，需要把住以下三关：第一，应特别详细地询问患者有无冷、热痛及自发痛的病史，有时患者曾有过自发隐痛的病史，由于未及时治疗而致患牙牙髓逐渐坏死，疼痛症状消失，患者于本次就诊时可能会遗漏该病史。第二，在对龋洞进行检查时，需仔细探查洞底有无露髓孔，必须做牙髓温度测验和叩诊检查，以判明牙髓和牙周组织的情况。第三，如在非麻醉状态下去腐备洞时，还要注意患牙对钻磨切割牙本质的反应。如果没有任何疼痛、敏感的症状，即使未露髓，也应立即补做牙髓电活力测验，确定牙髓的活力或拍摄 X 线片观察病变的范围和根尖周组织的情况。去净腐质后，还要仔细检查洞壁、洞底，必要时用牙科显微镜观察，特别要注意髓角位置的表现，若出现某点的探诊锐痛或局部有灰白色小凹点，甚至有出血，提示已经露髓，此时应诊断为慢性牙髓炎。

1. 深龋、可复性牙髓炎、慢性闭锁性牙髓炎的鉴别

（1）疼痛症状：三者均可诉有对冷、热刺激敏感，但深龋和可复性牙髓炎患牙无自发痛病史；慢性闭锁性牙髓炎可有自发痛病史。

（2）温度测验：用冰棒冷测牙面，深龋患牙的反应与对照牙是相同的，只有当冰水入洞后方引起疼痛；可复性牙髓炎患牙在冷测牙面时即出现一过性敏感，当深龋与可复性牙髓炎难以区别时，可先按可复性牙髓炎的治疗进行处理；慢性闭锁性牙髓炎患牙冷测敏感或迟钝，由温度刺激引起的疼痛反应程度通常较重，持续时间较长。

（3）其他检查：深龋和可复性牙髓炎患牙无叩痛，X 线片显示根尖周组织影像学检查正常；而慢性闭锁性牙髓炎患牙多出现轻度叩痛，根尖片有时显示根尖部牙周膜间隙轻度增宽。

在临床上，若深龋、可复性牙髓炎和无典型自发痛症状的慢性闭锁性牙髓炎一时难以区分，可先采用诊断性治疗的方法，即用氧化锌丁香油酚糊剂进行安抚治疗或用氢氧化钙间接盖髓治疗，在观察期内视其是否出现自发痛症状再明确诊断。

2. 深龋与死髓牙的鉴别

（1）深龋无自发痛病史；死髓牙可有自发痛病史。

（2）深龋探诊敏感；死髓牙探诊无反应。

（3）深龋温度测验和电活力测验正常；死髓牙对测验无反应。
（4）深龋患牙叩诊无叩痛；死髓牙可有叩诊不适或叩痛（+）。
（5）深龋患牙牙龈正常；死髓牙伴慢性根尖周炎的患牙牙龈可有窦道口。
（6）X线片上深龋患牙的牙冠部龋损低密度影像不与髓腔连通，根尖周组织影像学检查正常；死髓牙的牙冠部龋损低密度影像可与髓腔连通，根尖周膜影像可有模糊、增宽，甚至显现骨密度减低区；经过牙髓治疗的无髓牙，于髓室或根管内可见有填充材料的阻射影。

小 结
Summary

1. 龋齿的基本临床特征是患牙牙体硬组织发生色、形、质的改变，病损呈进行性发展，到达牙本质后，患牙可能出现对冷、热刺激一过性敏感症状。龋损易发生于牙菌斑长期滞留的牙齿部位。

2. 我国临床上最常用的诊断分类是根据病变深度进行的分类，即浅龋为牙釉质龋和牙骨质龋；中龋为牙本质浅龋；深龋为牙本质深龋。另外，根据解剖部位分为点隙窝沟龋、平滑面龋、根龋；根据病变进展速度分为急性龋、慢性龋、静止龋；还有一类有特殊病因或全身背景的易感人群在短时间内多数牙及多个牙面同时发生以急性龋损为特征的龋病，称为猛性龋。对于曾做过治疗的牙齿，于修复体周边或下方又发生龋坏者称为继发龋，在治疗中去腐未净致病变持续发展称为残留龋，而在该牙的其他部位又新发生的龋坏则称为再发龋。

3. 对龋齿的临床诊断，必须经过全面的问诊和对患牙的仔细视诊、探诊和叩诊。中龋、深龋和隐匿性龋还需要进行X线检查，邻面龋的有效检查方法是拍摄咬合翼片。临床上常用的诊断术语有：早期釉质龋、浅龋、中龋、深龋、继发龋、猛性龋和静止龋。

4. 在对深龋洞患牙进行诊断时，重要的鉴别任务是对牙髓状态进行准确判断，以指导做出明确的临床诊断和正确的治疗方案。牙髓诊断试验（又称牙髓活力测验）中温度测验（冷、热测）反映牙髓的病变程度，测试结果分为正常、敏感、迟钝、无反应4级；而电活力测验只反映牙髓的"死"或"活"，不反映病变程度，测试结果仅描述为正常和无反应或有、无活力。牙髓诊断试验均需要以正常对照牙的反应来比对测试牙。

5. 牙本质龋损的4层病理结构可与临床探触硬度相对应，对于急性龋患牙，还可通过化学染色或荧光显色的方法区分龋损的细菌侵入层，以指导临床治疗中对必需去除的感染牙本质予以识别。

6. 在临床上需要注意对窝沟浅龋与正常窝沟进行鉴别；光滑面浅、中龋需与一些非龋牙体硬组织疾患进行鉴别。鉴别点主要在颜色和质地改变的不同特点上。

名 词 术 语
Definition and terminology

浅龋：龋损位于牙釉质或根面牙骨质层内，可以发生在牙的各个牙面，多无自觉症状。

龋斑（caries spot）：在浅龋成洞之前，牙釉质的病变区发生颜色改变。牙平滑面呈现白垩色、棕色或褐色，表面结构疏松，探查感粗糙，但牙表面连续性尚正常，由于吸纳色素，龋斑可呈现黄褐色或黑褐色。此时一般不需手术干预。这种情况又称为早期龋（incipient caries）或早期釉质龋（early enamel caries）。

中龋：龋损的前沿位于牙本质的浅层，又称为牙本质浅龋。患牙可无明显临床症状，或出现冷、热、酸、甜刺激进入龋洞引起一过性敏感的症状，去除刺激后症状随即消失，牙髓正常。

深龋：龋损进展到牙本质深层，又称为牙本质深龋。患牙有明显遇冷、热、酸、甜刺激的敏感症状，也可有食物嵌塞时的短暂疼痛症状，但没有自发性疼痛。牙髓温度测验反应正常。

慢性龋（chronic caries）：龋损呈慢性进展过程，龋洞内软化牙本质较少，病变组织着色深，呈黑褐色，病变部位腐质相对干硬，洞底可见黄褐色硬化牙本质，坚硬而光滑，故慢性龋又称为干性龋。在髓腔一侧，牙髓-牙本质复合体形成较多的第三期牙本质，以保护牙髓。多数成年人发生的龋均属此类。

急性龋（acute caries）：龋损快速发展，从发现龋到出现牙髓病变的时间可以短至数周。急性龋洞内软化牙本质较多，病变组织着色浅，牙釉质呈白垩色，牙本质呈浅黄色。病变范围较广，质地湿软，故急性龋又称为湿性龋。洞底脱矿层较厚，缺乏硬化牙本质，在髓腔内侧较少形成第三期牙本质，牙髓易于受到感染。急性龋多发生在儿童和易感个体。

猛性龋（rampant caries）：在短期内（6~12个月）全口牙齿或多个牙齿、多个牙面同时患龋，尤其在一般不易发生龋的下颌前牙，甚至是切端的部位发生龋；病变呈现急性龋的特征，在未成洞患牙的牙面和成洞患牙洞缘周围的牙面呈现大范围的脱矿表现；多数发生在有特殊的致病因素或全身背景的易感人群。猛性龋又称猖獗龋，可见于儿童、青少年以及成人患有全身系统性疾病而累及口腔局部环境改变的情况，如患有干燥综合征（Sjögren syndrome）的患者和头颈部放疗患者，他们发生的猛性龋又分别称为口干性龋（xerostomia caries）和放射性龋（radiation caries）。

静止龋（arrested caries）：在龋进展过程中，由于局部环境发生变化，隐蔽部位变为开放状态，致龋因素消失，病变停止进展并再矿化，但已造成的牙体实质性缺损仍保持原状。牙釉质早期龋成为深色龋斑，龋洞呈现浅碟状，洞底牙本质发生再矿化，质地坚硬，表面光亮，可有着色。

继发龋（secondary caries, recurrent caries）：是做过牙体治疗或牙体修复的患牙，在其充填体或修复体边缘的牙体组织上或与材料接触的洞壁、洞底发生的龋。临床可见患牙修复体边缘的牙体组织着色变软，X线检查显示修复体周围的牙体组织病变区域密度减低。

残留龋（residual caries）：以往做过牙体治疗或修复，治疗中去腐未净致龋损持续发展。临床上也归属于继发龋。

（岳 林）

第八章 龋病的临床处理策略

Clinical treatment strategy of dental caries

第一节 控制龋的发展
Control of carious progress

一、口腔护理措施

龋齿常是患者就诊口腔科的原因。此时，相当一部分患者尚未建立良好、有效的口腔保健习惯，医者的首要任务是对患者的口腔状况与口腔护理习惯进行具体的检查和分析。要指出患者口腔护理不足的地方并给予具体的指导，并在以后的就诊中检查患者执行的效果。这样做既是龋病治疗的第一步，也是保证后续牙体修复效果得以维持的基础，同时对于预防和控制进一步的龋损具有实际而有效的作用。

1. 刷牙 是主要的清除牙菌斑的方法。现今，多数人已建立了每日刷牙的习惯，但清洁的效果差异显著。要简明扼要地向患者讲解并示范正确的刷牙方法以及应达到的牙齿清洁效果。教育患者根据自身情况选择合适的牙刷。对于市场上推广的各种牙刷，首先应是经过临床验证的合格产品，合格的保健牙刷。同时还必须使用得当，才能起到有效清除牙菌斑的效果。牙刷的刷毛和刷头应该自由地到达全部牙齿的各个牙面，刷毛的硬度要适度，以免损伤牙齿和牙龈。正畸治疗患者需要使用专门的牙刷。牙周病患者应使用牙间隙刷。要让患者对自己牙齿的排列和各个牙齿的牙面数有基本的了解。向患者解释刷牙的主要目的是清洁暴露在口腔中的各个牙面。要求"面面俱到"，强调清洁的效果。不要笼统地讲刷牙应持续的时间，也不要将刷牙的方法复杂化。患者只要理解了刷牙的目的，并且对自己的牙齿情况有所了解，方法本身实际并不是最主要的。尽可能做到餐后刷牙及漱口，早、晚各一次。晚上睡前的刷牙最重要。

2. 使用氟化物 作为常规的龋病控制措施，要指导患者选择和使用含氟牙膏。氟的抗龋作用已为临床实践所证明，要教育每一位患者（尤其是龋高危者）有规律地使用含氟牙膏。对儿童和龋高危患者，还应在每次就诊时为其牙面局部涂布氟化物，加强抗龋效果。

牙膏中最主要的成分是摩擦剂和表面活性剂（洁净剂）。刷牙时，洁净剂中的表面活性成分有利于溶解牙菌斑中的有机成分，在刷毛和摩擦剂的共同作用下，去除附着在牙面上的牙菌斑。市场上现有的多数牙膏从预防龋齿的目的出发，加有适量的氟化物；从预防牙周病的角度考虑，加有抗结石和抗牙菌斑的成分；也有的牙膏加有抗菌或其他药物成分。但是不应提倡长期应用抗菌的药物牙膏。研究表明，长期使用抗生素牙膏有可能造成口腔菌群平衡的失调。牙膏的安全性是第一位的，因此任何添加成分都需要科学的验证，确认对人体无害方可使用。同时，市售牙膏必须经过有关卫生管理部门的审批。在我国，审批权属国家卫生行政部门及其下属机构。在一些西方国家（如美国），审批权则归专业的学会组织，如美国牙科学会（ADA）。

3. 使用牙线 即使患者已十分认真地刷牙，也难以完全清除位于两牙邻面的牙菌斑。为此，建议患者养成使用牙线的习惯。使用牙线能够有效清除邻面牙菌斑和嵌塞的食物碎屑。牙线有市售的商品，也可以用普通的丝线代替。用牙线清洁牙齿最好是在刷牙后或在睡前。使用时，将一尺左右的牙线压入两牙之间的间隙，然后分别在相邻的两个牙面上做颊舌和上下的提拉，将牙菌斑或食物碎屑带出。使用牙线可先易后难，先学会清洁前牙，再逐渐向后移，逐个清洁后牙的间隙，要有耐心。只要肯实践，所有的后牙邻面都可以达到清洁的效果。

4. 漱口 餐后用清水或漱口液漱口，口中含10 ml左右的漱口液，用力鼓动口腔，30秒后将漱口液用力吐出，可以清除牙间碎屑并有冲淡食物产酸的作用。

5. 洁牙 建议患者定期到合格的口腔医疗机构清洁牙齿。只有受过专门训练的医护人员才可能有效清洁牙面的各个部位，并且避免对机体的任何伤害。对于已形成的牙石，更要靠医护人员帮助去除。

6. 应用化学方法去除牙菌斑 尽管可能通过化学的方法控制牙菌斑，并且临床也确实有这样的制剂，如抗生素、酶、消毒剂等，但这些制剂在去除牙菌斑的同时可能产生的不良反应不可忽略。一般不提倡长期应用化学制剂控制牙菌斑。

7. 定期检查与维护 要向患者说明定期检查和口腔护理是控制龋病的必要行为，以便发现和处理早期的龋齿。一般应每年检查1次。对于高危患者，要加大频率，每年检查2次，必要时每3个月检查1次。对于猛性龋患者，除了严密观察，更应该积极预防和治疗。

二、诊断与病因分析

1. 正确的诊断 龋齿的临床诊断并不复杂，重要的是判断患牙的牙髓状态和治疗过程可能导致的牙髓变化。临床上诊断为浅龋、中龋或深龋是指没有牙髓病变，可以直接修复的状况。对于患者有不适主诉症状的情况，必须先针对主诉症状做出初步判断，然后才可以开始干预性、手术性治疗。对于以龋为主要问题的患者，下列考虑和安排也是必要的。

2. 个案的龋危险性评估 龋病的发病因素很多，但对于每一位就诊的患者来说，应该有其特殊或主要的原因。要对患者当前的患龋情况有完整的了解，要全面询问患者的饮食习惯、口腔卫生保健方法、用氟情况和全身健康状况，同时要仔细检查患者每个牙齿的发育和矿化、牙面牙菌斑聚集、牙的排列、有无修复体和唾液分泌情况。结合所收集的资料和已有的知识，对其给出综合的龋危险性评估，有针对性地给患者以具体的指导和制订治疗方案。龋危险性评估要根据患者年龄、目前患龋程度、以往龋病史、牙齿发育排列状态、唾液分泌情况等综合考虑。如多个龋齿同时存在、唾液分泌量少、牙齿矿化程度差，应该判断其为高危患者。根据临床发现，医师可以给出一个大致的个案龋危险性评估意见。

3. 具体而有针对性的饮食分析 尽管糖的消耗（尤其是糖的进食频率）是与龋齿最为密切的因素，但糖又是人类快速获取能量的最佳来源。因此，笼统地对患者讲不吃糖或少吃糖是起不到防止或减少龋齿的作用的。只有让患者真正了解了糖在龋发病中的作用，同时具体地与患者共同分析在饮食方面存在的问题以及应该注意的事项，才可能有助于预防和减少龋。要告诉患者什么时候不宜吃糖，如睡前或患口干症；吃糖后应该做些什么，如漱口和刷牙；以及应该怎样合理安排吃糖，如减少吃零食的次数；哪些食物更容易产酸致龋，如蔗糖、果糖等；哪些食物不致龋，如蔬菜、肉类等。

龋病的治疗并不复杂，但治疗方案确定前的综合考虑则是一件需认真对待和努力做到的事情。这样做是对医者综合素质的检验，口腔科医师不仅是医者，还应成为口腔医学知识的教育者和传播者。

三、制订并实施"防-控-修复"一体化的治疗计划

1."防-控-修复"一体化的龋病治疗 龋病的临床特点决定了确定其治疗方案时的特殊性。由于龋早期的主要表现为矿物盐溶解，临床无症状，因此不易被发现。龋又是进行性发展的疾病，不能通过组织再生自行修复，形成龋洞必须由受过专门训练的牙科医师修复。但是要特别明确：补了洞不等于治疗了龋病。因龋就诊的患者常存在其他的口腔卫生或口腔保健方面的问题，医师应该在修复局部龋洞的同时，指出患者口腔保健中的问题，指导患者养成好的口腔卫生习惯，使其具备正确的牙科就诊态度和主动防治早期龋齿的主观愿望，防止、减少和控制龋的进一步发生。

临床上，首先要考虑患者目前的主要问题，及时终止病变发展、防止对牙髓的损害、恢复外观和功能；还必须考虑患者整体的口腔情况，为患者制订个性化的整体预防和治疗计划。同时，要教育、指导患者，调动其自身防治疾病的主观能动性。患者自身对疾病的认知程度对于控制龋齿是十分关键的。治疗一个龋齿，教育一个患者，使其形成良好的口腔保健习惯或者牙科就诊态度，是医者的责任。

2.告知义务 医务人员要对患者尽到告知义务，使患者充分了解自己口腔患龋的实际情况，了解医师计划采取的措施，知道自己应做的事情和应付的费用。制订治疗计划需要患者和其家属或监护人的参与。

3.处理与主诉症状有关的患牙 患者寻医就诊，一般都有主诉症状。医者首先应该针对患者的主诉症状进行诊断并制订治疗计划、采取措施。即使对于多发的问题，也必须遵循上述原则。对患龋的牙，如果确定没有牙髓病变的临床表现和 X 线表现，可以直接充填修复。如果存在牙髓充血或可疑炎症表现，则最好采取二步法充填，即先将龋坏的组织清理干净，用对牙髓无刺激或有安抚作用的暂时充填材料充填，如一至数周后无反应，则可进行永久性充填修复或嵌体修复。对于龋坏范围尚未波及牙髓的病例，应尽可能地保存牙髓活力。

4.停止龋的发展 在对与主诉症状相关患牙进行了适当处理后，要针对全口患龋的情况采取措施。对于口腔内同时发现多个牙齿患龋或者患龋呈急性发展的患者，应该采取措施，首先阻止龋的发展和蔓延。对于已有的龋洞，首诊时就应尽可能去净龋坏组织，以暂时封闭材料封闭窝洞，停止龋的发展。然后再根据情况逐个修复龋损的牙齿。在处理龋坏牙的同时，应对易感牙齿采取措施，如牙面局部涂氟和窝沟封闭。

5.修复龋损恢复功能 对于多个牙齿同时患龋的病例，要在停止和控制了龋发展之后，逐个地修复缺损的部分。修复龋病缺损可根据情况选择充填修复或嵌体修复。要根据个案，与患者讨论选择修复的方法和所用材料。对于未成洞的早期龋，可以通过去除病原物质、改变局部环境和再矿化等非手术方法予以处理（详见《牙体牙髓病学》专门章节），并应定期复查。

6.制订和落实预防与口腔保健措施 治疗期间和治疗后患者的口腔保健情况直接决定修复体的效果和寿命。为此，必须针对患者的具体情况，制订个性化的口腔保健方法。复诊时应该检查患者执行的情况。

7.定期复查防止复发 龋齿的治疗仅靠门诊的工作或只是修复了龋坏的部分是不够的。要求患者一定要定期复查。复查的频率依据患龋的程度和危险性而定。一般间隔应在 6 个月到 1 年的时间。对于个别高危个体，应每 3 个月复查 1 次。复查时，除了检查口腔卫生的情况和患龋情况之外，还应检查患者执行口腔保健计划的情况。

8.患者良好"牙科态度"的养成 医师要通过自己的工作促进患者建立良好的"牙科态度"，包括口腔护理、及时治疗、定期就医等。

第二节 龋损牙体修复的原则
Principles of dental restoration of carious teeth

一、生物学考虑

去除龋损感染的组织、保护正常牙髓组织不受损害、尽可能保留健康的牙体组织、修复龋损、恢复功能、恢复美观是治疗龋齿需要遵循的基本生物学原则。

1. 去净感染的龋损组织 感染的龋损组织含有大量细菌和细菌毒素，修复前如果不能将其彻底去除，就不能阻止病变的进一步发展，是造成龋复发的主要原因。另外，脱矿后的牙体组织渗透性增加，如果不去净存在于洞缘附近的脱矿牙体组织，势必使洞缘的封闭性降低，增加微渗漏，增加外界刺激对窝洞深部组织的刺激，是治疗失败的重要原因。

2. 保护牙髓 牙髓-牙本质复合体是富含神经的生物组织。机械去腐操作时的压力、器械摩擦产生的热、冷却过程造成的组织脱水、治疗所用药物和材料等因素都可能对牙髓-牙本质复合体（尤其是牙髓组织）造成不可逆的损伤。因此，治疗过程要特别注意对牙髓-牙本质复合体的保护。对所用器械和设备要经常检查，及时更换损坏的部件，如变形的齿轮、钝旧的钻、喷水不准确的手机等。临床操作要十分轻柔和仔细，避免过度用力，避免牙齿脱水，避免长时间切削等。同时，要充分了解所使用的材料和药物特性，避免药物或材料对牙髓的刺激。备好的窝洞应该立即封闭，避免牙本质小管的二次感染。

3. 保护健康牙体组织 为了获得良好的通路和固位，牙体修复治疗过程中有时不得不牺牲部分正常的牙体组织。但是，保留健康的组织始终应该是牙体治疗应该追求的目标。粘接修复技术比较以往的银汞合金充填术和嵌体修复术能够较多地保留健康组织，是一项十分有前途、需要广泛开展的技术。

4. 预防性扩展 适当去除龋洞周边无法通过口腔保健措施控制牙菌斑而又极易患龋的牙体组织，称为预防性扩展。去除的范围需要根据修复材料的特征确定。如果修复材料具有释放氟的功能或抑制牙菌斑、抑制龋损的功能，并且可以实施有效的龋预防控制措施，则可减少或不进行预防性扩展。

二、美学和功能的考虑

龋损修复的根本目的是恢复功能和美观。功能的恢复除了外形的考虑之外，咬合功能的考虑不可忽略。修复完好的牙齿应有良好的咬合关系。对于美观的考虑，一是外形，二是色泽。良好的外形和色泽是恢复自然美的两个要素。目前的直接粘接修复术和间接嵌体修复术均可达到较理想的美观修复效果。修复后的牙齿除了自身的外形和色泽之外，还应该与相邻牙齿和组织有良好的生物学关系，不应形成新的食物嵌塞和牙菌斑滞留区。

三、固位和抗力的考虑

修复龋损需用生物相容的材料，这种材料必须与牙齿紧密结合或牢固地存在于窝洞中才可以行使功能。寻求合适的固位方法一直是龋损修复的重点。相关内容在《牙体牙髓病学》中会有详细介绍，概括起来，目前获取固位的方法主要有机械锁扣固位和化学粘接固位两种。

1. 机械锁扣固位 是应用银汞合金充填术修复牙体组织缺损的主要固位方法。充填前要求制作一定洞形，利用洞形的壁和形状，通过摩擦和机械锁扣使充填材料获得固位。为了获得足够的抗力形，对抗咀嚼过程的各种力，充填体必须有一定厚度和强度，洞形制备时可能需要牺牲适量的健康牙体组织。

2. 化学粘接固位　理想的粘接修复技术是在不破坏健康牙体组织的情况下，利用材料的化学粘接作用获得固位，利用材料的优越物理性能获得抗力。近年来，粘接修复技术有了很大的发展。一方面，粘接剂的发展已经突破了单纯粘接牙釉质或牙本质的界限。一种新型粘接剂可以获得类似牙釉质和牙本质自然结合的力量；另一方面，充填材料（尤其是高分子树脂类材料）已经可以通过增加填料和改变填料特性的方法，获得基本能够满足咀嚼功能要求的复合树脂。然而，由于粘接修复材料中的基质材料为高分子聚合材料，存在聚合收缩和材料老化的问题，仍需要更多的材料改进和更多的长期临床观察和临床效果评估。

修复材料和剩余牙组织的抗力：要综合分析咬合力的情况，确定是否保留无牙本质支持的牙釉质，决定修复材料的种类和厚度。

四、修复材料的选择

多发性龋患者应该首选可以控制龋进展的材料，如复合体、含氟树脂、玻璃离子水门汀。当龋的进展完全得到了控制时，再考虑美学的修复。美学修复的材料可以是复合树脂，也可以是全瓷材料。前者主要靠椅旁直接粘接修复，后者则需依赖技工室间接修复或依赖椅旁计算机辅助设计/计算机辅助制作（CAD/CAM）技术。关于龋损的修复技术与原理，详见《牙体牙髓病学》《牙体修复学》等。

（高学军）

第三节　龋病风险评估
Caries risk assessment

一、龋病风险评估的目的

龋病是最常见的口腔疾病，可累及各个年龄组人群，其发病特点之一是部分人群或个体有易感性。儿童及青少年因乳牙的矿化程度低，年轻恒牙刚刚萌出后窝沟深等因素，是龋病的易感人群；有些个体因牙齿发育不良、长期不注重口腔卫生、口腔酸蚀症、正畸或修复治疗等因素增加了牙面牙菌斑聚集的风险，从而易患龋病；全身系统性疾病的患者，如头颈部肿瘤放射治疗后或患有口干症等患者唾液流量减少，也是龋病易感者。

龋病风险评估（caris risk assessment）是对龋病发生的可能因素进行判定，从而预测患者未来患龋的可能性。龋病风险评估的目的是识别龋易感人群和易感者，为其提供合适的预防和治疗方法，从而阻止龋病的发生和发展。龋病风险评估是正确制定龋病预防和管理决策的基础。

二、龋病风险评估的方法

一个理想的龋病风险评估系统应具备有效性、可靠性、使用简便、费用较低等特点。目前国外的口腔专业机构已提出几种常用的龋病风险评估系统，其共同点为均包含既往患龋经历、唾液、饮食、全身情况、氟暴露、牙菌斑等因素，且每个系统均有重点突出的风险因素。

（一）影响龋病风险评估的主要因素

1. 社会经济因素　以往大量研究显示，龋病的发病率往往与受检人群的社会经济条件有关，经济条件较差地区的人群或个体往往较经济发达地区人群患龋率更高。但是该指标不是直接的风险因素，缺乏针对性。

2. 既往患龋经历　是预测未来龋风险性最有效的指标之一。流行病学研究已经证明，既往患龋经历与未来患龋有很强的正相关关系。在一些儿童和青少年的研究中发现，在年幼时患龋多，即 dmfs 或 DMFS 高的个体在未来龋发生率也同样是高的。目前临床上普遍认为既往患龋经历高的个体，即该个体如果检查时 dmfs 或 DMFS 高，那么如果没有特别的干预措施，这些个体将来具有更高的患龋风险。既往患龋经历体现了个体过去患龋风险因素和保护因素相互作用的结果，作为预测指标，该指标检查方法简单、直接、廉价、快速。但是该指标没有考虑人群或个体口腔状况的动态变化，具有滞后性。如果对人群或个体给予口腔预防干预措施，该指标的效力则下降。

3. 生物学因素　根据龋病发病的四联因素学说，细菌、饮食和宿主等因素被纳入评估，包括牙菌斑的量和组成、唾液流率和唾液缓冲能力、饮食习惯和糖摄入频率、氟化物的应用。

牙菌斑是龋病发生的主要因素之一，没有牙菌斑就不会有龋。因此，评估牙菌斑的聚集量和滞留牙面、组成等是非常重要的。长期低唾液流率是个体龋易感的最敏感的危险因素。糖是龋发生的必需因素，了解个体饮食习惯，包括糖类的类型、进食频率等，对于龋病的预防和管理非常重要。氟的广泛性使用能显著降低龋病发病率和龋损进展速率。因此，氟暴露情况是评价患龋危险的重要部分，也是对患龋的一个重要保护因素。

生物学因素都是明确的致龋风险因素，可以比较有针对性地描述个体的龋病风险，也可用于人群，有助于有效管理龋病风险。但这些因素的确定有的需要特殊检查，比较耗时，且费用较高。

（二）几种龋病风险评估系统

1. ADA 龋病风险评估系统　由美国牙医学会（American Dental Association）于 2004 年提出，分为用于 0～6 岁患者和 6 岁以上患者两个表格。

ADA 龋病风险评估表主要包括促进因素、一般健康情况和临床情况。促进因素包括氟暴露情况、甜食、家人患龋情况等；一般健康情况包括放疗、化疗及药物使用等；临床情况包括过去及现在患龋情况、牙菌斑情况、矫治器等。前两项可通过询问获得，临床情况需医师检查。每一项目表中列有高、中、低危选项，可根据龋病危险因素的选择情况决定患者的风险分级。

2. 龋病风险评估工具（Caries Risk Assessment Tool，CAT）　是由美国儿童牙科学会（American Academy of Pediatric Dentistry，AAPD）于 2002 年制定的，后多次发布修订版本。CAT 包括临床情况、环境因素和一般健康情况。临床情况需通过临床检查和微生物检测得出，包括患龋情况、牙菌斑、矫治器、变异链球菌；环境因素可通过问卷调查得出，包括氟暴露情况、饮食、社会经济因素和家庭口腔维护；一般健康情况包括特殊医疗需求、有减低唾液流率的因素等。表中主要有高、中、低危等不同等级的列，可根据龋病风险因素在每列中选择情况，决定患者风险分级。

3. 基于风险性评估的龋病管理（Caries Management by Risk Assessment，CAMBRA）　由美国加利福尼亚州牙科协会于 2003 年提出，后经 Featherstone 等学者修改、完善。该系统理念的核心是评估每例患者的独特个体疾病指标、风险因素和保护因素，以确定当前和未来的患龋风险。CAMBRA 包括 2 种评估表，一种针对 0～6 岁患者，另一种用于 7 岁及以上患者。

评估表主要包括疾病指标、生物或风险因素、保护因素。疾病指标是指临床观察到的过去患龋情况及龋活跃情况；风险因素是指能促使患者在未来有新龋发生或现有病损进展危险程度增加的生物或环境因素；保护因素是指能降低现有风险因素的生物或治疗方法，包括各种形式氟的使用以及氯己定（洗必泰）、木糖醇、钙磷糊剂等的使用。通过以上三部分之间的平衡关系（当风险因素增加时，为维持平衡，保护因素也相应增加），即可决定患者龋病的风险。

4. Cariogram 由瑞典学者 Petersson 等研发，是将受试者的各种危险因素作为变量输入计算机程序，并将最终结果以饼形图显示出来。龋风险因素包括既往患龋经历、相关疾病、饮食结构、饮食次数、牙菌斑量、变异链球菌、氟化物、唾液分泌、唾液缓冲能力等，通过在计算机程序输入上述 9 个因素的相应分数（0~3），即可通过程序运算得出饼形图，并显示未来一段时间患龋的可能性。考虑到龋病风险各因素之间的交互关系，该程序可通过权重评估表示出一位患者的龋病风险评估。除此之外，该程序还可根据结果向患者提供预防新龋发生的方法。

上述 4 个龋病风险评估系统，每个系统都有各自的优点、缺点和适用范围，其共同特点是基本都将既往患龋经历、饮食、牙菌斑、氟化物的使用纳入系统中，这些可以通过问卷和简单的临床检查得到结果；而有些则需要对细菌或唾液进行检测，这无疑会增加评估的难度和费用。尽管各种因素与龋病发展之间的相关性已在许多研究中得到证实，但目前针对儿童的风险评估工具准确性仍较低，而且缺乏针对低收入人群的风险评估工具。

在临床应用中，应结合患者年龄、所在地区患龋率情况和所需检测因素选择适合的评估方法。

（董艳梅）

第四节　口腔疾病治疗中的龋病管理
Caries management in dental treatment

一、口腔疾病治疗中龋病管理的必要性

龋病管理（caries management）是以龋病风险评估为基础，通过龋病风险评估识别龋高风险人群、高风险个体、高风险因素，采取相应的预防或治疗措施，控制龋病的发生和进展，从而达到降低个体患龋风险和人群患龋率的目的。

疾病预防的概念不仅是防止疾病的发生，也包括对已发生的疾病通过适当的治疗，防止疾病的发展和进一步的损害。有学者针对慢性疾病的特征提出了三级预防的概念：一级预防为针对病因的预防，通过去除病原和增强健康预防疾病的发生；二级预防是在疾病早期，通过人为干预，促进自身愈合，即早发现、早治疗，防止功能障碍；三级预防则是在疾病的阶段，通过有效的治疗和修复措施，修复病损，恢复功能，防止疾病的发展和进一步的危害。

龋病是一种慢性进行性疾病，龋病管理也应该遵循三级预防的理念。口腔多数学科的治疗会干预口腔环境，有可能增加患者的龋易感性，从而也会影响治疗效果。龋病引起的不可逆性破坏在进行修复性治疗的同时，如不阻断患者的龋易感因素，龋病还将继续进展或新发。龋病的发病与生活行为密切相关，通过修正不利于口腔健康的危险因素来干预龋的发生及发展，可以做到预防或早发现、早治疗。因此，临床工作中应开展以患者为中心、以龋病风险评估为基础、针对不同人群或患者的龋病风险性开展龋病管理，才能达到控制龋病进展、维护口腔健康及全身健康的目的。

口腔治疗过程的椅旁口腔健康促进是预防疾病不可缺少的重要部分。多数患者缺少对疾病

早期预防的知识，因病就诊时是进行口腔健康指导的最好时机。医护人员结合患者的实际情况进行口腔健康指导，可起到事半功倍的效果，会使患者受益终身。

二、口腔疾病治疗中龋病管理的途径和方法

口腔临床工作中应充分理解龋病管理的理念，将龋病管理纳入日常临床治疗工作中，首先要进行龋病风险评估，龋病管理的策略也是基于对龋病发病病因和致病过程的理解，从控制牙菌斑、限制糖摄入量、增强宿主抗龋力等几个方面入手。

1. 龋病风险评估 在开展任何一项涉及口腔和牙齿的治疗项目前，都应该进行龋病风险评估，可结合临床具体情况采取不同的方法。

（1）通过问诊和口腔检查评估：根据患者口腔的状况、有关的生活习惯、饮食习惯和口腔卫生习惯，基于既往临床研究结果的提示，可对患者的龋病风险进行初步判断。在口腔检查中如有以下特征，常可初步判定其具有龋高危特征：①既往患龋经历，dmfs/DMFS 较高；②口内有多个未经治疗的开放龋或继发龋；③口干症患者，或有头颈部放疗导致唾液分泌量减少的患者。

（2）采用龋病风险评估系统：如可以采用 ADA 龋病风险评估表，通过问诊和一般口腔检查进行评估，确定患者的患龋风险；也可参考表 8-1，表中列出的龋病高风险因素越多，患龋风险越大。

2. 控制牙菌斑 有效清除或控制牙菌斑是预防龋齿的主要环节。控制牙菌斑主要靠患者自

表 8-1 龋病高风险因素

龋病相关因素	龋病高风险特征
饮食习惯	摄入含糖食物的频率过高
年龄	小于 18 岁，或大于 65 岁
口腔卫生习惯	未建立正确的口腔卫生习惯
氟化物应用	牙齿发育时氟化物缺乏 不使用含氟牙膏
用药史	正在服用使唾液减少的药物
唾液分泌情况	唾液分泌量减少导致口干
牙齿解剖形态	窝沟窄而深
牙齿矿化程度	矿化程度低或牙釉质发育不全
既往龋经历（dmfs 或 DMFS）	既往易患龋 （参考值：dmfs≥10 或 DMFS≥8）
口内患龋状况	多个开放龋或继发龋 多个不完善修复体
口腔卫生状况	差
菌斑微生物学	变异链球菌水平高
牙菌斑化学	摄糖后牙菌斑产酸（乳酸）量大 牙菌斑 pH 水平低
全身健康状况	体弱或残疾，难以进行自我保健
社会经济状况	较差，缺乏口腔预防和治疗措施
遗传倾向	有龋易感家族史

己。应该让患者了解自己牙面牙菌斑的积聚情况,知道牙菌斑的危害。临床上可以让患者拿一面镜子,医师通过镜子,向患者显示其牙面的牙菌斑;也可以使用菌斑显示剂染色后,向患者解释;同时向患者介绍控制牙菌斑的方法,如刷牙、使用牙线、使用含氟牙膏等。

3. 常规使用氟化物 氟化物是临床证明最有效的预防龋齿的制剂。局部用氟是有效、安全的防龋途径。一是通过家庭或个人,自用含氟化物的口腔保健用品,如含氟牙膏、含氟漱口液等;二是由口腔专业人员在医疗机构使用,如含氟涂料、含氟溶液、含氟凝胶、含氟粘接和修复材料。后者由于含氟浓度高,必须由专业人员使用。临床上对龋易感的患者,要在就诊时常规使用局部氟化物。

(1)含氟涂料:含有较高浓度的氟化物,如2.26%氟化钠[商品名多乐氟(duraphat)],涂在清洁后的牙面上,可以在牙面上停留24小时。渗透出的氟可以进入牙齿内部,也可以与牙菌斑中的钙结合,形成氟化钙储存。一般每年使用1~2次。含氟涂料适用于龋病高风险患者,也用于正畸治疗时的辅助预防。

(2)含氟溶液:在口腔临床诊室可使用2%氟化钠溶液局部涂用。可常规在龋病高风险患者的牙面使用,可在每次就诊时使用,也可每周使用1次。

(3)含氟凝胶:是一种方便的临床给氟方式,将含氟溶液制成水性凝胶,用托盘或直接在牙面涂布。适用范围同含氟溶液。每6个月使用1次。

(4)含氟粘接和修复材料:一些粘接材料和修复材料含有少量的氟化物,可用于正畸治疗时的临时粘接,也可以用于龋高危患者作为阶段性的修复材料修复缺损。

4. 限制糖的摄入 糖是牙菌斑代谢产酸的底物,限制糖的摄入或改变糖的摄入方式可以起到减少龋的效果。对含糖食品的限制,包括教育患者限制糖摄入总量和摄入频次,后者尤为重要。必要时可采用糖替代品满足对喜好含糖饮食者的需求。

研究表明,致龋食物主要是含糖的食物,尤其是那些含糖量高(蔗糖或果糖)、黏性大又不易清除的食物。在龋齿形成过程中,饮食中的糖在致龋时有双重作用,一是有助于形成牙菌斑,二是为致龋菌产酸提供底物。细菌产酸的总量除了与细菌总量有关外,也与底物的量有关。在龋齿形成的过程中,还与酸在牙面上停留的时间有关。根据Stephan曲线,牙菌斑产酸自然清除一般需要30分钟以上。当牙菌斑pH恢复到摄糖前的水平时,对牙齿矿物质就可能恢复过饱和的状态,有助于再矿化,即脱矿组织的恢复。然而,如果频繁进食糖,则牙菌斑中的pH难以有恢复的时间,脱矿的时间大大多于再矿化的时间,则易发生龋。所以,在减少糖摄入总量的同时,强调减少进食糖的频率更为重要。黏性含糖食物不容易自然清除,要强调进食后刷牙或漱口的重要性。为了减少糖在牙面停留的时间,要特别强调不在睡前进食的重要性,强调睡前有效清洁牙齿的重要性。

糖的代用品是指具有甜味,但所产能量很低、不会被细菌利用产酸的一类物质,如木糖醇、山梨醇等。这些物质具有甜味,可满足于喜好甜食又希望避免含糖饮食缺点的人类需求。有许多研究证明,木糖醇具有极低的产酸性,但并没有研究表明木糖醇具有确切的防龋功能。

5. 增强宿主抗龋力 发育健康的牙齿具有最强的抗龋力。牙齿发育时间的跨度很大,从胚胎期一直延续到青少年期。此期间,母体和自身的全身健康状况都可能影响到牙齿的发育。因此,牙齿的发育是孕产期、婴儿期和儿童期最应受到关注的事情。牙齿发育期的均衡饮食和全身健康无疑是最重要的,而适量摄入氟化物也有利于牙齿发育。合理摄入氟化物需要专业人员的具体指导,如氟化饮水和服用氟的补充剂,必须在专业人员指导、政府组织下进行。个人也可以通过均衡饮食,安全地从食品中获取氟。海产品、豆类产品都含有合理量的氟,正常食用是安全的。茶中含较多的氟,适量饮茶有利于摄入氟。

唾液是重要的抗龋物质,唾液对于清除和缓冲牙菌斑产生的酸是必不可少的。唾液还含有多种蛋白质，其中的黏蛋白和溶菌酶是口腔中重要的抗菌物质，对维持口腔微生态平衡具有不可缺少的作用。除此之外，唾液中特有的蛋白，如分泌型IgA、富脯蛋白、富组蛋白、富酪蛋白和富半胱蛋白与牙菌斑形成和抗龋过程有关。研究证实，唾液在龋齿形成中的作用主要是唾液流量对牙菌斑产酸的清除作用和缓冲作用。唾液量减少，导致增加酸在局部的滞留是重要的致龋原因。人在睡眠时，唾液分泌量极少，所以睡眠前不刷牙或者吃糖会增加局部细菌代谢产酸滞留的量，增加龋损的机会。患口干症、干燥综合征、唾液腺病变（如放射线照射后的损害）、服用影响唾液分泌的药物等，都明显地降低唾液流量，增加患龋的机会。在唾液量减少的情况下，要加强其他防龋措施，以减少龋的发生，如减少糖的消耗、增加清洁牙齿的次数、使用氟化物等。

牙的窝沟发育非常独特，尤其是乳牙和第一恒磨牙发育和矿化过程经历出生这样巨大的环境改变，常存在结构和矿化上的薄弱环节。深的窝沟容易存留牙菌斑，且不容易清洁。预防窝沟龋最直接的方法是在儿童期进行窝沟封闭，将窝沟与外界隔绝。

三、口腔疾病治疗中龋病管理的实施方案

口腔医疗机构在口腔疾病治疗中应将龋病管理作为常规工作内容，根据患者的龋病风险性和拟开展的口腔治疗情况，实施不同的方案。

（一）门诊患者的一般管理

1. 建立以龋病管理为中心的口腔健康档案，内容包括患者初次就诊时口腔全面检查情况和历次就诊情况记录。关于龋病的记录，应该包括牙齿状况、龋损状况、牙周状况、牙面牙菌斑状况和口腔保健状况等相关信息。

2. 初诊时全面了解患者全身及口腔健康情况，进行龋病风险评估，确定患者的龋危险因素，制订适合的龋病管理方案，实施椅旁口腔健康指导。

3. 制订口腔治疗计划，实施规范的龋病和牙体修复治疗。医疗机构需要对每一位就诊患者制订"防-控-牙体修复一体化"治疗方案。同时要实施合格的牙体修复，执行统一的治疗质量控制标准。

4. 口腔其他疾病治疗计划中也应进行龋病管理。一些复杂和费时的口腔治疗（如正畸、正颌、牙列缺损修复）可能改变口腔环境，增加龋的易感性。治疗前需要对患龋风险进行评估，治疗中要采取有针对性的防控措施，治疗后要进行评估。要把龋病控制作为一切复杂口腔治疗的基础措施，纳入相应学科的治疗管理项目中。

（二）龋病管理的基本方案

龋病管理的基本方案适用于所有口腔门诊患者。

1. 菌斑控制　①每日早、晚刷牙，每次刷牙时间至少2分钟，以清除牙面上的牙菌斑、软垢和食物残渣。②饭后漱口，清除食物残渣。③使用牙线清洁牙齿邻面。

2. 管理饮食习惯　建议培养良好的饮食习惯，提倡科学吃糖，减少吃糖次数，少喝碳酸饮料。

3. 日常应用氟化物　推荐刷牙时使用含氟牙膏，6岁以上儿童和成人可选择氟含量约为1000 mg/kg的牙膏，每次用量约为1 g（长度约为1 cm）。3～6岁儿童建议使用儿童含氟牙膏，每次使用"黄豆/豌豆"大小（约为0.5 g）。

4. 实施窝沟封闭　对适龄儿童进行窝沟封闭。

5. 定期口腔检查　至少每年1次。

（三）龋高危患者的龋病管理方案

通过龋病风险评估，如为龋高危患者，除遵循上述龋病管理的基本方案外，还应有加强的预防措施。

1. 明确龋易感的原因 建议并帮助其去除。

2. 由专业人员给予局部用氟 中国龋病防治指南（2016）建议对于我国6岁以下的学龄前儿童，乳牙龋中度危险人群每年2次或/和高度危险人群每年3~4次使用含氟涂料。对于6~18岁学龄期儿童及青少年，龋中度风险和龋高度风险人群，建议每年2次（中度）或3~4次（高度）使用含氟涂料或含氟凝胶。

3. 治疗原发病 对口干症患者，除积极治疗原发病外，可给予人工唾液改善口腔环境，咀嚼无糖口香糖或使用药物刺激唾液分泌。

4. 使用糖替代品 如有需要，可使用糖替代品（如木糖醇），以减少糖摄入。

5. 口腔检查 每3~6个月进行1次口腔检查，评估龋病管理的效果，及时对患者的自我口腔卫生预防效果予以指导，并调整临床治疗和龋病管理方案。

6. 口腔治疗方案的制订 应充分考量患者的龋易感性。应选择恰当的方法和材料，增加其龋预防的促进因素，如积极进行牙周治疗、选用含氟修复材料等；不进一步增加其患龋的危险因素，如择期进行正畸治疗等。

（四）正畸治疗中的龋病管理方案

有文献报道正畸患者牙面脱矿发生率可高50%~97%。正畸治疗中佩戴矫治器会增加患者维护口腔卫生的难度，固定矫治器易引起牙菌斑的滞留，也会阻碍牙菌斑的清除，从而增加了正畸患者患龋的风险。因此，正畸治疗开展前，需评估患者的龋风险性和口腔健康自我防护情况，正畸治疗全程均要实施龋病管理。

1.非龋高危患者且口腔健康自我防护水平良好者，可如期开展正畸治疗，其龋病管理方法除执行龋病管理的基本内容外，还应有一些增强措施。

（1）菌斑控制：除早、晚使用含氟牙膏刷牙外，建议增加餐后刷牙次数，使用正畸患者特制的牙刷刷牙。

（2）饮食管理：强调患者应调整饮食习惯，少吃甜食，少喝碳酸饮料。

（3）临床应用氟化物：在正畸过程中，建议正畸医师最好给予患者每3个月1次局部氟化物治疗。

（4）正畸医师在每次进行正畸治疗时应监控患者的口腔卫生状况，检查牙面有无牙釉质脱矿，以便及时采取措施。粘接托槽时，推荐使用可释氟的粘接剂，不残留多余的粘接剂，保持牙面光洁。

2.龋高危患者，开展正畸治疗要慎重。建议首先应帮助患者去除其龋高危因素，再开始正畸治疗。

只有在正畸治疗全程严格实施龋病管理，方能到正畸治疗结束时，在收获颜面和牙列美观的同时，依然保持牙齿的健康。

（五）修复治疗中的龋病管理方案

固定义齿修复可能会因为修复体与牙体组织之间的间隙造成牙菌斑堆积、清洁困难，导致患龋风险增高。使用可摘义齿的患者的基牙患龋率高，但分析原因主要是因为患者使用可摘义齿方法不正确、口腔卫生状况较差导致的。因此，修复治疗中应有意识地进行龋病管理，对保证修复体的寿命和患者口腔健康都非常重要。

1.修复方案的选择要考虑患者的龋病风险评估结果，所有修复患者应实施龋病管理的基本方法。

2.固定义齿修复应尽量使修复体与基牙密合，边缘位置的选择也要考虑患者的龋易感性。

3.选择可摘义齿修复，应告知并指导义齿的佩戴和口腔护理方法，强调菌斑控制对维护基牙健康和义齿质量的重要性。每日饭后和睡前应取下义齿，刷洗干净，并清洁基牙。夜间睡眠时不戴义齿，义齿可清洁后泡在清水中。

4. 修复治疗后应定期复诊。医师应检查龋病管理的效果。可进行局部涂氟治疗，降低龋病风险。

基于慢性病管理策略，龋病管理应树立全生命周期的理念，针对不同年龄阶段和生理特点，进行龋病的群体管理；针对不同风险因素和风险程度，进行龋病的个性化管理，以期最终实现控制龋病进展的目标。

（董艳梅）

小　结
Summary

龋病是多因素相关的由牙菌斑介导的慢性病，治疗龋病需要系统的综合性措施，包括周密可行的针对具体患者和具体原因的治疗方案、具体可行的防龋措施、对已有龋损的有效修复以及定期的临床检查与评估。在牙体修复的环节，去除感染源和感染物质并保护健康的牙髓和牙体组织是基本的生物学原则，同时要遵循机械或化学的基本原理，获得良好的固位和抗力，以及美观效果。对于龋病的控制，还涉及众多其他口腔医疗操作，要将龋病防控的措施融入所有可能增加龋病风险的口腔治疗计划中。

不同的人群和个体龋易感性不同，龋病风险评估的目的是识别龋易感人群和易感者。影响龋易感性的主要因素包括社会经济因素、个体既往患龋经历、牙菌斑、唾液、饮食习惯以及氟暴露等生物学因素。各种龋病风险评估系统的共同特点是均包含了个体既往患龋经历、饮食习惯、牙菌斑和氟化物应用情况等因素。

口腔科医师应重视口腔治疗中的龋病管理。龋病管理的方法是以龋病风险评估为基础，针对个体的龋易感性，给予不同的龋病预防和控制策略。要把龋病控制方法的实施作为龋病治疗、修复、正畸等口腔治疗的基础措施，纳入日常诊疗工作中。

名词术语
Definition and terminology

龋病风险评估（caris risk assessment）：是对龋病发生的可能因素进行判定，从而预测患者未来患龋的可能性。龋病风险评估的目的是识别龋易感人群和易感者，为其提供合适的预防和治疗方法，从而阻止龋病的发生和发展。龋病风险评估是正确制定龋病预防和管理决策的基础。

龋病管理（caries management）：是以龋病风险评估为基础，通过龋病风险评估识别龋高风险人群、高风险个体以及高风险因素，采取相应的预防或治疗措施，控制龋病的发生和进展，从而达到降低个体患龋风险和人群患龋率的目的。

（高学军　董艳梅）

第九章 儿童和青少年龋病及其治疗特点

Dental caries in child and adolescent and treatment

儿童和青少年龋病在病因学及组织病理学特征方面与成人无显著差异，但由于儿童和青少年生长发育和牙齿生理与解剖的特点，致使其龋病与成人相比病损波及范围更广泛，进展更迅速且危害更大。因此，乳牙与年轻恒牙龋病的治疗有其不同于成人的特点。

第一节 乳牙龋和年轻恒牙龋的特点
Characteristics of dental caries in deciduous and immature teeth

一、乳牙龋

（一）乳牙龋的危害

许多人认为"乳牙是要替换的，得了龋病不需要治疗"，这一观点是错误的。因为乳牙龋对儿童的身心健康有着严重的影响，这不仅表现在口腔局部，也表现在全身。

1. 对局部的影响

（1）影响咀嚼功能：乳牙因龋蚀致牙体组织缺损，尤其涉及乳牙牙冠的大部分或涉及多个乳磨牙时（图9-1），咀嚼功能明显降低。临床上常会遇到这样的患儿，与同龄儿童相比，身材瘦小、体弱。究其原因，常为

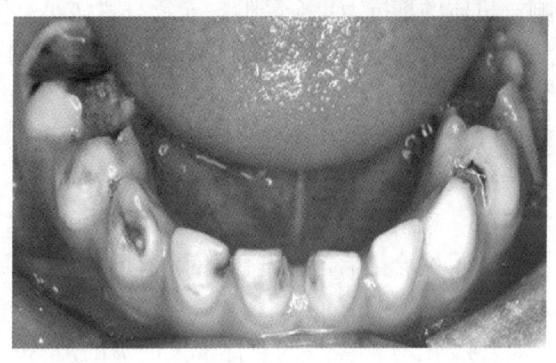

图9-1 4岁儿童下颌多个乳牙严重龋坏

口腔内有多个乳磨牙大面积龋坏，严重影响咀嚼功能所致。

（2）引起恒牙萌出异常：乳牙龋如果没有及时治疗，会进一步导致牙髓炎，进而发展为根尖周炎。根尖周炎常导致局部牙槽骨破坏、牙根吸收异常、牙根滞留，导致继承恒牙的萌出过早或过迟，影响恒牙萌出的正常顺序和位置，甚至可能使继承恒牙不能萌出（图9-2）。临床上常见的上恒中切牙阻生，有一部分病例是由于对应的上乳中切牙因龋齿而引发的慢性根尖周炎所致。

（3）引起继承恒牙发育异常：乳牙龋发展成根尖周炎后，炎症扩散，影响到继承恒牙牙胚，

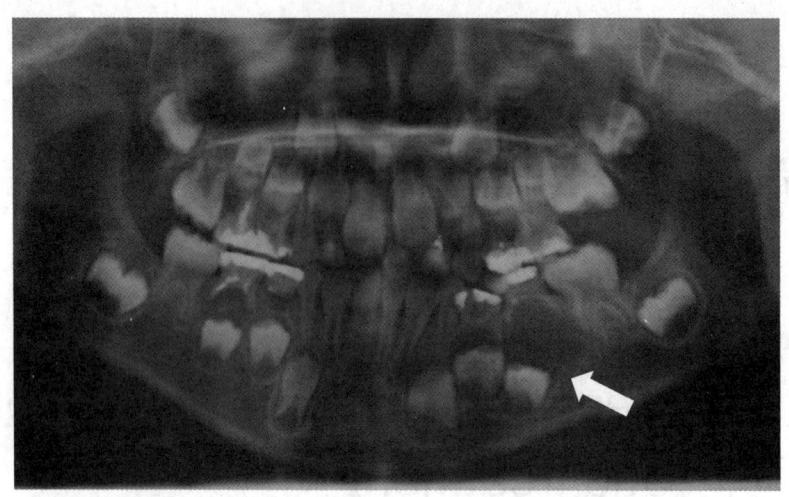

图 9-2　下颌乳磨牙根尖周病变致继承恒牙形成含牙囊肿（箭头所示）

可使其牙釉质发育不全，形成特纳牙（Turner tooth）。临床上常见在上中切牙、第一前磨牙和第二前磨牙有牙釉质发育不全的表现，询问口腔病史，往往有相应乳牙的根尖周炎的患病经历。

（4）诱发咬合异常：牙冠因龋缺损导致近远中径减少，牙弓周长缩短；或因龋早失，导致继承恒牙间隙缩小。继承恒牙萌出时因间隙不足而发生位置异常，也可因为缺隙处对颌牙过长导致牙列拥挤等错𬌗畸形。

（5）损伤口腔黏膜等软组织：破损的牙冠可刺激局部唇颊侧的黏膜。慢性根尖周炎的根尖有时因病变对周围骨组织的破坏穿透牙龈黏膜暴露于口腔，使局部接触的软组织形成慢性创伤性溃疡。

（6）影响颜面发育：一侧严重的乳牙龋可诱发偏侧咀嚼的不良习惯，长期可导致下颌发育偏斜，面部不对称。

2. 对全身的影响

（1）影响全身发育，使全身抵抗力减弱：患儿如果多数乳牙患龋、牙冠崩坏，其咀嚼功能必然降低，并影响营养摄入。儿童正处于生长发育的旺盛时期，其全身的生长发育会受影响，机体的抵抗力也会降低，导致身材瘦小、体弱。

（2）牙源性病灶感染（focal infection）：由龋病所致的慢性根尖周炎可使患龋牙作为病灶牙，使机体的其他组织发生病灶感染。在儿童，与病灶牙有关的疾病有发热、风湿性关节炎、蛛网膜炎、肾炎、风湿热等。有报道，在治疗上述疾病的同时，如治疗或拔除病灶牙，将有助于治疗或减轻疾病。

（3）对儿童身心发育的影响（发音和美观）：幼儿期是语言学习的时期，因龋导致的乳牙缺损和早失会影响正确发音。龋蚀会影响美观，尤其在前牙区严重龋蚀时，会给儿童心理健康造成一定的影响。

（4）乳牙龋导致的急性根尖周炎的危害：由于婴幼儿牙槽骨疏松，如果发生在局部的根尖周炎得不到及时和有效的控制，感染可以很快扩散至周围丰富的疏松结缔组织间隙，导致严重的间隙感染，严重时有可能危及患儿的生命。

虽然乳牙终将被替换，但是乳牙龋病会引起儿童局部和全身的问题，因此必须重视乳牙龋病的防治。

（二）患病情况

1. 流行病学　乳牙龋较高的患病率已成为我国儿童患龋的一个特点，这是由于随着喂养和饮食习惯的改变，相应的口腔保健意识、知识、行为尚没有跟上，导致乳牙龋的发病率显著增加。这在婴幼儿阶段有更加严重的趋势。

在过去的 10 年间，我国 5 岁年龄组乳牙龋病发病率呈明显上升趋势，患龋率从 66% 上升到 71.9%，上升了 5.9%，龋均从 3.50 上升到 4.24，上升了 0.74。因龋充填牙仅占 4.0%，大部分处于龋坏牙状态（95.8%），没有治疗，应引起高度重视。

2. 发病年龄 乳牙龋病的患病高峰为 6~8 岁。不同年龄好发部位有其特点：1~2 岁因不良的喂养和饮食习惯及不完善的口腔保健，好发于上颌乳前牙的唇面和邻面；3~4 岁好发于乳磨牙𬌗面的窝沟；4~5 岁又由𬌗面波及乳磨牙的邻面。这也提示针对不同年龄段的幼儿临床检查的重点部位。

3. 好发牙齿和部位 5 岁年龄组乳牙龋齿好发牙位依次为：上颌乳中切牙、下颌第二乳磨牙、下颌第一乳磨牙、上颌乳磨牙。

乳牙龋病的好发牙面，在上颌：乳中切牙易患龋牙面为近中面，其次是远中面和唇面；乳侧切牙以近中面、唇面多见；乳尖牙则多见于唇面，其次是远中面；第一乳磨牙多见于𬌗面，其次为远中面；第二乳磨牙则多发生于𬌗面和近中面。在下颌：乳中切牙和侧切牙较少患龋，患龋多出现于近中面；乳尖牙多见于唇面，其次是远中面和近中面；第一乳磨牙多见于𬌗面，其次为远中面；第二乳磨牙则多发生于𬌗面和近中面。

由于左侧和右侧同名乳牙的形成期、萌出期、解剖形态及所处的位置等相似，又处于同一口腔环境内，加上乳牙龋和年轻恒牙龋有多发、易发的特点，故在儿童中，左、右侧同名牙同时患龋的现象较为突出。

（三）乳牙龋易患的因素

乳牙较恒牙易患龋，这与乳牙的解剖形态、组织结构、矿化程度及所处环境等因素有关。乳牙易患龋的因素有如下几点：

1. 乳牙解剖形态的特点 乳牙牙颈部明显缩窄，牙冠颊面近颈 1/3 处隆起，隆起处下方至龈缘往往为牙菌斑易附着部位，且不易清洁；邻牙之间为面与面的接触，冠部的点隙窝沟以及牙列中的生理间隙等均易导致食物残渣和牙菌斑滞留，容易成为不洁区。

2. 乳牙组织结构的特点 与恒牙相比，乳牙的牙釉质、牙本质薄，矿化程度低，抗酸力弱。从晶体学角度看，乳牙晶体的结晶程度低于恒牙。因此，在同样的致龋条件下，乳牙较恒牙更容易受到侵蚀。

3. 儿童的饮食特点 儿童的饮食多为软质食物，黏稠性强，易附着在牙面上，含糖量高，易发酵产酸，这就增加了儿童患龋的风险。

4. 口腔的自洁和清洁作用比较差 由于儿童的睡眠时间长，睡眠时口腔处于静止状态，唾液量分泌减少，自洁作用差，有利于细菌繁殖，增加患龋机会。又因患儿年龄小，不能很好地刷牙，食物、软垢易滞留在牙面上，成为龋病发生的重要因素之一。

（四）乳牙龋病的特点

1. 患龋率高、发病时间早 乳牙的患龋率高，3 岁年龄组乳牙患龋率已经达到 50.8%，5 岁年龄组高达 71.9%。另外，乳牙萌出不久即可患龋，发病时间早，临床上经常见到 1 岁左右的患儿因不良的喂养习惯导致已萌出的上乳切牙出现龋齿。

2. 龋齿多发、龋蚀范围广 同一儿童口腔内的多数乳牙可同时患龋，一个牙可多个牙面同时患龋。乳牙龋齿除发生于𬌗面、邻面外，还常发生于唇面、舌面等光滑面和牙颈部。

3. 龋齿进展速度快 因为乳牙的矿化程度较恒牙低，牙釉质和牙本质较薄，髓腔大，髓角高，龋坏极易波及牙髓，很快进展为牙髓病、根尖周病，甚至形成残冠或残根。

4. 自觉症状不明显 乳牙龋蚀发展快，但自觉症状不如恒牙明显。临床上常见因家长忽视，当发展成有牙髓和根尖周炎的症状时才就诊的情况。更有甚者，其牙齿的根尖病变发展扩散,已波及其下方的恒牙胚,已没有治愈的可能,只好拔除。

5. 修复性牙本质的形成活跃 龋蚀促使乳牙修复性牙本质的形成活跃,此防御功能有利于龋病的防治。修复性牙本质能防御细菌感染牙髓,保护牙髓,避免露髓。临床上经常会遇到这样的情况,乳牙的深龋去腐时,按正常的牙釉质和牙本质的厚度,洞底应该在髓腔内,但腐质去净后,并没有露髓,通过 X 线片可以发现,髓腔在龋蚀对应的部位明显缩小,主要是由于在龋洞底侧的髓腔壁上有大量的修复性牙本质形成。临床上还会遇到上前牙呈残冠状,但腐质去净后并没有露髓的情况,这往往是修复性牙本质形成的结果。

由于乳牙易患龋,且进展较快,口腔专业人员应重视儿童时期的龋病防治工作,定期检查,针对易患因素提出改进意见,预防龋病发生,对已有的龋坏做到早发现,及时治疗。

(五)常见的乳牙龋类型

乳牙龋病在临床上可表现为急性龋与慢性龋,湿性龋与干性龋。由于乳牙牙体硬组织矿化度低,又易脱钙,常见龋蚀进展快,呈急性龋、湿性龋。在牙冠广泛崩坏时,牙髓仍属正常,龋蚀可以停止进展,表面硬化、光洁、呈暗褐色,称为干性龋,又称静止龋(arrested caries)。与恒牙相比,乳牙龋病的临床表现较为复杂,有其独特的临床表现,其分类除了临床上常用的按龋蚀波及的深度分为浅、中、深龋外,由于儿童牙齿的解剖和组织结构特点以及特殊的饮食习惯等,乳牙龋病还有一些特殊类型,分别阐述如下。

1. 低龄儿童龋(early childhood caries,ECC)

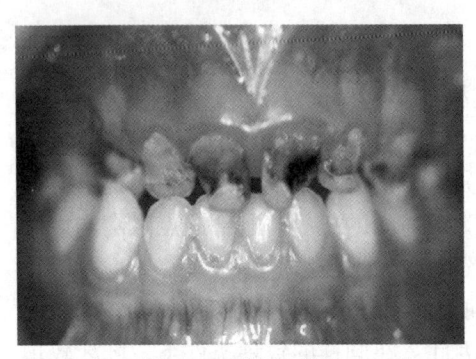

图 9-3 低龄儿童龋

(1)定义:小于 6 岁的儿童,只要在任何一颗乳牙上出现一个或一个以上的龋(无论是否成为龋洞)、失(因龋所致)、补牙面,即为低龄儿童龋。重度低龄儿童龋(severe early childhood caries,S-ECC)指小于 6 岁的儿童所患的严重龋齿,应满足以下条件:3 周岁或者更小年龄的儿童出现光滑面龋,即为重度低龄儿童龋;或患儿口内 dmfs≥4(3 岁),dmfs≥5(4 岁),dmfs≥6(5 岁)(图 9-3)。

(2)病因:低龄儿童龋是按照儿童患者龋病特点定义的一种龋病特殊类型,主要是由于不良的喂养习惯和(或)延长的母乳或奶瓶喂养,加上不良的口腔卫生保健习惯,以及乳牙的解剖和组织结构的特点,导致较早的、甚至猖獗的龋患。

(3)表现:临床上低龄儿童患龋牙在儿童 2、3 或 4 岁时具有典型的特征。较早的龋患首先涉及上前牙,以后逐渐波及上、下第一乳磨牙和下尖牙,而下切牙常不受影响,这点可与猖性龋相鉴别。

(4)特殊类型——喂养龋(nursing caries):是低龄儿童龋的一种,主要由不良的喂养习惯所导致。不良的喂养习惯包括含奶嘴入睡、牙齿萌出后喂夜奶、延长母乳或奶瓶喂养时间、过多饮用含糖饮料等。有关喂养龋的报道较多,使用的名称也较多,曾经用过的名称除喂养龋外,主要还有奶瓶龋(bottle caries,baby bottle tooth decay,baby bottle caries,baby bottle decay)、奶瓶综合征(nursing bottle syndrome,milk bottle syndrome)。

喂养龋在临床上常表现为环状龋,即乳前牙唇面、邻面龋较快发展成围绕牙冠的广泛性的环状龋(图 9-4),呈卷状,多见于冠中 1/3 至颈 1/3 处。有时切缘残留少许正常的牙釉质、牙本质。环状龋主要根据龋齿的临床表现特点而命名,往往也是由不良的喂养习惯和没有形成良好的口腔卫生保健习惯所致。其实环状龋也是喂养龋,也是低龄儿童龋,只不过是临床表现呈环绕牙齿的环状而命名。环状龋最早由 Neuman 于 1987 年报道,在恒牙很少见,多见于乳牙,其原因为：①乳牙新生线矿化薄弱，延伸到牙齿表面的颈部牙釉质部位，往往形成低矿化的区域，易受龋的侵蚀；②乳牙牙颈部牙釉质，尤其是出生后形成的牙釉质矿化程度低，也易受龋的侵蚀；③乳牙的牙颈部是局部食物易滞留及自洁作用差的部位，容易导致牙菌斑的聚集，易受龋的侵蚀。

2. 猛性龋（rampant caries） 关于猛性龋的定义和临床表现的观点尚未一致，被广泛接受的是由 Massler 定义的猛性龋：突然发生，涉及牙位广泛，迅速形成龋洞，早期波及牙髓，且常发生在不好发的牙齿上，如下颌前牙的唇颊面、近切端部位（图 9-5）。猛性龋不是儿童所特有的，可发生在任何年龄的患者，其强调的是龋病的快速进展和波及范围广泛，尤其是对不易龋坏的下颌切牙也能侵及。猛性龋多发生于喜好食用含糖量高的糖果、糕点或饮料而又不注意口腔卫生的幼儿，也可见于因头颈部肿瘤放疗或其他疾病导致唾液腺破坏，唾液分泌量下降的患者。猛性龋的致病机制并没有特殊性，也没有证据说明它仅发生于那些形态不好及成分不好的牙齿。相反，它常突然发生于那些不易患龋的牙齿。

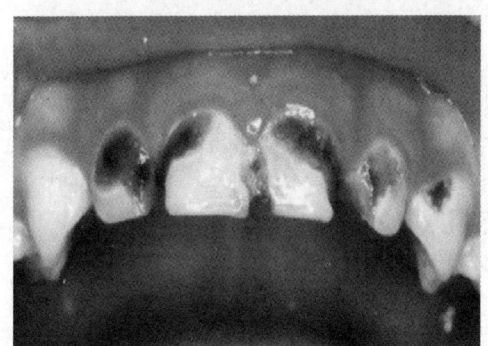

图 9-4　上乳前牙环状龋

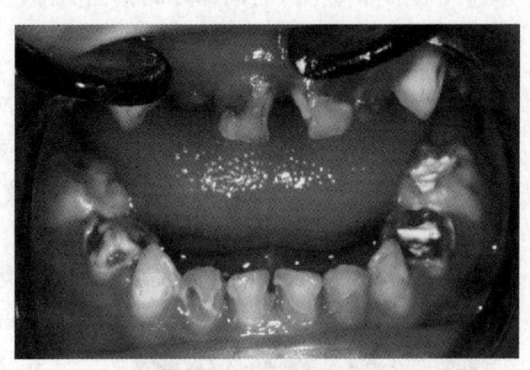

图 9-5　乳牙列猛性龋

一些学者认为，猛性龋这一名称应用于每年有 10 个或以上的新龋。Davies 认为猛性龋的特征为龋患波及下前牙的邻面和发展为颈部龋。虽然猛性龋可发生于儿童及所有年龄的成年人，但青少年（尤其是 13～19 岁）似乎更易患猛性龋。临床和实验研究证实，蔗糖比其他糖类更易导致龋齿发生。蔗糖比葡萄糖、果糖、山梨醇、淀粉更易引起猖獗的多牙面的龋洞。Keyes 认为，这一差异主要与变异链球菌代谢蔗糖过程中形成的难溶的黏多糖（高分子量的葡聚糖）有关。情绪紊乱可成为猛性龋致病的危险因素。在一部分猛性龋的儿童和成年人中，的确存在着情绪压抑和恐惧，有持续的紧张和焦虑等表现。情绪紊乱往往激发起超乎寻常的进食甜食的不良习惯，这使龋的发病率上升；另外，在情绪紊乱的患者中，常伴有唾液流量减少这一现象。实际上，在儿童及成年人，各种形式的刺激以及各种帮助人们缓解刺激的药物（如镇静药和镇痛药）都与唾液流量的减少和因削弱再矿化引起的抗龋能力降低有关。从唾液在猛性龋发病中的作用可以看出唾液自我保护机制的重要性。

总之，乳牙龋主要由不良的饮食和喂养习惯、不良的口腔卫生保健习惯、乳牙的特殊解剖及组织结构特点在致龋菌的作用下所致。上述的三种特殊类型中，低龄儿童龋含义最广，它包括乳牙的猛性龋、环状龋、喂养龋。只是猛性龋更强调龋损破坏的速度和严重程度；环状龋强调的是临床表现特点；喂养龋更多的是强调不良的喂养习惯这一病因。但所有 6 岁以内的儿童发生的龋都称为低龄儿童龋。早期的文献会见到上述不同的乳牙龋的名称，但近年来的文献主要使用低龄儿童龋。

二、年轻恒牙龋

年轻恒牙（young permanent teeth，immature permanent teeth）是指恒牙已萌出，在形态和结构上尚未形成和成熟的恒牙。年轻恒牙龋的预防和治疗是促进健康恒牙列发育形成的重要内容，相关工作是儿童口腔科的主要任务之一。

（一）患病情况

1. 流行病学 第三次、第四次全国口腔健康流行病学调查数据显示，在过去10年间，12岁年龄组恒牙龋病水平上升趋势明显，患龋率从28.9%上升到38.5%，上升了9.6%；龋均从0.54上升到0.86，上升了0.32，应引起高度重视。

2. 好发牙位 根据2015年第四次全国口腔健康流行病学调查数据，全国12岁年龄组恒牙龋好发牙位依次为下颌第一磨牙、上颌第一磨牙、下颌第二磨牙、上颌第二磨牙、上颌切牙、下颌第二双尖牙、上颌双尖牙。年轻恒牙龋好发部位为第一及第二恒磨牙𬌗面、上颌恒磨牙的舌面和下颌恒磨牙的颊面、上颌中切牙邻面。

第一恒磨牙的窝沟常不完全融合，牙菌斑往往易沉积在缺陷的底部，与暴露的牙本质相接触。上颌第一恒磨牙的腭侧沟、下颌第一恒磨牙的颊侧沟、上颌切牙的舌侧窝都是龋易发生且迅速发展的部位。有时前磨牙的𬌗面窝沟也较深，往往也是龋的好发部位，也应引起重视。

（二）临床特点

1. 发病早，易被忽视 第一恒磨牙（俗称"六龄齿"）萌出早，往往在6岁开始萌出，因此龋齿的发生也早，患龋率高。混合牙列期，家长常把第一恒磨牙误认为第二乳磨牙，延误治疗。

2. 耐酸性差，易患龋 年轻恒牙牙体硬组织矿化程度比成熟恒牙牙釉质差，萌出暴露于唾液2年后才能完成矿化，所以在牙齿萌出的2年内易患龋。

3. 龋坏进展快，易形成牙髓炎和根尖炎 年轻恒牙髓腔大，髓角尖高，牙本质小管粗大，髓腔又近牙齿表面，所以龋齿进展速度快，很快波及牙髓。

4. 受乳牙患龋状态的影响 临床上常见因第二乳磨牙远中龋未经过及时治疗，导致远中的第一恒磨牙的近中面脱矿和龋洞形成；乳牙的严重龋患往往使正在萌出的年轻恒牙处于高度龋危环境。

5. 第一恒磨牙常出现潜行性龋（隐匿性龋） 因为釉板结构的存在，致龋菌可直接在牙体内部形成窝洞，而牙齿表面完好无损；或因沟底牙釉质过薄和缺如，使病变沿釉牙本质界发展（图9-6）。

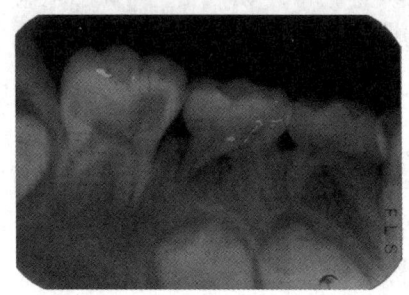

图9-6　右下第一恒磨牙潜行性龋

第二节　儿童和青少年龋病的治疗
Treatment for dental caries in child and adolescent

一、控制龋进展的策略与措施

从龋病的危害可见，对儿童龋齿应尽早开始控制和治疗。总体的原则为去除患龋因素、遵循微创原则终止病变发展、恢复牙齿外形和咀嚼能力、改善牙齿周围环境、增加牙齿对龋病的抵抗力。具体的控制步骤如下：

（一）分析病因，去除致龋因素

对于龋齿比较严重的儿童，询问病史是一个非常重要的环节。通过问诊，可以发现不良的喂养和口腔清洁习惯，找出致龋的主要因素。在治疗前，必须向家长明确改正和去除这一致龋因素的重要性。

（二）积极治疗活动性龋

面对口腔内多个龋齿，首先治疗有疼痛症状的牙齿，解除患儿的疼痛。然后对于其他龋齿，应去腐，用暂封材料暂时充填，降低口腔内致龋菌的数量。之后按照如下顺序进行治疗：对于乳牙列儿童，应优先治疗乳磨牙，然后是乳尖牙，最后治疗其他牙齿；对于混合牙列或恒牙列儿童，优先治疗恒磨牙。

1. 微创牙科治疗理念　微创牙科（minimal intervention dentistry）是对疾病在最初阶段能够进行发现、诊断、治疗、减少并发症以及预防的一系列工作。通过使用微创入侵的方法治疗由疾病造成的不可逆的损伤，精确地去除必需清除的组织，保护周围健康的组织。微创牙科在儿童龋病中的应用显得尤为重要，主要依赖于以下几个方面的联合应用：无创或不进一步破坏健康组织的牙齿检查，在相对早期或极细微的水平上（使用光学、影像学技术）的龋病诊断，评估患龋的风险，及时阻止龋损的发生、发展，针对龋损的不同阶段进行适当的治疗。在治疗中主要突出以下几点：对牙体组织进行适当的预备，仅去除必要的牙体组织，保护邻近的健康组织，避免对邻近组织的刺激和损伤。对于儿童、青少年的中度和深度龋损的治疗，主要考虑保存/恢复牙齿的形态及结构，保存活髓。化学机械去腐、激光去腐、间接牙髓治疗、预防性树脂充填等是临床中常用的微创治疗方法。

2. 间接牙髓治疗（indirect pulp therapy，IPT）　是指仅去除龋损中软化的龋坏组织，使用生物相容材料将窝洞封闭的治疗方法。间接牙髓治疗并非新的治疗方法，但近些年来再次受到关注。实验室研究及临床证据均证实它可作为常规的治疗手段。近髓深龋患牙是该治疗的适应证。

3. 预防性树脂充填（preventive resin restoration，PRR）　是对年轻恒牙的一种修复方式，指的是年轻恒牙微创去除腐质后，对相邻易感点隙窝沟进行窝沟封闭。相比较传统的银汞合金洞型，预防性树脂充填不做预防性扩展，保留了更多的健康牙体组织，是一种值得推广的微创技术。

4. 玻璃离子水门汀　是治疗乳磨牙𬌗面龋的首选。玻璃离子水门汀的主要成分是氟铝硅酸盐玻璃，可随时间缓慢释放氟，而且能够与牙齿中的钙结合，实现了与牙齿结构的粘接。除此之外，玻璃离子水门汀还具有操作方便、快捷，对隔湿要求低等特点。这些优点非常适用于配合度较低的儿童。同时，乳牙的咬合力低于恒牙，对材料的硬度要求较低。因而玻璃离子水门汀非常适用于乳磨牙龋洞的充填，尤其是𬌗面洞。

5. 金属预成冠、透明冠的应用　金属预成冠由于其全覆盖及持久耐用的特点，适用于乳磨牙或年轻恒磨牙大面积龋坏、深龋或多面龋坏。到目前为止，尚无任何充填材料在固位方面能优于预成冠。同样，用透明冠修复乳切牙的大面积龋坏或多面龋时，能够明显提高修复体的保留率。因此，在儿童和青少年龋病中应大力推广金属预成冠和透明冠的应用。

6. 嵌体的应用　年轻恒牙（尤其是年轻恒磨牙）的龋病治疗除充填和预成冠修复外，还可以选择嵌体/高嵌体修复。在大面积牙体缺损的修复中，嵌体/高嵌体的应用能够更好地恢复牙体外形，保护脆弱的牙体组织，尽可能避免充填体的折断。

（三）局部使用氟化物

氟化物的防龋作用是众所周知的，对于龋易感的儿童或患龋程度比较严重的儿童，常规充填治疗后的氟化物应用是必需的。一般都是在治疗完成后，常规进行局部氟化物的涂布。同时还应向家长强调含氟牙膏的使用。

（四）预防理念

1. 使用窝沟封闭剂　窝沟封闭是预防窝沟龋最有效的手段，除了恒磨牙、前磨牙、上前牙的畸形舌侧窝外，乳磨牙也可以使用窝沟封闭剂。因为乳磨牙的矿化时间短，窝沟较深，且在窝沟底部常不完全融合，加之乳牙列儿童口腔清洁的不足，窝沟封闭往往成为预防窝沟龋的最佳选择。因此，对于临床可以配合，尤其是有患龋倾向的儿童，建议进行窝沟封闭，以预防龋齿的发生。

2. 对家长和患儿宣传口腔卫生知识，尤其不要忽视对家长的指导 在对儿童进行治疗的同时，还要注重椅旁的具体教育和指导。儿童正处于长知识、形成良好习惯的时期，好的习惯会终身受益。对儿童、家长或看护人进行口腔卫生宣传教育和指导，不仅可以使儿童养成良好的口腔卫生习惯而终身受益，还会影响儿童周围的人（父母、亲戚、同学等）。强调与看护人一起进行宣传教育和指导，也是为了对儿童的监督，使儿童坚持良好的习惯。

3. 良好的饮食行为和习惯对预防龋齿起着重要的作用 良好的饮食习惯包括：①控制含蔗糖多的饮食（由蔗糖和面粉混合制成的食品、甜的饮料等）；②避免黏着性强和在口腔停留时间长的饮食；③间食同时给茶、水和牛奶，起到一定的缓冲和自洁作用；④间食后进行口腔清洁（漱口、刷牙等）；⑤睡前、饭前不给甜食和甜饮料；⑥合理使用奶瓶：儿童6个月前按需、规律喂养，而6个月后应规律、科学喂养。建议1~1.5岁停用奶瓶，10个月可以练习使用杯子；避免一些不良的喂养习惯，如睡前喂奶、含着奶嘴睡觉、夜间喂奶等。

4. 定期进行口腔检查 龋齿治疗完成后并不是万事大吉了，定期复查是一个很重要的方面。在一个阶段治疗完成后，应向儿童的家长讲明定期复查的重要性。因为儿童不可能不接触糖类，口腔清洁不可能每天都做得十全十美，所以发生继发龋和再发龋的可能是存在的。定期复查、早发现和早治疗十分必要。一般情况下，对于学龄前儿童，应每3个月复查1次，而对于学龄儿童，应每6个月复查1次。复查时，除了口腔检查外，口腔卫生习惯也是一个不能忽视的方面。对于龋易感的儿童，应缩短复查的间隔时间。

二、治疗方法

乳牙和年轻恒牙龋对儿童和青少年的健康有严重的影响，因此须尽快、及时进行治疗。龋病治疗的目的：①终止病变发展，保护牙髓的正常活力，避免引起牙髓和根尖周病变；②恢复牙体的外形和咀嚼功能；③维持牙列的完整；④维持乳牙的正常替换，有利于颌骨的生长发育；⑤保证年轻恒牙牙根继续发育。龋齿的治疗主要分为药物治疗和修复治疗两部分，具体叙述如下。

（一）药物治疗

龋病的药物治疗主要使用化学制剂，抑制龋损发展，又称为非手术治疗。药物治疗是一种针对婴幼儿早期龋的古老而有效的方法。常用的药物包括2%氟化钠溶液、1.23%酸性氟磷酸钠溶液、8%氟化亚锡溶液、75%氟化钠甘油糊剂、10%硝酸银溶液、38%氟化双氨银溶液，还有含氟涂料、含氟泡沫和含氟凝胶等。随着充填材料和行为管理等方面的发展，药物治疗在临床上的应用较少，但是近几年又重新应用于临床上。目前国际上较为常用的药物是氟化双氨银（silver diamine fluoride，SDF）。SDF是一种在其他治疗不能实施时的替代性的治疗方法，具有无创、价格低廉、操作方便的特点，能够降低低龄儿童的恐惧和焦虑；缺点是会引起牙面变黑。

1. 适应证 发生在邻面或平滑面的龋坏，乳牙列和恒牙列均适用。

2. 原理 SDF是一种含有银离子、氟和氨的溶液，可以阻止龋病的进展。氟离子通过SDF渗透到牙齿内部，在牙齿结构中形成氟离子储存库。氟离子有助于再矿化和氟磷灰石的形成。银离子为材料提供抗菌活性，抑制生物膜形成。氨是溶液的稳定剂。

3. 操作步骤 操作之前需要涂布凡士林保护牙龈，使用气枪吹干牙面，棉卷隔湿。然后用小"棉头"蘸SDF涂擦牙面1分钟，之后用水冲洗。涂擦过的牙面会在24小时内变黑。

4. 注意事项 SDF具有一定的腐蚀性，使用时必须严格控制术野，防止药物与口腔黏膜接触，避免对黏膜及牙龈的腐蚀和刺激。用量需严格控制，药品保管要严格遵循有关规定。另外，为了避免儿童吞咽氟化物，操作过程中应使用排唾设备。

（二）修复治疗

随着口腔预防水平的不断提高，如今口腔科医师用于预防的时间越来越多。但是修复乳牙或年轻恒牙龋损组织依旧是儿童口腔科医师日常临床工作中重要的治疗内容之一。本书中大部分关于龋病的修复治疗方法也适用于乳牙和年轻恒牙，本部分将重点阐述乳牙和年轻恒牙修复治疗中的特殊处理。

1. 乳牙龋齿修复治疗的特点

（1）取得家长的认同和患儿的配合：对于不合作的儿童，如果拟采取束缚法、使用镇静药法，必须事先征得家长的同意和配合。

（2）乳牙具有牙釉质和牙本质薄、髓腔大、髓角高（尤其是上颌第一乳磨牙的近中颊髓角）、牙本质小管粗大的特点。因此，操作时应注意：①去腐和备洞时，应避免对牙髓的刺激，防止意外露髓；②对于近髓的深龋洞，应进行间接牙髓治疗；③由于患儿不能配合进行牙髓的温度测试，因此很难在治疗时对牙髓状态进行准确判断，在治疗后需要告知家长注意观察患儿有无自发痛、夜间痛等症状；④垫底材料应对牙髓无刺激，并应注意充填体的厚度，保证充填体的强度。

（3）乳牙的牙颈部缩窄，磨牙殆面颊舌径小，易磨耗。因此，操作时应注意①备Ⅱ类洞时，轴髓壁应向邻面倾斜，而不是与牙长轴平行，避免露髓；②使用木楔，避免悬突的形成。

（4）乳牙表层牙釉质为无釉柱层，且有机质含量高，酸蚀时间应适当延长。

（5）修复外形时，应考虑到生理性间隙的特点，不必勉强恢复接触点，尽可能恢复原来的外形。在数个牙的牙冠崩坏时，应注意恢复咬合高度。

（6）应选择对牙髓刺激小，易操作，具有释放氟作用的修复材料，如玻璃离子水门汀、具有释氟作用的树脂等。在乳牙大面积牙体缺损时，预成冠是乳牙牙体修复的最佳方法。

2. 年轻恒牙龋齿修复治疗的特点

（1）牙体硬组织硬度比成熟恒牙差，弹性、抗压力等较低，备洞时应进行间歇切削操作，减少牙釉质裂纹。

（2）髓腔大，髓角尖高，龋齿多为急性，避免意外露髓。在去腐过程中注意微创去腐，推荐使用化学机械去腐（chemomechanical caries removal）。化学机械去腐是指使用含有次氯酸钠或酶制剂的化学制剂使龋坏的牙本质组织软化，然后用专用的手动去腐工具将软化的龋坏组织轻柔地剔除。化学机械去腐能够尽可能保留正常的牙本质组织，保护牙髓，避免了机械磨除时对牙髓组织的刺激，同时治疗中的疼痛较少，更适用于儿童和青少年患者。去腐后的牙面玷污层较少，牙体组织表面粗糙，与充填材料的粘接能力更强。

（3）牙本质小管粗大，牙本质小管内液体成分多，髓腔又近牙齿表面，牙髓易受外来刺激。在去腐备洞过程中及充填修复时都要注意保护牙髓，波及牙本质中层以下深度时，应考虑间接盖髓，同时选择合适的垫底材料。

（4）注意无痛操作。年轻恒牙由于牙体组织矿化程度较成熟恒牙低，硬组织厚度薄，牙本质小管粗大，牙髓对机械操作敏感性高，在治疗中应贯彻无痛操作的原则。

（5）年轻恒牙存在垂直向和水平向的移动，所以修复治疗以恢复解剖形态为主，不强调邻面接触点的恢复。

（6）当年轻恒磨牙萌出不全时，远中尚有龈瓣覆盖部分牙冠，如果发生龋齿：①如果龋患波及龈瓣下，需推开龈瓣，去腐备洞，进行充填。②如果龋患边缘与龈瓣边缘平齐，可以玻璃离子水门汀（GIC）暂时充填，待牙完全萌出后，进一步永久充填修复。

3. 修复方法

（1）成形充填：是指使用可塑性充填材料充填窝洞。充填材料包括以下几种。

1）银汞合金充填需制备标准的洞型。

2）复合树脂粘接修复对洞型要求不像银汞充填那样严格，备洞时不需要做预防性扩展，只将腐质去净，稍做预备即可。但对不同的材料，需严格按照操作使用要求进行操作，特别是粘接过程的隔湿操作。

3）玻璃离子水门汀充填有诸多优点。第一，与复合树脂类材料相比，操作简便、快捷，玻璃离子水门汀是通过化学反应与牙釉质、牙本质粘合在一起，不需要对牙面进行预处理；第二，玻璃离子水门汀是亲水的，对隔湿的要求相对较低；第三，玻璃离子水门汀可以持续释放氟，有助于预防龋齿。对于配合程度欠佳的低龄儿童而言，以上三个优点使得玻璃离子水门汀成为低龄儿童龋病的首选充填材料，可以大大节省临床治疗时间，同时还可以预防继发龋和再发龋。但是玻璃离子水门汀也有一个重要的缺点——保留率较低。玻璃离子水门汀的强度较低，在承受较大殆力的时候容易断裂或脱落。在临床应用时，应尽量避免用于乳磨牙大面积缺损或邻面缺损；同时要叮嘱患儿家长定期复查，避免脱落后长期未治疗造成龋损的加重。

4）复合体（compomer）兼有复合树脂和玻璃离子的双重性能，即玻璃离子改良树脂（glass ionomer-modified resin）及光固化玻璃离子［树脂改良玻璃离子（resin-modified glass ionomer）］充填，但应严格操作和注意适应证的选择。

（2）预成冠修复：多用于牙体大面积缺损的修复或间隙保持器的固位体，尤其是乳磨牙牙髓治疗后。到目前为止，尚无任何充填材料在固位方面能优于预成冠。

预成冠的适应证：①乳牙或年轻恒牙的大面积和（或）多面龋坏；②乳牙或年轻恒牙发育不全且无法用粘接材料进行牙体修复；③遗传性牙齿发育异常，如牙本质发育不全（dentinogenesis imperfecta）及牙釉质发育不全（amelogenesis imperfecta）；④牙髓治疗后，冠折风险高的乳牙或年轻恒牙；⑤牙齿折裂；⑥乳牙作为各种固定保持器的固位体；⑦不良习惯阻断器或正畸装置的附着体。

当然，预成不锈钢全冠最常用于大面积龋坏的乳磨牙的修复。预成冠修复的操作步骤如下。

1）进行适当的局部麻醉：确保要做冠的牙齿其周围的软组织均被良好麻醉，放置橡皮障。由于牙齿周围所有的牙龈组织在戴冠过程中均会受影响，因此舌侧或腭侧的麻醉与唇颊侧同样重要。

2）使用高速手机配合粗金刚砂钻针进行牙体预备：①预备殆面和牙尖。依照殆面的形态，将咬合面均匀地降低 1～1.5 mm，保持冠的牙尖斜度。②预备邻面。邻面主要预备近中邻面和远中邻面，保持轴壁向殆面方向轻微聚拢。标准为探针尖部可顺利通过两牙之间。邻面的龈缘应为羽状边缘，不能有突出或者肩台。必须小心，勿伤及邻牙。③通常不需要预备颊舌面，颊舌面上的倒凹有助于全冠的固位。但颈部明显突起、倒凹过大，影响就位时，则须对颊舌侧进行预备。④最后使所有的线角圆钝。

3）全冠的选择和调改：应选择可完全覆盖预备体的最小的全冠。确定正确的牙冠龈向高度，全冠边缘的形态应与天然牙的龈缘形态相一致，全冠边缘放在龈沟内游离龈下 0.5～1 mm。需要调改时，取下全冠，用弯剪或旋转磨石将多余的金属边缘去除。用收颈钳收紧全冠颈缘，将其重新就位试戴。使用球窝钳修整全冠，使全冠颈部更好地与天然牙相贴合，与邻牙获得满意的接触。如果必需，邻面可加焊，以改善其外形及接触。修整全冠直至与预备体完全密合，龈边缘延伸至游离龈下的正确位置上。

4）粘接前对预成冠的处理：修整好全冠外形后，将全冠在预备体上就位，检查咬合，确保没有打开咬合或引起下颌位置改变，影响与对颌牙的咬合关系。最后将全冠的边缘磨圆钝、抛光，将其粘接到预备好的牙齿上，清理、去除多余的粘接剂。

（3）间接牙髓治疗（indirect pulp therapy，IPT）：指在深龋治疗中，为避免露髓，保留一部分龋坏牙本质，在其上覆盖生物相容性材料的一种治疗方法。此种方法是通过去除外层感染牙本质以及龋损中大部分细菌，借助盖髓剂，促进下方的再矿化和修复性牙本质的形成。

IPT 主要适用于可能有露髓风险的乳牙或年轻恒牙深龋，具体诊断要点如下：①乳牙或年轻恒牙深龋，无自发痛等自觉症状，临床检查没有牙龈肿痛、瘘管等表现；②影像学上，无根尖或分叉的病理性吸收；③在完全去腐时有露髓的可能。

传统的间接牙髓治疗也称为二次去腐法，在第一次就诊去腐时为避免露髓，在近髓处留下少许软化牙本质，之后用适合的垫底材料垫底，并进行临时充填。6 个月后，待有一定厚度的修复性牙本质形成后，重新打开龋洞，去净残留的腐质后，做永久充填修复。

相较于传统的两步法，近年来有学者提出一步法进行间接牙髓治疗，即在去除大部分腐质后，保留洞底部分龋坏牙本质，在保留的软化牙本质上放置垫底材料，之后直接进行永久充填修复，不再将龋洞打开进行进一步去腐。多组临床研究发现，一步法和两步法的间接牙髓治疗临床成功率相似，一步法的成本效益更高。因而近年来多数学者倾向于一步法的间接牙髓治疗。

现常用于间接牙髓治疗的垫底材料有氢氧化钙制剂、玻璃离子水门汀等，氧化锌丁香油糊剂、消毒牙胶、矿化三氧化聚合物、树脂改良型玻璃离子、粘接树脂、生物陶瓷类等也可用于间接牙髓治疗。美国儿童牙科学会指出，从目前的临床研究结果来看，IPT 的成功率与选用的垫底材料没有明显的相关性。IPT 的成功率在很大程度上依赖于洞壁腐质的去净程度和充填材料的封闭性。为提高 IPT 的成功率，对于大面积牙体缺损的乳磨牙和年轻恒磨牙，应当考虑预成冠修复。

IPT 的治疗原则符合微创治疗的理念，尽可能地保留有活力的牙髓，从而促进牙根的发育，最大限度地避免有创的牙髓治疗。

（4）**嵌体修复**：在儿童口腔中，年轻恒牙（尤其是年轻恒磨牙）的龋病治疗除充填和预成冠修复外，还可以选择嵌体/高嵌体修复。针对大面积缺损的年轻恒磨牙，充填法有其局限性，易出现继发龋或充填体折断或脱落；而处于混合牙列期的儿童，咬合关系未完全确立，年轻恒牙被动萌出高度不足，冠和桩冠修复并不适用。嵌体/高嵌体修复在成人恒牙中技术成熟，随着材料学和 CAD/CAM 技术的发展，这种修复方式逐渐应用于年轻恒磨牙。

考虑到年轻恒磨牙的牙体组织结构特点，嵌体/高嵌体的材料选择与成人不完全相同。既往国内外临床研究表明，金合金、全瓷、树脂、树脂基陶瓷等材料均可应用于年轻恒磨牙的嵌体/高嵌体修复。近年来，复合材料快速发展，其物理特性与年轻恒磨牙类似，又具有可再修复等优点，在嵌体/高嵌体中的应用逐渐增多。

年轻恒磨牙嵌体/高嵌体的制作与成人恒牙大致相同，但需注意以下几点：儿童口腔内唾液分泌较多，张口度及张口时间有限，印模制取难度较大，需确保印模边缘的精确性；对于混合牙列期的年轻恒磨牙，须特别关注嵌体/高嵌体的咬合关系及邻接关系，避免引起咬合紊乱或邻牙阻生等；对缺损面积过大的年轻恒磨牙，嵌体/高嵌体并不能取代冠/桩冠修复，仅可作为一种过渡性修复方式，待恒牙咬合关系完全确立后，酌情更换为冠/桩冠修复。

4. 修复治疗的注意事项　对儿童（尤其是年幼者）的龋病治疗操作有一定的难度。为了达到良好的疗效、不增加患儿痛苦，应注意如下的问题。

（1）要进行口腔卫生宣传教育，不仅对患儿，而且更要对家长。因为家长在维护儿童的口腔健康中起主导作用。

（2）强调定期检查，学龄前儿童每 3 个月复查 1 次，学龄儿童每 6 个月复查 1 次。针对龋齿，强调早发现、早治疗。

（3）继发龋：指充填或冠修复后，与修复体相接的洞壁或洞底发生龋蚀。乳牙继发龋的特点为发展快、范围广，并有多发的倾向。乳牙易产生继发龋的原因是：

1）乳牙的矿化程度偏低，儿童喜食糖类，口腔卫生状况较差。

2）制备洞型时，儿童不合作，感染的软化牙本质未除净。

3）受乳牙解剖形态的限制，在制备洞型时，不易达到预防性扩展、抗力形和固位形应有的要求，无基牙釉质或充填体折裂，而引起继发龋。

4）乳牙颈部明显收缩，成形片与木楔的使用难以达到理想的要求，影响充填体恢复牙冠的外形或成品冠的周缘难以与牙体密合。

5）牙龈乳头位置较高，操作时局部易因唾液、出血而污染，造成充填材料或冠粘接材料不密合。

6）治疗时，患儿不合作或充填后患儿不遵守医嘱、过早咀嚼硬食物影响修复体的质量。

（4）充填后疼痛：充填后发生疼痛或根尖肿痛的因素较多。制备洞型时的机械切削、振动、压力及温度可刺激牙髓；窝洞较深未垫底或垫底不完善，冷、热易于传导而刺激牙髓；制备洞型时意外穿髓后未发觉或未及时处理，致充填后并发牙髓炎而出现疼痛。充填体过高，咬合时过早接触以及因成形片与牙颈部不密合而形成充填体悬突等也可引起充填后咀嚼时疼痛，以及牙龈、牙周炎症。

（5）充填体折裂和脱落：无良好的固位力和抗力可致充填体折裂及脱落。窝洞周围所留牙体组织过薄、过锐、易折裂而导致充填体脱落。又如充填材料调配不当、银汞合金充填时未压紧、复合树脂充填时除湿不彻底或含较多气泡都可影响材料的性能而易发生折裂或脱落。治疗后过早咀嚼也易发生充填体折裂或脱落。

（6）牙体折裂：乳牙患龋常可同时发生于多个牙面上，若龋蚀范围较广，留存牙体组织少，充填后牙齿易折裂。例如乳磨牙的近中-𬌗-远中洞型，若充填体的颊舌侧牙体组织薄，特别是无髓牙因失水而变脆，更易发生近远中向的牙体折裂。因此，应适当降低牙齿的功能尖或使用预成冠来修复。

（7）冠修复的脱落、穿孔及牙龈炎：选用的成品冠过大、冠缘与牙颈部不密合、粘接冠的粘固粉被溶解等都可使冠修复后容易脱落。乳牙的成品冠薄、硬度较差，可发生磨损及穿孔。若修复时冠缘过度插入龈缘下刺激牙龈，或冠缘不合适，易致食物滞留龈缘，刺激牙龈发生炎症。因此，在冠修复时，一定要选用大小合适的冠，使冠与牙体紧密接触，粘接时用粘接材料注入冠内，可以避免冠的脱落与磨损穿孔。冠缘的修整及位置很重要，以免刺激牙龈。

由于低龄儿童合作度差，术中风险性高，受干扰因素多，龋齿治疗难度大，有必要制订包括术前全面评估、系统治疗方案、术后监控与预后评估等在内的综合解决方案。年轻恒牙多发龋在人群中发病率并不高，但危害性大，治疗困难，易复发，也同样需要综合解决方案。

第三节 儿童和青少年龋病的临床管理
The management of dental caries in child and adolescent

一、风险评估

在当代医疗保健中，龋病风险评估及管理是婴幼儿、儿童及青少年口腔保健的重要组成部分。美国儿童牙科学会（American Academy of Pediatric Dentistry，AAPD）认为，在婴儿第一颗乳牙萌出6个月内且不超过1岁时应进行适当的口腔健康评估，这些评估应由同一名牙医或同一牙科团队持续进行，给儿童提供家庭口腔护理。由于父母和看护者的口腔卫生习惯影响着婴儿的口腔健康，所以婴儿时期的龋病风险评估指标更侧重于父母和看护者的口腔卫生习惯，主要包括上一次进行口腔检查和治疗的时间、饮食习惯、刷牙次数和使用牙线的频率等。随着儿童年龄增长，应更关注其饮食习惯及口腔卫生习惯。对于年龄较大的儿童（尤其是青少年），龋病风险评估工具更为有效。

目前应用最广泛的 4 种龋病风险评估工具是 Cariogram、基于风险性评估的龋病管理（caries management by risk assessment，CAMBRA）、美国牙科协会（American Dental Association，ADA）提出的 ADA 龋病风险评估系统、美国儿童牙科学会提出的龋病风险评估工具（Caries Risk Assessment Tool，CAT）。

针对 6 岁及 6 岁以下儿童的风险评估，应根据临床检查、生物学因素、保护性因素等综合得出（表 9-1），医师可根据不同的患龋风险，制订不同的预防和治疗方案（表 9-2）。

对每一位患者进行龋病风险评估，可指导临床医师及医疗保健机构对高危患者提出有针对性的治疗计划及防治措施。总体的高、中、低龋病风险结果根据每一位患者的优势因素得出。随着龋病风险评估识别龋病高危人群的准确性及效率提高，以及父母、患儿和医疗保险机构对龋病风险评估接受度的提高，新的治疗计划将根据患儿的自身情况制订，而不再是标准的 6 个

表 9-1 6 岁及 6 岁以下儿童的龋病风险评估（医师用）

因素	风险等级
生物学因素	
母亲或主要看护者有活动性龋损	高风险
看护人社会经济地位低	高风险
两餐间进食含糖零食或饮料多于 3 次 / 日	高风险
经常使用奶瓶或防溢水杯饮用含糖液体	高风险
儿童有特殊健康护理的需求	中风险
近期迁入本地	中风险
保护性因素	
饮用水含氟（最佳浓度）	低风险
每日使用含氟牙膏	低风险
接受健康专业人士的局部涂氟	低风险
定期进行口腔检查和护理	低风险
临床检查	
有活跃白垩斑或牙釉质缺陷	高风险
有成洞的龋齿，或有缺陷的充填体，或有因龋齿而缺失的牙齿	高风险
邻面龋数目 >1	高风险
牙齿上有可见的牙菌斑	高风险

表 9-2 6 岁及 6 岁以下儿童龋病管理方案示例

龋病风险分类	干预措施				
	监测内容	氟化物	饮食干预	窝沟封闭	干预措施
低风险	每 6~12 个月定期复查；每 12~24 个月拍摄牙片	每日用含氟牙膏刷牙 2 次	专业咨询	根据个体情况决定	定期监测
中风险	每 6 个月定期复查；每 6~12 个月拍摄牙片	每日用含氟牙膏刷牙 2 次；每 6 个月接受专业局部涂氟	专业咨询	是	积极监测早期龋损；充填成洞的龋损
高风险	每 3 个月定期复查；每 6 个月拍摄牙片	每日用含氟牙膏刷牙 2 次；每 3 个月接受专业局部涂氟	专业咨询，使用木糖醇	是	积极监测或修复早期龋损；充填成洞的龋损

月定期复查。低风险且无其他需定期观察的口腔疾病的儿童无须频繁复诊，而依从性较高的高风险患儿，除改变口腔卫生状况及饮食习惯外，还需要较频繁的定期复查并接受多种形式的龋病控制措施。

二、管理措施

（一）临床预防措施

在临床治疗过程中，针对每一位患者的个性化预防十分关键，它是治疗工作的延伸，应引起儿童口腔科医师的重视。

1. 病因分析，去除致龋因素

（1）低龄儿童龋的病因分析：尽管低龄儿童龋的病因比较清楚，但由于临床上常存在多因素混杂的情况，在针对个体对象探寻可能病因时应甄别，发现主要病因，有利于患儿及其家长实施下一步口腔健康改进措施。

1）乳牙牙釉质发育不全：牙釉质发育不全常是婴幼儿早期就发生龋病的主要原因。在大多数临床病例中，乳牙牙釉质发育不全并不难判断。但在龋齿极早发病的病例，往往看不到无龋牙面，导致医师无法准确判断。此情况多出现在2岁以内患龋且前牙所有牙面均受累的病例。

近年的研究发现，在低龄儿童重度龋病例中，与发育不良相关的低龄儿童重度龋（hypoplasia-associated severe early childhood caries，HAS-ECC）极难控制，通常的治疗手段收效甚微。这种牙釉质发育不全与儿童和母亲的遗传因素、妊娠期营养代谢失衡等病理因素相关。由于HAS-ECC的临床表现、病因和治疗效果与普通的S-ECC有明显差别，及时发现HAS-ECC的意义在于更有针对性地制订计划和口腔健康维护方案。如果患儿存在全身健康问题，如佝偻病等代谢异常疾病，也可提示患儿及其家长早期干预治疗，消除或减少恒牙患龋危险性。

2）不良喂养习惯：大量文献表明，不良的喂养习惯是造成低龄儿童龋的重要病因。喂养习惯与患儿所在家庭的社会文化及经济背景和生活习惯有关，与患儿所处年龄阶段密切相关。由于其复杂性、多样性和不易操控性，医学专家们一般只能给出一个指南性建议。从龋的病因学来说，过多摄入糖和代谢产糖的糖类是重要的致龋因素。糖和糖类是3岁及3岁以下儿童食物金字塔的底座，是生长发育所需能量的来源，在此阶段儿童食谱中充斥着大量致龋食物，且进食频率远高于成人。医师应该结合患龋儿童的年龄和龋坏部位，帮助家长从中找出最危险的致龋因素并加以克服。

一般来说，2岁和2岁以前发病的前牙龋与喂奶和使用奶瓶相关。儿童营养学家建议，母乳喂养应持续到2岁。但1岁以上的随意母乳喂养，特别是夜间多次喂奶，甚至含乳头入睡是婴幼儿患龋的重要危险因素。长时间使用奶瓶也是致龋危险因素。事实上，在分析个体婴幼儿患龋病因时，奶瓶内的内容物比奶瓶本身与龋病发生的关系更密切。将各种含糖饮品（无论是家庭自制还是市售商品）代替白开水来喂养婴儿，是非常危险的致龋因素。

3岁以上的低龄儿童龋从前牙区向磨牙区迁延。乳磨牙邻面是学龄前儿童新发龋的好发部位。此时，龋的病因与儿童摄入过多含糖间食（零食）有关。相对于单次摄入甜食量来说，摄入含糖零食的频率与龋的发病关系更密切。如果每日规律摄入1~2次零食，且把摄入零食的时间放在两餐之间，对一般儿童来说患龋危险性并不大。如果每日无规律地多次摄入零食，特别是睡觉（包括午睡）前摄入零食，是致龋的重要病因。另外，儿童食物的特点是软、黏、甜、细，容易黏附在牙面上，特别是市售加工食品，此特点尤为突出。以常用的加工食品代替家制食品，也是儿童患龋的病因之一。

3）致龋菌：致龋菌在牙齿表面滞留是造成龋病的另一主要病因。低龄儿童患龋与致龋菌在牙齿表面早期定植［即所谓"龋齿感染窗口期（window of cariogenic bacteria infection）"］有关。龋齿感染窗口期的早晚与所接触的致龋毒力株的毒性和接触频率有关。从变异链球菌基因多态性研究得知，一半或一半以上的婴幼儿变异链球菌来源于母亲。其他与婴幼儿亲密接触的人员也可能把致龋菌传播给婴幼儿。密切接触者携带的致龋菌毒力越强，细菌的黏附能力越强，越容易传播给婴幼儿。另外，"口-口"或"口-媒介体（如共用汤匙、成人接触过的奶嘴等）-口"接触的频率越高，越容易把致龋菌传播给婴幼儿。所以，对婴幼儿早期就感染重度龋的患儿，有必要从致龋菌传播途径方面探寻患龋病因。

婴幼儿清除口腔致龋菌的能力低下，也是致龋的重要原因。婴幼儿的唾液分泌量少，睡眠时唾液分泌量更少。而婴幼儿睡眠时间长，唾液对细菌产酸的缓冲能力弱，对牙面的冲刷作用差。如果再无有效的口腔清洁护理，夜间喂奶常是患龋的重要病因。

（2）年轻恒牙龋的病因分析

1）乳牙患龋的情况：目前研究显示，乳磨牙患龋是第一恒磨牙患龋的危险因素。所以，分析年轻恒牙多发龋的病因要从乳牙患龋病史着手。另外，婴幼儿期全身因素导致的多颗恒牙釉质发育不全也是年轻恒牙多发龋的一个重要病因。此种情况结合病史和临床表现不难判断。

2）饮食习惯：年轻恒牙多发龋的患者喜食甜饮料，特别是饮用碳酸饮料者常见。青少年的某些特殊饮食爱好，如不节制地含食话梅，喜食某种特殊味道的含糖小食品等，每日多次，边写作业边吃零食等不良习惯亦常见于患病个体。

3）口腔卫生习惯：缺乏良好的口腔卫生习惯、没有掌握正确的刷牙方法是年轻恒牙多发龋患者的通病。有时，口腔环境突然改变也是重要的诱因，常见的原因有佩戴正畸矫治器等。全身疾病也可造成龋齿在短时间内多发，如接受放疗的患者等，需要区别对待。

2. 饮食指导 对于儿童和青少年来说，"控糖"是饮食指导的核心内容，"控糖"所指的糖是各类含糖食品的总称，包括果汁、含糖饮品、糖果、果酱、甜牛奶、糕点等食品，不能只关注某种具体形式的糖。糖和糖类是3岁及3岁以下儿童食物金字塔的底座，糖和甜食也是儿童和青少年获得快乐感的重要源泉，所以，在日常生活中完全摒弃糖和甜食是不现实的，也是不科学的。为了扬长避短，科学、合理、有"控制"地摄入糖显得尤为重要。

"控糖"需要注意以下几点：①"控糖"所指糖为各类含糖食品的总称，而不能只关注某种具体形式的糖；②控制摄糖频率比控制摄糖量更为重要；③摄糖时间和方式也与致龋性有关。

针对具体低龄儿童龋患病个体的"控糖"措施，要兼顾儿童生活习惯和接受程度，循序渐进。如用奶瓶夜间喂奶、睡前饮奶甚至含奶嘴入睡是公认的低龄儿童龋危险因素。有时家长也认识到其危害性，但常苦恼于难以改变婴幼儿的生活习惯，无法戒除不良习惯。医师可针对儿童的具体情况，建议家长首先做到睡前和夜间用不含糖的纯牛奶代替含糖配方奶，降低致龋危险性。睡前给儿童足量的固体食物，避免儿童夜间产生饥饿感，减少夜间喂奶次数，逐渐戒除夜间喂奶习惯。对喜欢用奶瓶喝甜饮料的儿童，需要分析具体情况。与用汤匙和杯子喝奶相比，用奶瓶喝奶时牙齿在奶中浸泡的时间长，所以同样的含糖饮品，用奶瓶喝比用汤匙和杯子喝患龋危险性更大。只使用放有白开水的奶瓶不致龋。如果儿童一时不能戒断对奶瓶的依赖（特别是睡前），可继续使用奶瓶，但只能喝水，不能在奶瓶内放任何有甜味的饮品；如果儿童还是喜欢甜品，喝甜饮料时只能用汤匙和杯子，这样逐步养成良好的喂养习惯。

对于喜欢频繁进食甜食的儿童来说，突然完全戒掉甜食会造成很大的情绪波动，减低儿童的幸福感。家长可根据儿童的具体情况，从减少甜食摄入频率入手，逐渐降低摄糖总量，从而降低患龋风险性。对3岁以上幼儿和学龄前儿童，应该逐步教育儿童在睡前1~2小时不再进食，养成睡前刷牙后不能再吃任何东西的习惯。良好的口腔卫生习惯应该从娃娃抓起，逐渐培养，受益终身。

对于青少年来说，简单的控制命令不能维持长久的效果，无法达到预防新发龋的目的。必须使患者认识到年轻恒牙多发龋危害一生口腔健康，不良饮食习惯是导致龋齿的直接原因，致龋不良饮食习惯常会打乱机体糖代谢、脂代谢平衡，危害全身健康。可帮助患者分析其饮食习惯，从中找出具体的主要致龋饮食，有针对性地改善饮食习惯，逐步培养健康生活方式，纠正易患龋倾向，维护全口龋齿治疗效果，预防新发龋。

除了控糖，还应告诉家长要避免黏性强的在口腔停留时间长的饮食；以茶、水和牛奶作为饮料；饮食后应进行口腔清洁；睡前、饭前不给零食和饮料；合理使用奶瓶。

3. 有效清除牙菌斑 详见口腔健康教育部分。

4. 局部使用氟化物 氟化物是预防龋齿的关键因素。有证据显示，局部用氟的防龋效果要优于全身用氟。预防龋齿的氟化物主要包括含氟牙膏、含氟凝胶、含氟漱口液和含氟涂料。使用含氟牙膏是一种经济实用、操作简便的防龋手段，其防龋的有效性已经在国际上得到了公认。不同年龄的儿童可以使用的含氟牙膏的含氟浓度和使用量都是不同的（表9-3）。对于患龋风险较高的儿童，除了使用含氟牙膏以外，还可以使用含氟凝胶、含氟漱口液或含氟涂料，具体使用方法见表9-4。

表 9-3 儿童含氟牙膏的使用推荐

年龄	含氟牙膏使用推荐
牙齿萌出至2岁	使用"米粒"大小、含氟量为1000 mg/kg的含氟牙膏，每日2次
2~6岁	使用"豌豆"大小、含氟量为1000 mg/kg的含氟牙膏，每日2次
大于6岁	使用与牙刷刷头等长的、含氟量为1450 mg/kg的含氟牙膏，每日2次

注：对于2~6岁的儿童，如果个体患龋为高风险，可酌情使用含氟量为1000 mg/kg的含氟牙膏

表 9-4 儿童及青少年含氟凝胶、含氟漱口液或含氟涂料的使用建议

形式	适用范围	操作要点
含氟凝胶（医师用；含氟量5000~12 300 mg/kg）	6岁以下不使用，误吞的风险大	每年使用2~4次；使用前需去除牙面牙菌斑并选择合适的托盘；患者取坐位，不要吞咽，配合使用强力吸唾装置以减少吞咽；治疗结束后30分钟内不能进食
含氟漱口液（家用或者在学校使用）：①每日使用1次：0.05%NaF（含氟量225 mg/L）②每周使用1次：0.2%NaF（含氟量900 mg/L）	6岁以下不使用，误吞的风险大	使用时需要成人监督；10 ml漱口液含漱1分钟；含漱后30分钟内不能进食
含氟涂料（医师用；局部涂布，含氟量22 600 mg/kg）	可用于预防乳牙和恒牙龋；对其成分过敏者、支气管哮喘患者、坏死溃疡性龈炎患者、口炎患者应禁用	每年用2~4次；使用前须清除牙面牙菌斑；使用小毛刷于牙面上均匀涂布一薄层；治疗后30分钟内不能进食

5. 窝沟封闭 是预防点隙窝沟龋的有效措施，主要针对有患龋倾向的年轻恒磨牙，甚至是乳牙。对于已经出现乳前牙严重龋坏的患儿，应及时评估乳磨牙窝沟发育的情况，必要时进行窝沟封闭，预防乳磨牙窝沟龋的发生。封闭剂的种类主要有树脂类、玻璃离子类、复合体等。树脂类窝沟封闭剂在临床上应用最广泛，但是对于隔湿的要求较高；玻璃离子类窝沟封闭剂对隔湿要求相对较低，适用于萌出不完全的牙齿和隔湿困难的情况，但是玻璃离子类窝沟封闭剂的脱落率相对较高；复合体类窝沟封闭剂的性能更贴近树脂类窝沟封闭剂，同时还能释放氟，也是一种不错的材料。

6. 针对家长和患儿宣传口腔卫生知识 千万不要忽视对家长的宣传，儿童良好口腔卫生的维持需要家长的参与，家长甚至起主导作用，尤其在婴幼儿期和学龄前期。儿童时期是养成良好行为习惯的最佳时期，而在这一时期养成良好的口腔卫生习惯会使儿童终身受益。

7. 复查评估 对于学龄前儿童，建议每3个月进行一次口腔检查，而对于学龄儿童，建议每6个月进行一次口腔检查，达到对龋齿的早发现和早治疗。对于龋易感性高的儿童，可根据实际情况缩短定期检查的时间。

定期检查的内容包括口腔检查和龋病风险评估，根据结果对家长进行有针对性的口腔卫生宣传教育，并及时治疗新发的龋齿和继发龋。

（二）口腔健康教育

儿童时期因年龄段的不同，儿童的认知能力和牙齿萌出及发育也存在不同，所以针对每个年龄段，采取相应的口腔保健措施是十分必要的。

1. 胎儿期 随着人们生活水平的提高和保健意识的加强，在孕育新生命的过程中，全身保健越来越受到重视，口腔保健也不例外。而且有些口腔疾病将直接影响儿童的出生状况。据文献报道，母亲如果患有牙周病，则早产儿和低体重儿的发生率将明显增加。

妊娠期还是儿童口腔器官快速发育和形成的时期，在这一时期，任何影响孕妇健康的局部和全身因素（如营养不良等）都有可能成为影响口腔器官正常发育和形成的因素，导致一些发育缺陷和不全，如牙釉质发育不全、牙釉质矿化不良等。

此外，妊娠期是父母开始制订儿童口腔保健计划的最好时机，即儿童口腔保健计划应开始于儿童出生之前。有许多证据表明，这一时间开始是非常有意义的。因为对于即将为人父母的一对夫妇，尤其是要出生的孩子是他们第一个孩子的这些夫妇，在他们的一生中，这一时间是他们最愿意接受预防保健建议的时间。而且他们有一个强烈的愿望——给孩子他们所能提供的最好的一切。另外，需强调的是，父母自己的口腔保健习惯对儿童具有示范作用，因此，父母自己口腔保健习惯的好坏，不仅影响父母自己的口腔健康，而且也将影响儿童的口腔健康。

2. 婴儿期（0～1岁） 在儿童出生后的第一年对儿童给予一些基本的口腔保健措施是非常重要的。目前公认清除牙菌斑应从第一颗乳牙萌出开始，而这一工作完全靠儿童的父母来完成，即父母手指缠上湿润的纱布或用指套牙刷轻轻清洁和按摩儿童的牙齿和牙龈组织。完成这一过程时固定儿童有多种方式，常用的简洁方式即一只手固定儿童，同时用另一只手按摩牙齿和牙龈，这一过程应每日一次。但需指出的是，只要父母感觉使用牙刷安全，那么选择一个软毛且适宜儿童尺寸的牙刷经湿润后使用也是可以的。婴儿第一颗牙齿萌出后即可开始使用含氟牙膏，使用量为"米粒"大小，每日2次。考虑到这一时期婴儿有吞咽含氟牙膏的情况，一定要严格控制牙膏的使用量。

儿童第一次口腔检查时间应在大约第一颗牙齿萌出的时间或最迟在儿童1岁之前。不过，万一儿童有特殊的口腔治疗需要，例如创伤等，应立即就诊。这次检查主要有以下几个目标：通知父母使用上述口腔保健措施是必要的；完成儿童的口腔检查、氟状况的评估、与喂养和低龄儿童龋有关的饮食建议及其他的健康状况咨询。第一次口腔检查也是儿童开始熟悉口腔科环境、口腔科工作人员的时间,这样可以避免或减少将来的口腔治疗恐惧。

3. 幼儿期(1~3岁) 这个年龄往往是变异链球菌在婴幼儿口腔中定植的时间。该菌群于婴儿出生后19~31个月(平均26个月)在口腔内定植。变异链球菌定植称为窗口感染(windows of infection)。这个时期正是乳牙萌出及乳牙列形成的时期,也称为窗口期。该菌群具有多种致龋毒性物质,可致各牙面龋。因此避免变异链球菌的早期定植是预防婴幼儿龋齿的关键。一方面,要注意看护人的口腔卫生的维持,避免将变异链球菌传播给儿童;另一方面,还应保持婴幼儿口腔的清洁。

这段时间,如果以前儿童没进行刷牙,则提倡开始刷牙,去除牙菌斑。2岁以上幼儿应使用"豌豆"大小的含氟牙膏,每日刷牙2次。如果患儿患龋风险较高,可以酌情使用含氟量为1000 mg/kg的含氟牙膏。大部分儿童喜欢模仿他们的父母,然后自己刷牙。需注意的是,单靠儿童自己是不能很好地清除牙菌斑的。当儿童受到鼓励能进行简单的刷牙时,刷牙这一过程主要还是靠父母来完成。虽然通常不需要使用其他的措施控制牙菌斑,但当牙齿邻面有接触时,建议使用牙线,不过使用牙线需父母经专业人员的指导后进行。

儿童及父母所采取的刷牙姿势是非常重要的。当儿童喜欢自己刷牙时,许多儿童拒绝其他任何人刷他们的牙。常用的刷牙姿势为膝对膝的姿势,即一个家长固定住儿童的身体,另一个家长相对而坐进行刷牙。注意为防止儿童身体活动,家长需用手和肘来固定儿童的胳膊和腿。建议父母最好确定在一个专门的时间一起进行这项工作,且在刷牙过程中尽可能地赞扬儿童。

4. 学龄前期(3~6岁) 儿童在这个年龄正处于刷牙能力显著提升的阶段,但父母仍是口腔卫生保健知识的主要提供者。因为父母常觉得儿童已有足够能力自己刷牙,所以,这里需强调,他们必须继续帮助儿童刷牙。虽然这个年龄的大多数儿童都有足够的能力吐出牙膏,但氟化物的吞咽仍是这个年龄组值得注意的问题。这个年龄组的儿童需要每日使用含氟牙膏刷牙2次,牙膏用量为"豌豆"大小。此外,建议这个年龄开始使用牙线。正如前面提到的,如果牙邻面出现接触,则家长必须开始使用牙线来清除此处的牙菌斑。在乳牙列,后牙邻面接触为面与面的接触,使用牙线清洁接触区域的牙菌斑是十分有效的。

在这个年龄组,采取适当的姿势固定儿童,对进行儿童的口腔卫生保健仍是十分有效的。一种方法是:家长站在儿童的身后,使家长和儿童朝向同一方向,儿童的头向后靠在家长的非优势胳膊上,家长用另一只手给儿童刷牙。使用牙线的姿势也大致如此。许多家长喜欢站在儿童面前给儿童刷牙,而这样给儿童头部的支持很少,因此不建议使用这一操作方式。

5. 学龄期(6~12岁) 这一时期的显著标志是儿童的责任心增强。这个时期的儿童需要有承担家庭作业及部分家务工作的责任心。此外,虽然儿童有较强的责任心自己进行口腔保健,但父母的参与仍是必需的,父母的主要责任是积极监督。在这一阶段的前半期,大多数儿童能够自己提供基本的口腔卫生保健(刷牙和使用牙线),父母可能仅仅需要用牙刷或牙线清洁一些儿童难以到达的区域。父母需要定期仔细检查儿童的牙齿是否清洁干净,牙菌斑染色剂是很好的辅助手段。儿童刷完牙,使用完牙线,对牙齿进行牙菌斑染色,父母可容易地看到一些尚未被清除的牙菌斑,可以帮助儿童清除。

这一时期的儿童有很好的咳出、吐出能力,所以不必担心吞咽氟化物(如含氟牙膏、含氟凝胶和含氟漱口液等)这一问题。必须使用含氟牙膏("黄豆"大小,长度最多不超过1 cm)。此外,对于那些患有牙周疾病及龋患高危的儿童,建议使用氯己定。

随着早期错𬌗畸形治疗的增加,这一年龄组的儿童经历更多的牙科治疗,随之而来的是增加了患龋及牙周疾病的危险。因此需特别关注这些儿童的口腔卫生保健。建议增加刷牙和使用牙线的频率和程度。在含氟牙膏提供有效的氟化物同时,也提倡使用含氟凝胶和含氟漱口液。此外,对于那些有龋患高危和牙周疾病风险的儿童,建议使用化学治疗剂和一些辅助器械,如口腔冲洗器。

6. 青少年期（12~18岁） 当青少年具有足够的口腔保健能力时，是否自觉地进行口腔保健又成为这一年龄段的主要问题。Griffin 和 Goepferd 指出，鼓励一个青少年承担个人口腔卫生保健的责任可能因为儿童的逆反心理和不能够意识到的长期后果而变得复杂起来。Macgregor 和 Balding 调查了 4075 名 14 岁儿童的口腔保健，得出自尊和刷牙的行为及动机呈正相关的结论。儿童的自尊心 11~14 岁呈下降趋势，而到成年后再逐渐增强。因此，不难理解为什么在这一年龄的儿童菌斑控制水平是下降的。此外，不良的饮食习惯和青春期激素的改变增加了青少年患龋和牙龈炎症的危险性。

因此，口腔工作人员和家长继续帮助和指导青少年度过这段困难时期是非常重要的。激励儿童像年轻成年人那样增强责任心，同时家长不要独裁专制，这将有助于儿童接受新的准则。家长要准备接纳儿童的个性改变，同时要继续加强对儿童口腔卫生保健的指导。增加青少年关于牙菌斑和预防口腔疾病的知识并要求他们积极参与，这将有助于激发青少年养成良好的口腔卫生习惯。这个时期依然要强调含氟牙膏的使用。

这个时期的青少年饮用碳酸饮料的问题变得越来越严重，经常一日多次饮用，使牙齿经常处于脱矿的环境中，往往导致广泛的早期龋，甚至猛性龋，因此应科学地饮用碳酸饮料，改变饮用方式，如用吸管饮用等。这个问题应引起家长、儿童、老师及全社会的关注。

小 结
Summary

在儿童口腔医学领域，龋病的防治仍然是一个主要的问题。而且，乳牙较高的患龋率、较低的治疗率及患龋的低龄化，对口腔专业人员提出了严峻的挑战。本章包括乳牙龋和年轻恒牙龋的临床特点、龋病风险评估、治疗方法、个性化临床预防特点和以年龄为特点的口腔健康教育的要点等内容。儿童和青少年龋病，虽然从龋病病因学说上讲与成人龋病没有什么不同，但发病、临床表现、治疗和预防都有其特点。儿童和青少年龋病的危害是严重的，对此，应引起口腔专业人员及全社会的重视，提高儿童和青少年龋病的综合防治水平。随着材料的进展，儿童和青少年龋病的治疗发展很快。但无论怎样，儿童和青少年龋病的治疗都是一个综合的工程，涉及多方面的知识。与成年人龋病相比，儿童和青少年龋病的治疗有其显著的特点，从窝洞的制备、充填材料和方法的选择等都是如此。另外，儿童时期是良好的行为和习惯形成和培养时期，因此临床的预防和口腔卫生宣传教育显得尤为重要。尤其应加强妊娠期口腔宣传教育，这对于控制儿童和青少年龋病的低龄化趋势具有重要的意义。

名 词 术 语
Definition and terminology

特纳牙（Turner tooth）：由于乳牙慢性根尖周感染导致的继承恒牙牙釉质发育不全称为特纳牙，其严重程度取决于乳牙根尖周感染程度以及感染发生时恒牙的形成阶段。特纳牙多见于前磨牙，因前磨牙的牙胚处在乳磨牙根分叉下方，易受乳磨牙根尖周炎症影响。该种现象由 Turner 首先报道，故得名。

低龄儿童龋（early childhood caries，ECC）：小于 6 岁的儿童，只要在任何一颗乳牙上出现一个或者一个以上的龋（无论是否成为龋洞）、失（因龋所致）、补牙面，即为低龄儿童龋。

重度低龄儿童龋（severe early childhood caries，S-ECC）：指小于 6 岁的儿童所患的严重龋齿，应满足以下条件：3 周岁或者更小年龄的儿童出现光滑面龋，即为重度低龄儿童龋；或患儿口内龋失补牙面 dmfs ≥ 4（3 岁），dmfs ≥ 5（4 岁），dmfs ≥ 6（5 岁）。

微创牙科（minimal intervention dentistry）：是对疾病在最初阶段能够进行发现、诊断、治疗、减少并发症以及预防的一系列工作，通过使用微创入侵的方法治疗由疾病造成的不可逆的损伤，精确地去除必须清除的组织，保护周围健康的组织。

间接牙髓治疗（indirect pulp therapy，IPT）：是指在深龋治疗中，为避免露髓，保留一部分龋坏牙本质，在其上覆盖生物相容性材料的一种治疗方法。此种方法是通过去除外层感染牙本质以及龋损中大部分细菌，借助盖髓剂，促进下方的再矿化和修复性牙本质的形成。

预防性树脂充填（preventive resin restoration，PRR）：是对年轻恒牙的一种修复方式，指的是年轻恒牙微创去除腐质后，对相邻易感窝沟点隙进行窝沟封闭。

（刘　鹤　郑树国　秦　满）

第十章 龋病的流行病学

Epidemiology of dental caries

龋病流行病学是口腔流行病学的一部分，即采用流行病学的原理和方法，研究人群中龋病患病状况及其影响因素，为探讨龋病的病因和流行因素、制订龋病防治计划、选择防治策略和评价提供科学依据。

第一节 龋病流行病学调查方法和指标
Methods and diagnosis criteria of oral health survey for dental caries

龋病流行病学调查的方法与口腔流行病学调查方法类似，最常用的是现况研究。在龋病流行病学调查过程中，需要有一个标准来判断每一颗牙是否患龋，且检查者在整个检查过程中应一直遵循这一标准，获得的结果才科学、可信。世界卫生组织出版的《口腔健康调查基本方法》中对流行病学调查中龋病的诊断标准进行了描述，我国开展的全国口腔健康流行病学调查方案中也对龋病的诊断标准进行了详细描述。对龋病流行病学调查结果进行分析时，常采用的龋病测量指标包括龋（面）均、患龋率、龋病发病率、根龋指数等。

一、龋病流行病学调查方法

龋病流行病学调查方法（methods of oral health survey for dental caries）与口腔流行病学调查方法类似，包括描述性研究方法、分析性研究方法及实验性研究方法。最常用的龋病流行病学调查的方法是现况研究。

（一）口腔流行病学研究方法的分类

口腔流行病学研究的主要方法包括描述性研究方法、分析性研究方法、实验性研究方法。

1. 描述性研究方法 描述性流行病学（descriptive epidemiology）是流行病学中最常用的一种，它对疾病或健康状况在人群中的分布以及发生、发展的规律做客观描述。这种研究的作用是描述某种状况在人群中的分布和发生、发展规律，提出病因假设。描述性流行病学主要有以下几种。

（1）现况研究：又称横断面调查，调查目标人群中某种疾病或现象在某一特定时点上（较短的时间内）的情况。它的作用在于了解疾病的患病情况和分布特点，以便为制订预防措施和研究病因提供线索。我国已经进行的4次全国口腔健康流行病学调查就属于横断面调查。

（2）纵向研究：又称疾病监测，即研究疾病或某种情况在一组人群中随着时间推移的自然动态变化，也就是对一组人群定期随访，两次或若干次横断面调查结果的分析。它的作用在于动态地观察疾病或某种现象的演变情况及其原因分析。如对一所小学某个班级学生的龋病发病情况进行定期检查，以观察龋病在这个班级学生中的变化规律并分析其原因，就属于纵向研究。

（3）常规资料分析：又称历史资料分析，即对已有的资料或者疾病监测记录进行分析或总结，如病史记录、疾病监测资料等。如研究某市居民拔牙原因，可收集该市若干医院近5年的病历资料，经统计分析，找出不同年龄组牙齿缺失最主要的原因，如因龋病、牙周病、外伤、修复需要等原因而拔牙。这种研究结果可为开展口腔保健工作提供必要的信息。

2. 分析性研究方法 分析性流行病学（analytic epidemiology）的研究方法就是对所假设的病因或流行因素进一步在选择的人群中探索疾病发生的条件和规律，验证病因假设。分析性研究方法主要有病例对照研究（case-control study）和队列研究（cohort study）。

（1）病例对照研究：亦称回顾性研究，是分析性流行病学的一种。它将人群分为已患疾病和未患疾病两组，分别收集两组人群过往暴露史，比较两组人群过往暴露史的差别，从而得到导致疾病发生的危险因素。

（2）队列研究：是将特定人群按其是否暴露于某因素分为暴露组与非暴露组，追踪观察一定时间，比较两组的发病情况，以检验该因素与某种结果相关性的假设是否成立，这种研究方法又称为群组研究。如果暴露组人群的某个结果显著高于非暴露组人群，且经检验差异有统计学意义，则可认为这种暴露因素与这个结果有联系。

3. 实验性研究方法 实验性流行病学（experimental epidemiology）又称为流行病学实验（epidemiological experiment），是指在研究者的控制下对人群采取某项干预措施、施加某种因素、消除某种因素，以观察其对人群疾病发生或健康状态的影响。此方法是实验法而非观察法，有干预措施，并且要求设立严格的对照观察，即将研究对象随机分配到不同的组，而非自然形成的暴露组与非暴露组。

（二）龋病流行病学调查的过程

1. 现况研究的概念 最常用的龋病流行病学调查方法是现况研究。现况研究又称横断面调查（cross-sectional study），是指应用普查或抽样调查等方法来调查某一目标人群中有关变量（因素）、疾病或健康状况在某一特定时点上（较短时间内）的情况，以描述目前疾病或健康状况的分布、某因素与疾病的关联。从时间上说，现况研究是在特定时间内进行的，即在某一时点或短暂时间内完成的，这个时间点犹如一个断面，故又称为横断面调查。现况研究的作用在于了解疾病的患病情况和分布特点，以便制订预防措施，为研究病因提供线索。

2. 现况研究的作用

（1）描述疾病或健康状况的分布：通过现况研究，可以描述某口腔疾病或口腔健康状况于特定时间内在某地区人群中的分布情况及影响分布的因素。如我国进行的4次全国口腔健康流行病学调查就属于现况研究，获得了我国居民口腔疾病的分布情况和主要影响因素。

（2）发现病因线索：描述某些因素或特征与口腔疾病或口腔健康状况之间的关系，寻找病因及流行因素的线索，以逐步建立病因假设，供分析流行病学的研究。

（3）疾病监测：多次现况研究可对某一特定人群进行疾病监测，从而对所监测疾病的分布规律和长期变化趋势有深入的了解。

（4）疾病的早期发现：利用普查可以早期发现疾病，以达到早期诊断和早期治疗的目的。

（5）用于卫生资源的合理分布：通过现况研究，还可以衡量一个国家和地区的卫生水平和健康状况；确定人群中各项生理指标和正常参考范围；用于社区卫生规划的制订与评估；了解人群的健康水平，为卫生保健工作的计划和决策提供科学依据；评估治疗与人力资源的需要等。

3. 现况研究的方法 现况研究常用的方法有普查和抽样调查两种，调查的手段包括现场检查、面访、信访、电话访问、自填式问卷调查和实验室检查等。近年来，随着网络的普及，还出现网上调查等新的调查手段。

（1）普查：是为了解某口腔疾病的患病率或健康状况，在特定时间内对一定范围人群中的每一个成员进行全面调查或检查。特定时间一般较短，甚至指某个时点，一般为1～2天或1～2周，大规模的普查最长不应超过2～3个月。范围可以是某地区、某单位、某居民区的全部居民或全部具有某个特征的人群。普查可以同时调查几种疾病。普查比较适用于患病率较高的疾病，而且要求有比较容易且准确的监测手段和方法。

普查的优点是调查的对象是在特定范围内的所有成员，在对象的选择上简单易行；所获得的资料全面，可以得到全部调查对象的相关资料；能掌握疾病的分布情况，明确流行特征和相关的流行因素，提供病因线索；普查的同时，可普及医学科学知识；可发现人群中的全部病例，有利于管理和治疗。

普查的缺点是工作量大、花费大、组织工作复杂；调查内容有限；常出现重复调查、漏查调查对象；由于工作量大，导致调查的精确度下降。

（2）抽样调查：是指从研究对象的总体中按照一定的方法随机抽取一部分对象作为代表，进行调查分析，以此推论全体被研究对象状况的一种调查方法，即以局部推论总体的调查方法。其目的是根据调查所得的资料估计和推断被调查现象的总体特征，估计出该人群某疾病的患病率或某些特征情况。抽样调查在口腔流行病学调查中占有重要地位，是最常用的调查方法，可用于描述口腔疾病的分布、衡量口腔卫生水平、研究影响因素、考核口腔疾病防治效果等研究中。

抽样调查的优点是节省人力、物力、时间；以样本推断总体的误差可以事先估计并加以控制；调查的精确度高。

抽样调查的缺点是只能提供总体情况的推断结果；它的设计、实施与资料分析比较复杂，存在抽样误差和偏倚，不适用于变异过大的资料研究；同样只适用于调查发病率较高的疾病。

4. 抽样调查的过程　抽样调查的具体方法如下。

（1）确定调查目的：开展调查前必须明确调查的目的，是描述疾病的分布，还是探索和研究某疾病的危险因素；是评价对某疾病防治措施的疗效，还是有其他的研究目的。

（2）确定调查对象：根据研究目的来确定研究对象。原则上应选择高危人群、能代表总体的人群和应答率比较高的人群作为调查对象。

（3）选择抽样方法：根据调查目的和调查对象的实际情况选择抽样方法。常用的抽样方法包括简单随机抽样、系统抽样、分层抽样、整群抽样和分级抽样。

（4）计算样本量：应根据所调查疾病的预期患病率、总体与个体之间的差异程度、调查要求的精确度和可信度，来确定样本量。

（5）制订调查表格：调查表包含一些能具体反映研究目的的研究变量。口腔医学研究变量常分为人口学变量（姓名、性别、出生年月、民族、文化程度、职业等）、疾病变量（发病、患病、死亡等）以及相关危险因素变量（吸烟、饮酒、饮食习惯、家族史等）。

（6）控制偏倚：医学研究中的偏倚是指在临床研究中研究结果偏离真实结果的情况，这种偏离称为误差（error）。影响口腔健康调查结果真实性的因素主要有随机误差（random error）和系统误差（systematic error）。随机误差是在抽样调查过程中产生的变异，主要是抽样误差，不能完全避免，但可通过周密设计和扩大样本量来加以控制，减少抽样误差。系统误差则是由于某些原因造成检查结果与实际情况不符，应该而且可以设法防止。系统误差是人为造成的，可以在调查设计、实施、资料分析时加以控制和防止。

（7）收集资料：抽样调查通常可以采用口腔健康检查、口腔问卷调查等方式收集资料。在收集资料时，调查员要有实事求是的科学态度和高度的责任心，具备一定的口腔专业知识和文化水平。在进行现况研究前，应对调查员进行严格的培训和考核，再决定是否录用。

1）收集有关的背景资料：收集基本的人口学变量，如出生年月、性别、文化程度、婚姻状况、家庭成员情况、家庭经济收入情况等。

2）测量相关的疾病情况：建立严格的疾病诊断标准，最好使用国际上公认的金标准。测量时尽量采用简单、易行的技术和灵敏度高的方法，使用规定的器械。

3）获得研究的暴露因素：暴露因素的测量也必须要有明确的定义和测量尺度，尽量采用定量或半定量尺度和客观的指标，可以用调查表、记录、临床检查、实验室检查和其他手段来测量，获得某些暴露因素的接触时间和持续时间。

(8) 整理资料和撰写调查报告

1）整理资料：对原始资料进行检查和核对，并进行逻辑纠错，以提高原始资料的正确性和完整性。同时应填补缺漏、删去重复、纠正错误等，以免影响资料的质量。

2）输入数据：按照卫生统计学有关的技术规定和口腔流行病学专业的需要划分组别。应用计算机处理资料，建立相应的数据库。在输入时尽可能双录入数据，并要求核对。

3）计算各种统计指标：常用的统计指标有患病率、发病率、平均数、构成比等。口腔流行病学调查中，常用的疾病指数有龋均、龋面均、患龋率、龋病发病率、牙石平均检出区段数等。

4）撰写调查报告：包括总结与评估，经验与教训，撰写调查报告，得出结论和提出建议。

二、龋病流行病学调查诊断标准

龋病流行病学调查诊断标准（diagnosis criteria of oral health survey for dental caries）有世界卫生组织建议的龋病诊断标准和我国流行病学调查中龋病的诊断标准。

（一）世界卫生组织建议的龋病诊断标准

世界卫生组织（World Health Organization，WHO）在1971年出版了第一版《口腔健康调查基本方法》，明确了口腔健康调查中龋病的诊断标准和记分代码。随后在1977年、1987年、1997年以及2013年分别再版，在这五版中，龋病的诊断标准和诊断方法也发生了变化。

1977年WHO出版的第二版《口腔健康调查基本方法》中龋病的诊断标准是：当牙的点隙窝沟或平滑面出现损害，检查到软的洞底、牙釉质破坏、软的洞壁或者牙有暂时充填物时，诊断为龋病。邻面损害时探针尖必须能确切穿入病损才诊断为龋病。如存在任何疑问，不应记为龋。龋病的早期阶段，不能明确诊断时应排除在外。在缺乏其他阳性症状时，以下一些缺损不应记为龋：白色或白垩色斑点；着色或粗糙的斑点；牙釉质上能卡住探针的点隙窝沟，但没有软化的洞底、牙釉质破坏或软的洞壁。

1987年WHO出版的第三版《口腔健康调查基本方法》中对龋病的诊断标准与第二版一致。对不应记为龋的牙齿缺陷的描述增加了一种情况：牙齿上暗黑、光亮、质硬、凹坑的牙釉质，表现为中至重度氟牙症者。

1997年WHO出版的第四版《口腔健康调查基本方法》对龋病的诊断标准进行了修改，定义为：点隙窝沟或平滑面有明确的龋洞、牙釉质下破坏或可探到软化的洞底或洞壁。该定义的特点是"有明确的龋洞"，并在检查时使用末端为球形的CPI探针代替尖探针。其出发点是认为早期龋可以再矿化，而使用尖探针检查会破坏早期龋的修复。"有明确的龋洞"这一龋病诊断标准也可提高检查者之间的一致性。

2013年WHO出版的第五版《口腔健康调查基本方法》中龋病的诊断标准与第四版一致，但是删除了治疗需要的记分标准，因为各位检查者的结果会相差较大。

（二）我国流行病学调查中龋病的诊断标准

1. 早期龋病诊断标准 1957年，卫生部医学科学研究委员会龋病、牙周病全国性统计调查委员会制定了我国的龋病诊断标准，将龋病按病损程度分为5度，对不易确定者列为可疑龋。

（1）可疑龋：色、形、质有改变，但证据不确实，不能确定为Ⅰ度龋者。①色：窝沟暗黑，但缺乏"墨浸样"及白垩样。②形：窝沟妨碍探针滑动，但似牙釉质皱襞而不能确定为沟裂缺损者。③质：有粗糙感，但与沉积物等不能区分。

（2）Ⅰ度浅龋：牙釉质龋，凡有色、形、质改变者，诊断为龋病。①色："墨浸样"，白垩样；②形：表面缺损，卡住探针；③质：粗糙，松软。

（3）Ⅱ度中龋：牙本质浅龋，洞底在牙本质浅层者。

（4）Ⅲ度深龋：牙本质深龋，洞底在牙本质深层，但未引起牙髓病变者。

（5）Ⅳ度牙髓感染：洞底在牙本质深层或已穿髓，已引起牙髓及根尖病变者。

（6）Ⅴ度残根：因龋所致牙冠全部或绝大部分被破坏者，非龋所致的残根不包括在内。

（7）失：因龋丧失的牙。

（8）补：因龋充填的牙。

在龋病调查中，我国一些调查者直到20世纪80年代都使用这一标准。

2. 第一次全国口腔健康流行病学调查中采用的龋病诊断标准 1983年全国学生龋病、牙周疾病流行病学抽样调查中龋病的诊断标准主要采用了WHO《口腔健康调查基本方法》(第二版)。

（1）无龋：无充填体，也不需要充填治疗的完整牙，可记为无龋牙。

（2）龋：牙齿的点隙窝沟或平滑面有色、形、质三方面改变的，即可诊断为龋病。牙釉质脱矿、崩解以致成洞为形的改变，当探针插入时感到洞壁或洞底有软化现象为质的改变，形和质是诊断的主要依据。如发现牙釉质上有白垩色斑点或有着色、粗糙的斑点，牙釉质上的点隙窝沟能卡住探针，但沟底或洞壁无软化现象，此时均不诊断为龋病。

（3）已充填牙无龋：牙体上有完好充填物，无继发龋，且在牙体其他部位也无原发龋者，因其他原因做的修复体（如外伤、桥基牙等）按照无龋计算。

（4）已充填牙并原发龋：牙体上有充填体，同时在其他牙面又有龋坏，而龋坏与充填体无联系者。

（5）已充填牙并继发龋：牙体上有充填体，且边缘有继发龋。

（6）因龋丧失的乳牙：未到替换年龄而因龋失去的乳牙（只限9岁以下）。

（7）因龋丧失的恒牙：30岁以下的人被拔除的恒牙，一般认为是因龋丧失，但因非龋疾患丧失者应除外。对于青少年，要注意与未萌出恒牙相区别。主要根据牙齿萌出顺序及参照对侧同名牙的情况来判断。

（8）非龋丧失的恒牙：先天缺失的恒牙，或因外伤、正畸拔除的恒牙。

（9）未萌出牙：只限用于乳牙已脱落而恒牙尚未萌出者。

3. 第二次全国口腔健康流行病学调查中采用的龋病诊断标准 1995年第二次全国口腔健康流行病学抽样调查时，龋病的诊断标准主要参考了WHO《口腔健康调查基本方法》(第三版)，并区分冠龋和根龋两部分记分。

（1）冠龋的诊断标准和记分代码

1）无龋：未曾因龋做过充填，也无迹象患龋即为无龋牙。以下情况不诊断为龋：①白斑；②着色的不平坦区；③探针可插入的着色窝沟，但底部不发软；④中到重度氟牙症所造成牙釉质上硬的、色暗的凹坑状缺损；⑤可疑龋按无龋牙计。

2）龋：牙的窝沟或平滑面的病损有底部软化，牙釉质潜在的损害或洞壁软化时，诊断为龋。为说明儿童窝沟龋的患病情况，检查12岁年龄组时，将龋分为窝沟龋和平滑面龋，凡临床能确定的窝沟龋，记为01；牙的平滑面患龋为平滑面龋，记为02；其他年龄所患的龋病均按平滑面龋计。乳恒牙上暂时充填物按龋计，如氧化锌暂封物。但根据需要用玻璃离子水门汀或复合充填材料者均按已充填牙计。

3）已充填牙有龋：有永久充填物的牙，同时又有一个或以上牙面龋坏为已充填牙有龋，无须区分原发龋或继发龋。

4）已充填牙无龋：有永久充填物的牙，且无原发龋或继发龋者。因龋做的全冠按已充填牙无龋计。

5）龋失牙：45岁以下如有因龋而拔除的恒牙作为龋失，无法用生理性替换解释的乳牙缺失亦作为龋失。在某些年龄组，分辨未萌出牙和已拔除牙是困难的，应根据缺失牙的牙槽嵴情况及同名对侧牙情况和口腔内其他牙齿患龋情况帮助区分。45岁以下不是因龋丧失的牙不应记龋失牙。

6）因其他原因丧失恒牙：如先天缺失，或因牙周病、外伤、正畸等原因丧失的恒牙属此类。45岁及45岁以上者失牙包括龋失和其他原因失牙。

7）窝沟封闭：咬合面已做窝沟封闭的牙属此类。已封闭的牙有龋按龋计。

8）桥基牙或冠：桥基牙是固定桥的一部分，桥基牙和非因龋做的全冠或瓷面记为此类，桥体是修复已失牙，记"龋失牙"或"因其他原因丧失恒牙"。

9）未萌出牙：无乳牙存在的情况下，未萌出恒牙属于此类。恒牙先天缺失也属此类。需分辨未萌出牙与已拔除牙。

10）除外牙：任何不能做检查的牙均除外。例如前牙外伤后牙冠折断1/2以上，无法做冠龋检查者。

治疗需要的记分代码：冠龋治疗需要的记分是参考WHO《口腔健康调查基本方法》（第三版），进行了部分修改。须注意的是，应根据受检牙被累及的牙面数，并不是根据充填备洞时所需波及的牙面数记分。记分代码如下：

0＝不需治疗

1＝需充填1个牙面

2＝需充填2个及2个以上牙面

3＝需采用窝沟封闭或涂药等措施使龋停止

4＝因龋或其他原因需要做全冠修复

5＝需做修复体

6＝楔状缺损需充填

7＝需做牙髓治疗并充填

8＝需拔除

9＝需做其他治疗

（2）根龋的诊断标准和记分代码：在牙龈退缩的情况下可发生根龋。根龋的好发部位为牙邻面和颊面。根龋可始自牙釉质牙骨质界或牙釉质牙骨质界下面，早期为小而圆的龋坏，可沿牙颈部向两侧扩展，与相邻龋坏相连形成沟或成为牙颈部的一个龋环，牙颈部的冠龋向根面发展到牙釉质牙骨质界，然后发展到牙根，也可形成根龋。根龋在活动期为黄色或橘色，活动性差时颜色可发暗或呈黑色。

1）根龋诊断标准：在牙釉质牙骨质界处或下方有以下改变者。

形：牙骨质有破坏，由圆形沿水平方向扩展至根部形成沟或龋环。

色：黄、橘、黑、褐色的改变。

质：用探针探根面发软，龋坏组织呈皮革样，有韧性，探针尖易探入龋坏部位。

2）代码

0= 牙龈无退缩，无根龋

1= 牙龈有退缩（指游离龈退缩到牙釉质牙骨质界以下），无根龋

2= 牙龈有退缩，有根龋

3= 根龋已充填，有龋

4= 根龋已充填，无龋

4. 第三次全国口腔健康流行病学调查中采用的龋病诊断标准　2005年第三次全国口腔健康流行病学调查时，龋病的诊断标准参考了WHO《口腔健康调查基本方法》(第四版)。

(1) 冠龋的诊断标准和记分代码：牙的窝沟或平滑面有底部发软的病损，牙釉质有潜在损害或沟壁软化者即诊断为龋。对于牙釉质上的白斑、着色的不平坦区、探针可插入的着色窝沟但底部不发软及中到重度氟牙症所造成的牙釉质上硬的凹陷，均不诊断为龋。

冠龋的诊断标准和代码中字母代表乳牙，数字代表恒牙。

1) 无龋牙(A, 0)：牙冠健康，无因龋所做的充填物，也无龋坏迹象的完整牙冠记为无龋牙。龋洞形成前阶段及其类似的早期龋情况，因诊断不可靠，故都不作为龋坏记录。以下情况不诊断为龋：①白垩色的斑点；②牙冠上变色或粗糙的斑点，用CPI探针探测未感觉组织软化；③牙釉质表面点隙窝沟染色，但无肉眼可见的牙釉质下潜行破坏，CPI探针也没有探到洞底或沟壁有软化；④中到重度氟牙症所造成牙釉质上硬的、色暗的凹状缺损；⑤牙釉质表面的磨损；⑥没有发生龋损的楔状缺损。

2) 龋(B, 1)：牙的点隙窝沟或平滑面有明显的龋洞、或明显的牙釉质下破坏、或明确的可探及的软化洞底或洞壁记为龋。牙上有暂时充填物按龋计，窝沟封闭同时伴有龋者也按龋计。要使用CPI探针来证实咬合面、颊舌面视诊所判断的龋坏。若有任何疑问，不能记为龋。

3) 已充填有龋(C, 2)：牙冠上有一个或多个永久充填物，且伴有一个或多个部位龋坏者记为已充填有龋。无须区分原发龋或继发龋（即不管龋损是否与充填体有关，均使用同一代码）。

4) 已充填无龋(D, 3)：牙冠有一个或多个永久充填体且无任何部位龋坏，记为已充填无龋。因龋而做冠修复的牙齿也用此记分（因非龋原因，如桥基牙进行的冠修复记为G, 7）。

5) 因龋缺失(E, 4)：因龋而拔除的恒牙或乳牙。对于5岁年龄组儿童乳牙的丧失，该记分仅用于不能以正常替牙来解释的乳牙缺失。12岁年龄组须区分牙齿缺失的原因。因龋丧失的记录为4，因其他原因丧失的记录为5。

6) 因其他原因缺失(X, 5)：因先天缺失，或因正畸、牙周病、外伤等丧失的乳恒牙。另外，35~44岁和65~74岁年龄组，不管任何原因，只要牙齿不存在，均记录为5，包括第三磨牙。

7) 窝沟封闭(F, 6)：牙冠的咬合面已做窝沟封闭或咬合面窝沟用圆钻或"梨形"钻扩开，并放置复合树脂材料。如果已做窝沟封闭的牙齿有龋，用代码B或1表示。

8) 桥基牙、特殊冠或贴面(G, 7)：牙齿成为固定桥的组成部分，即桥基牙。此记分也用于那些因非龋原因而进行的冠修复、覆盖牙齿唇面的贴面，这些牙齿无龋或充填物存在。种植牙做的桥基牙也用此记分。桥体用于修复已失牙，牙冠应记为4或5，牙根记为9。

9) 未萌牙(X, 8)：这一记分仅用于恒牙未萌且没有乳牙存在的缺牙区。这一记分不参与与龋病相关的计算。未萌牙不包括先天缺失或因外伤等造成的牙齿缺失（后面两种情况应被记录为X或5）。

10) 外伤(T, T)：牙冠因外伤而使部分牙面缺失且无龋坏的证据。

11) 不作记录(-, 9)：这一记分用于任何原因（如正畸带环、严重发育不良等）造成的已萌出的牙无法被检查。

第三次全国口腔健康流行病学调查不再记录治疗需要情况。

（2）根龋的诊断标准和记分代码：只在35～44岁组和65～74岁组人群中检查根龋。根龋的检查随冠龋检查同时进行，检查方法和顺序与冠龋相同。根龋只有在牙根面暴露的情况下才可能发生，因此在进行根龋检查时，首先需要判断牙根是否暴露，其标志是牙釉质牙骨质界（CEJ）暴露。根龋可始自牙釉质牙骨质界或牙釉质牙骨质界下面，早期为小而圆的龋坏，可沿牙颈部向两侧扩展，与相邻龋坏相连形成沟或成为牙颈部的一个龋环，牙颈部的冠龋向根面发展，超过牙釉质牙骨质界后累及牙根也可形成根龋。根龋在活动期为黄色或橘色，活动性差时颜色可发暗或呈黑色。根龋的诊断标准是用CPI探针在牙根面探及软的或皮革样的损害。

1）无龋牙根（0）：牙根已暴露，无龋坏，也无充填物的牙根记为无龋牙根（牙根未暴露记录为8）。

2）根龋（1）：用CPI探针探及根面有软或皮革样感觉的病损记为根龋。一个龋损同时累及冠部和根面则分别记录为冠龋和根龋。对根龋的诊断可依据以下症状。

在牙釉质牙骨质界处或下方有：

形：牙骨质的破坏，由圆形沿水平方向扩展，甚至在根部形成沟或牙颈部环状龋。

色：黄、橘、黑、褐色改变。

质：用探针探及根面发软，龋坏组织呈皮革样，有韧性。

3）已充填牙根有龋（2）：一个牙根有一个或多个永久充填物且有一个或多个部位龋坏者记为已充填有龋。不区分原发龋和继发龋。

4）已充填牙根无龋（3）：根面有一个或多个永久充填物而无任何部位龋坏者记为已充填牙根无龋。

5）残根（6）：牙冠已被破坏，牙齿所有面的牙釉质牙骨质界都不可见即诊断为残根，记录为6。

6）种植牙（7）：种植体作为基牙记录为7。

7）未暴露牙根（8）：牙根面没有暴露，即牙龈缘未退缩到牙釉质牙骨质界以下。

8）不作记录（9）：牙缺失或牙石过多不能进行根部检查时，记录为9。

（3）龋病诊断的有关说明

1）恒牙列检查32颗牙，多生牙不计在内，融合牙按2颗牙记录。

2）可疑龋按无龋计。除非牙面视诊发现明确龋洞或借助CPI探针发现明确龋洞或明显牙釉质下破坏，否则不记录为龋。不能明确诊断的早期龋不记录为龋。

3）静止龋按龋计，楔状缺损和牙釉质发育不全基础上发生的龋按龋计。

4）牙上的永久充填物包括银汞合金、玻璃离子、复合树脂、复合体等。氧化锌、磷酸锌水门汀等为暂时充填物。

5）不是因龋做的牙体修复不按龋计。

6）已充填的牙，充填体折断，如无继发龋，则按已充填牙无龋计。

7）12岁年龄组口腔中的桥体要区分失牙的原因。35岁及35岁以上年龄组用于修复已失牙的桥体记录为5。

8）因正畸原因拔除的前磨牙，一律定为第一前磨牙。

9）牙萌出的标准：只要在口腔内见到牙的任何一部分，就应该认为这颗牙已经萌出。

10）若一颗恒牙和乳牙同时占据一个牙位间隙，仅记录恒牙情况。如果恒牙先天缺失或未萌出，只有乳牙存在时，则记录乳牙。

11）死髓牙记分方法与活髓牙相同。

12）戴固定矫治器时，如牙齿可见部位占牙冠1/2以上，则做冠龋检查，牙冠可见部位占1/2以下则记为9（不作记录）。

13）在某些年龄组，难以区分未萌牙（8）和缺失牙（4或5），可借助牙齿萌出规律、缺牙区牙槽嵴外观、口内其他牙齿的龋坏情况予以鉴别。35~44岁和65~74岁年龄组第三磨牙不论为未萌牙或缺失牙，只要不存在，均记录为5。

14）为方便起见，在全口无牙的情况下，可以在牙列两端的格内填入5，用直线连接，直线两端的代码必须相同。

15）健康牙根是指已暴露、无龋坏、无充填物的牙根。根面有牙菌斑时，需擦去牙菌斑后再检查。

16）牙釉质牙骨质界以上的龋为冠龋，若冠及根部均有龋，则分别记录冠龋和根龋。即凡牙根面上有龋者都记录为根龋，不考虑龋的来源。

17）任何原因的牙齿缺失或用桥体代替缺失牙，牙冠记录为4或5，牙根记录为9。

18）牙冠已龋坏仅留牙根者，冠龋记录为1，根龋记录为6。

19）根龋的诊断必须依据牙釉质牙骨质界，在检查时须先寻找牙釉质牙骨质界，后者位于牙釉质和牙骨质的连接处，探诊时有时有"粗糙"的感觉。

5. 第四次全国口腔健康流行病学调查中采用的龋病诊断标准 2015年第四次全国口腔健康流行病学调查时，龋病的诊断标准采用了WHO《口腔健康调查基本方法》(第五版)，同第三次全国口腔健康流行病学调查（表10-1，表10-2）。

表10-1 第四次全国口腔健康流行病学调查中乳牙及恒牙冠龋的诊断标准

记分代码		诊断结果
乳牙	恒牙冠	
A	0	无龋
B	1	冠龋
C	2	已充填有龋
D	3	已充填无龋
E	4	因龋缺失
X	5	因其他原因缺失
F	6	窝沟封闭
G	7	桥基牙、特殊冠或贴面
X	8	未萌牙
T	T	外伤
N	9	不作记录

表10-2 第四次全国口腔健康流行病学调查中恒牙根龋的诊断标准

恒牙根记分代码	诊断结果
0	无龋
1	冠龋
2	已充填有龋
3	已充填无龋
6	残根
7	种植牙
8	牙根未暴露
9	不作记录

三、龋病的测量指标

龋病的测量指标（measuring index of dental caries）有如下几种。

指数（index）是一组逐渐变化的数值，有上限和下限，不同的数值代表一定意思或标准。龋病的指数是用一组数值说明龋病在个体或群体中的临床表现，用数量等级和标准方法来阐明和比较疾病的范围和严重程度。一个理想的指数应该具备如下特征：

1. 真实性和可靠性好 指数必须能测量到真正想测量的数据并可重复。

2. 简单 检查者容易掌握，省时，仅需简单器械。

3. 清楚和客观 容易理解，不会含糊、混乱，不同类别应该互相区别。

4. 便于统计 便于统计、分析。

5. 敏感 能区分细小的变化。

6. 能被受检者接受 无痛，不会令受检者难受。

实际上，尚没有一个完美的指数。设置或选择什么指数，主要依据研究目的和希望回答的问题。简单的龋病测量可采用二分法，即有或没有；也可以按照龋病的程度采用等级计分法；还可以用计量方法，计算龋坏（或包括因龋充填或因龋缺失）牙数目。

常用的测量龋病的指数（caries index）有龋失补（decay missing filled，DMF）、龋均（mean DMFT）、患龋率（prevalence of caries experience）、无龋率（caries-free rate）、龋病发病率（caries incidence rate）、根龋指数（root caries index，RCI）、龋补充填比、显著龋病指数等。

（一）龋失补牙和龋均

龋失补指数是由 Klein、Palmer、Knutson 于 1938 年研究龋病分布时提出的，其主要依据是牙体硬组织已形成的龋坏病损不可能恢复为正常状态，而永远留下某种程度的历史记录。此后，龋失补指数在全球范围内被广为接受，成为最常用的一项口腔健康指数。

龋失补指数有龋失补牙（DMFT）或龋失补牙面（DMFS）两种表示方法。"龋"（decayed）指未充填的龋；"失"（missing）指因龋丧失的牙；"补"（filled）为因龋已做充填的牙。具体计算方法详见表 10-3。龋失补用于恒牙记录为大写字母（DMF），用于乳牙记录为小写字母（dmf）。

调查恒牙列时，这时 DMFT 取值为 0~32。按照世界卫生组织的记录方法，检查 30 岁及 30 岁以上者，不再区分是龋病还是牙周病导致的失牙，其失牙数按口腔内实际失牙数计。成年人因牙周病而失牙的概率较高，因而统计成年人龋失补牙时有可能将牙周病丧失的牙也计算在内。

调查乳牙列时，这时 dmft 取值为 0~20。计算因龋丧失的乳牙数须与生理性脱落的乳牙

表 10-3 龋失补牙和龋失补牙面计算方法

患龋情况	DMFT/dmft	DMFS/dmfs
一颗牙近中𬌗面有龋	DT（dt）=1	DS（ds）=2
一个牙面有充填体，另一牙面有龋的牙	DT（dt）=1	DS（ds）=1 FS（fs）=1
一个牙面上既有原发龋又有充填体	DT（dt）=1	DS（ds）=1
一颗牙的两个牙面有充填体	FT（ft）=1	FS（fs）=2
可疑龋	不记分	不记分
一颗牙因龋缺失	MT（mt）=1	后牙龋失 M（m）=5 前牙龋失 M（m）=4

区分，不应以患儿或家长的回忆为依据。世界卫生组织计算失牙的标准是：9岁以下的儿童丧失了不该脱落的乳牙，如乳磨牙或乳尖牙，即为龋失。或用龋拔补牙数（deft）或龋拔补牙面数（defs）作为乳牙龋指数。"拔"指因重度龋坏，临床无法治疗已拔除的乳牙。

作为个体统计，龋失补指数是指龋失补牙或龋失补牙面之和；而在评价群体龋病患病程度时，多使用这个群体的平均龋失补牙数或牙面数，通常称之为龋均（mean DMFT）或龋面均（mean DMFS）。龋均（mean DMFT）指受检人群中每人口腔中平均龋失补牙。龋面均（mean DMFS）指受检人群中每人口腔中平均龋失补牙面。虽然龋均和龋面均都反映受检查人群龋病的严重程度，相比之下，龋面均较为敏感。一颗牙如有3个牙面患龋，用龋均计分为1，而用龋面均计分则为3，客观上放大了计分值。

DMFT（DMFS）指数的主要缺点或局限：①在年龄较大的人群，尤其是老年人群中，除了龋病外，其他原因引起的失牙也有许多，DMF中的M不能有效反映因龋引起的失牙。②对于预防性充填和牙科服务较好的地区，DMF值会过高估计龋病的患病程度，因为调查中难以区分预防性充填或因龋充填。③一些非龋引起的充填会高估DMF值，如因牙釉质发育缺陷、隐裂、外伤、重度磨损等原因所做的充填和它们所致牙髓炎后的充填治疗可能会被计入龋失补牙数。

龋失补构成比是指受检人群中龋失补牙（面）数之和中龋失补牙（面）数分别所占的比重，常用百分数表示，三者相加等于100%。计算公式如下：

$$龋坏构成比 = \frac{龋坏的牙（面）数}{受检人群龋失补牙（面）数之和} \times 100\%$$

$$龋失构成比 = \frac{因龋缺失的牙（面）数}{受检人群龋失补牙（面）数之和} \times 100\%$$

$$龋充填构成比 = \frac{因龋充填的牙（面）数}{受检人群龋失补牙（面）数之和} \times 100\%$$

龋坏构成比＋龋失构成比＋龋充填构成比＝100%

（二）患龋率和无龋率

患龋率（prevalence of caries experience）指在调查期间某一人群中患龋病的频率，人口基数以百人计算，故常以百分数表示。患龋率描述龋病在群体中的分布情况，主要用于龋病的流行病学研究，如比较和描述龋病的分布，探讨龋病的病因和流行因素等。计算公式如下：

$$患龋率 = \frac{患龋人数}{受检人数} \times 100\%$$

无龋率（caries-free rate）指全口牙列均无龋的人数占全部受检人数的百分率。这里的无龋人数指根据明确的诊断标准，这些人口腔中没有发生龋坏的牙，没有因龋而拔除以及没有因龋而充填的牙。如果一个群体的患龋率是66%，无龋率则为34%。无龋率主要用来表示一个人群中某些年龄组的口腔健康水平和预防措施的成果。计算公式如下：

$$无龋率 = \frac{全口无龋人数}{受检人数} \times 100\%$$

（三）龋病发病率

龋病发病率（caries incidence rate）通常是指至少1年的规定时间内某人群新发生龋病的频率。与患龋率不同的是，龋病发病率仅指在这个特定时期内新龋发生的频率。计算公式如下：

$$龋病发病率 = \frac{发生新龋人数}{受检人数} \times 100\%$$

例：2018年检查某班12岁学生50人，其中患龋病者15人，龋失补牙数为：DT=20，MT=2，FT=8，龋失补牙面数为：DS=60，MS=10，FS=16；2年后再对这50名学生进行检查，发现其中10名学生有新的龋损，患新龋的牙数为15，牙面数为18，计算这班学生在2018年的龋均、龋面均、患龋率、无龋率和2年内龋病发病率如下：

2018年：

龋均 =（20+2+8）/50=0.60

龋面均 =（60+10+16）/50=1.72

患龋率 = 15/50×100%=30%

无龋率 =（50－15）/50=70%=1－30%

2年龋病发病率 =10/50×100%=20%

（四）根龋指数

龋病的流行病学调查中常将根面发生的龋坏与牙冠发生的龋坏分别进行描述。但是，不同的调查常采用不同的测量指标来描述根龋。1980年Katz提出了根龋指数（root caries index，RCI）。计算公式如下：

$$RCI = \frac{龋补根面数}{有附着丧失的牙根面总数} \times 100\%$$

RCI取值为0～100。每颗牙有4个根面，用冠修复的根面不能记为充填根面，而应分开记录，不应包括在上述公式中。牙龈退缩后根面暴露于口腔环境，口腔细菌能直接到达这样的根面，修复冠达牙龈的根面不记为有牙龈退缩的根面。

RCI的优点是容易理解；容易表达患上根龋的危险概率；能够以牙或牙面为单位报告结果；可以通过标准流行病学技术进行相对危险度等分析；能够以人为单位或以牙为单位报告其危险性。

RCI的缺点包括费时和可能低估根龋的患病程度。从定义上来说，RCI是基于牙龈退缩的，如果在检查时没有牙龈退缩，也就没有根龋。因此，在以下两种情况，RCI将会低估根龋的患病程度：①根龋可发生于原来有牙周附着丧失而随后牙龈增生的牙齿；②根龋可发生于有附着丧失的牙周袋而没有牙龈退缩的牙。大约10%或更多的根龋属于这些情况，因此，RCI也会低估根龋的患病情况。

（五）龋补充填比

龋补充填比是指受检人群中龋坏牙（面）数和因龋充填牙（面）数之和中因龋充填的牙（面）数所占的比重，常用百分数表示。如果已充填牙存在继发龋，此牙仍算作龋，不计为已充填的牙。龋补充填比可用于反映某地区口腔卫生服务水平，也可反映需要充填的龋齿中已经进行完好充填的比例，可以估算所需工作量。具体公式如下：

$$龋补充填比 = \frac{已充填的牙（面）数}{受检人群龋补牙（面）数之和} \times 100\%$$

（六）显著龋病指数

显著龋病指数（significant caires index，SiC）是指受检人群中患龋最严重的1/3人群的龋均。计算方法为：①将受检人群按照龋失补牙数的高低排序；②选取龋失补牙数最高的1/3受检人群；③计算这1/3人群的龋均，即为SiC。由于人群中龋病分布是不均匀的，即大部分龋齿分布在小部分龋高危的人群中，总体龋均难以准确反映人群龋病的分布情况，瑞典的 Douglas 于 2000 年提出了显著龋病指数。该指数也可帮助医师全面认识人群中龋病的分布情况，并指导医师进行高危人群的有效防治。

第二节 龋病的流行状况和流行趋势
Epidemic characteristics and trends of dental caries

20 世纪 60 年代以前，由于各国龋病患病水平差别悬殊，各地龋病流行病学资料又因调查标准和方法不尽相同而难以比较。1969 年世界卫生组织开始建立全球口腔健康数据库并于 1971 年出版《口腔健康调查基本方法》（第一版）。从此，世界各国有了统一的龋病调查标准和方法，调查的结果用于衡量和比较各国或各地区不同人群的龋病患病状况和流行趋势。

一、全球龋病的流行状况和流行趋势

（一）全球龋病的流行状况

世界卫生组织规定龋病的患病状况以 12 岁年龄组的龋均（mean DMFT）作为衡量指标，并将龋均从很低到很高分为 5 个比较等级（表 10-4），以绿色、蓝色、黄色、红色以及褐色分别代表这 5 个等级绘制全球龋病患病状况地图。1969 年 WHO 绘制第一张全球龋病流行状况地图，从中可以看出，全球龋病的流行状况呈现强烈的对比：发达国家龋病的患病程度都为很高、高，或至少是中等水平，而发展中国家通常是很低、低，少有中等水平。

表 10-4 WHO 龋病流行程度的评价指标（12 岁）

龋均	等级	标记色
0~1.1	很低	绿色
1.2~2.6	低	蓝色
2.7~4.4	中等	黄色
4.5~6.5	高	红色
≥6.6	很高	褐色

从 1980 年开始，每年 WHO 口腔卫生处都计算全球 12 岁儿童的龋均，并加权人口。结果按照发达国家、发展中国家以及全球状况绘制成曲线图。根据 2018 年最新数据显示，全球 206 个国家 12 岁年龄组恒牙龋均为 1.9。

世界卫生组织还公布全球 12 岁儿童恒牙龋均的分布情况（图 10-1），其中 DMFT 大于 4.4 的流行程度高或者很高的国家有 11 个（占 5.4%），主要集中在位于西亚的沙特阿拉伯，中非的加蓬，南非的毛里求斯，南美洲中西部的玻利维亚、厄瓜多尔，北美洲南部的危地马拉和多米尼加，南欧的克罗地亚和马其顿等。DMFT 为 2.7~4.4，即流行程度中等的国家有 35 个（占 17.1%），主要集中于俄罗斯，欧洲中部的波兰及东部的乌克兰，南美洲东部的巴西、南部的阿根廷，中部的巴拉圭以及中西部的秘鲁等。绝大部分国家的 12 岁恒牙龋病流行都处于低或者很低水平（DMFT<2.6）。其中北美洲、东亚的中国、东南亚（缅甸、印度尼西亚、马来西亚）、北欧的瑞典、芬兰，中欧的波兰、德国，西欧的英国，南欧的西班牙和意大利，澳洲（澳大利亚）以及北非的埃及、苏丹，东非的索马里、肯尼亚、坦桑尼亚，西非的尼日利亚，

中非的刚果，南非的博茨瓦纳、南非、津巴布韦等，12岁年龄组龋均小于1.2（占32.7%）；东南亚的泰国、越南、老挝，南亚的印度、巴基斯坦，西亚的伊朗、伊拉克、叙利亚、土耳其，东亚的蒙古，中亚的哈萨克斯坦，南欧的希腊、葡萄牙，西欧的法国，北欧的挪威，北非的阿尔及利亚、利比亚、摩洛哥，西非的毛里塔尼亚、马里、尼日尔，中非的喀麦隆，东非的埃塞俄比亚，南非的莫桑比克、安哥拉、纳米比亚、赞比亚，南美洲北部的委内瑞拉及哥伦比亚、南部的智利及乌拉圭等国12岁年龄组龋均在1.2~2.6（占44.4%）。

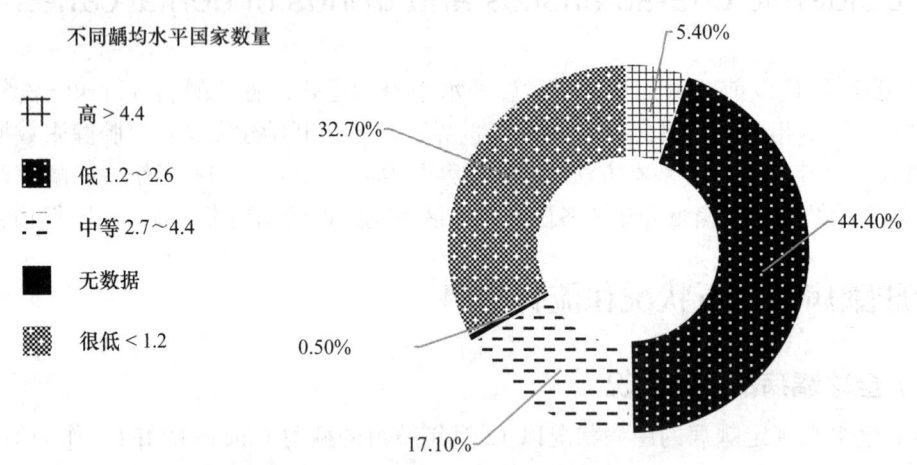

图10-1　全球12岁年龄组恒牙龋均分布情况（2018，WHO）

WHO将全球分成6个区，分别对各区12岁年龄组龋均进行了统计（图10-2）。美洲地区（AMRO）以及欧洲地区（EURO）12岁年龄组DMFT高于其他地区，为2.3；其次为西太平洋地区（WPRO）以及东地中海地区（EMRO），分别为1.8和1.6；最低的是非洲地区（AFRO）和东南亚地区（SEARO），分别为1.4和1.3；空白组为3.1，包含的3个地区，直布罗陀海峡、列支敦士登（欧洲中部国家）、留尼旺岛（位于非洲，法国的海外省），或是其他国家的管辖领土，或是领土面积很小的袖珍国家。美洲地区共统计43个国家，12岁年龄组平均dmft为2.3，处于高患龋流行程度的国家约占12%，约19%的国家龋病流行程度属于中等，约70%的国家处于较低或很低的患龋流行程度。欧洲地区共统计57个国家，其中仅5%的国家为高龋病流行程度，28%的国家龋病流行程度属于中度，67%的国家处于较低或很低

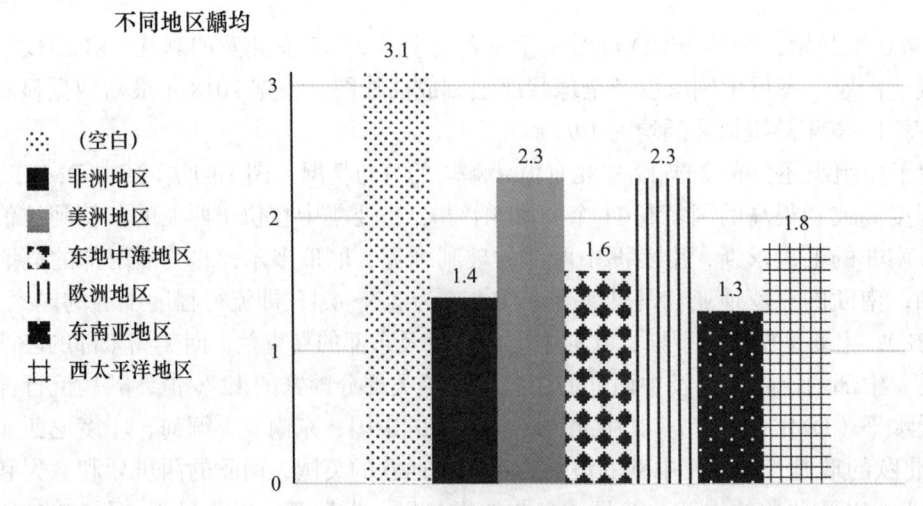

图10-2　全球不同地区12岁年龄组恒牙龋均分布图（2018，WHO）

的患龋流行程度。西太平洋地区共统计 28 个国家，仅一个国家（3.6%）12 岁年龄组龋均大于 4.4，为高患龋流行程度，而处于较低或很低的患龋流行程度的国家各占约 40%。东地中海地区共统计 21 个国家，没有一个国家平均 dmft 大于 4.4，有超过 60% 的国家龋病流行程度处于较低的水平，将近 30% 的国家处于极低的龋病流行程度，而仅有约 5% 的国家龋病流行程度处于中等。非洲地区共统计 42 个国家，仅有不到 5% 的国家 12 岁年龄组龋均大于 4.4，属于龋病高危流行国家，有超过 50% 的国家龋病流行程度处于很低的水平，将近 35% 的国家处于较低的龋病流行程度。东南亚地区共统计 11 个国家，没有任何国家平均 dmft 大于 4.4，有超过 50% 的国家龋病流行程度处于很低的水平，将近 40% 的国家处于较低的龋病流行程度。

对于成年人的龋病患病状况，WHO 以 35~44 岁年龄组人群的龋均为指标，也分为 4 个等级（表 10-5）。根据 WHO 绘制的 2003 年全球成年人龋病流行状况地图，我国、部分非洲国家成人龋病患病状况处于很低的水平，一些非洲国家、印度、越南、泰国等处于低水平，美国、俄罗斯、日本、部分东欧国家等处于中等水平，西欧大部分国家、南美洲多个国家、加拿大、澳大利亚等处于高水平。由于 DMFT 是终身不断累积的，虽然龋病在许多发达国家中已大幅度下降，但龋均在年龄较大的人群中大幅下降的趋势还不会那么快显示出来。

表 10-5　WHO 龋病流行程度的评价指标（35~44 岁）

龋均	等级	标记色
0~4.9	很低	绿色
5.0~8.9	低	蓝色
9.0~13.9	中等	黄色
≥14.0	高	红色

（二）全球龋病的流行趋势

根据世界卫生组织全球口腔健康数据库所公布的资料，1980 年，107 个国家和地区中，12 岁年龄组龋均超过 3 的占 49%。2000 年，189 个国家和地区中，12 岁年龄组龋均处于低和很低水平（DMFT<2.7）的有 119 个国家和地区，占 63%。20 年间龋病流行状况发生了明显变化。全球龋均达到了世界卫生组织提出的 2000 年口腔健康目标，即 12 岁年龄组儿童龋均不超过 3。2005 年，205 个国家和地区中，12 岁年龄组龋均处于高或很高水平的仅有美洲、欧洲、非洲和西太平洋的 10 多个国家和地区。2011 年，12 岁年龄组全球加权人口的龋均为 1.67（189 个国家），78% 的国家和地区龋均不超过 3。2018 年，全球 206 个国家 12 岁年龄组恒牙龋均为 1.9，其中 DMFT>2.7 的流行程度中等及以上的国家有 46 个（占 22.3%）。

1980—2015 年的 35 年间，全球龋病患病状况呈现前 20 年间显著下降，后 15 年间缓慢上升的趋势。表 10-6 显示了 WHO 各区 12 岁年龄组加权龋均的变化情况，在这 30 余年间，几乎所有的发达国家龋病的患病程度都呈现下降的趋势，有的甚至是显著下降；而在发展中国家，除了那些已经开展了预防措施的国家，总的龋病的患病趋势是上升的。

2019 年发表在 *Lancet* 上的文献报道，1990—2015 年，全球以年龄为标准的乳牙患龋率保持不变，且未经治疗的乳牙龋的负担 1990—2010 年一直保持不变，累及全世界 9% 的儿童，到 2015 年这个数字降低到 7.8%。根据 Kassebaum 于 2015 年的报道，未经治疗的乳牙龋是全球第十大流行疾病，影响了 6.21 亿儿童，而未经治疗的恒牙龋是全球最普遍的疾病，累及全世界 35% 的人群，影响了 24 亿人。有证据表明，乳牙龋患病率高峰期在 6 岁，而恒牙龋患病率有两个高峰期，分别在 25 岁和 70 岁，每个国家和地区的患病率和发病率也不同。政策制定者需要意识到，由于人口数量的增加、人们寿命的延长、缺失牙的减少，未治疗龋的负担预计将会增加。

表 10-6　WHO 各区 12 岁年龄组加权龋均的变化（2004 年、2011 年、2018 年）

WHO 各区	2004 年	2011 年	2018 年
AFRO	1.15	1.19	1.4
AMRO	2.76	2.35	2.3
EMRO	1.58	1.63	1.6
EURO	2.57	1.95	2.3
SEARO	1.12	1.87	1.3
WPRO	1.48	1.39	1.8
全球	1.61	1.67	1.9

注：AFRO：非洲地区；AMRO：美洲地区；EMRO：东地中海地区；EURO：欧洲地区；SEARO：东南亚地区；WPRO：西太平洋地区

二、中国龋病的流行状况和流行趋势

由于我国幅员辽阔，地理环境和气候条件等存在着很大差异，各地区经济、教育发展不平衡，人民生活水平、卫生行为习惯各不相同，所以不同地区的龋病流行状况相差较大。20 世纪 80 年代以前，我国只有各地区零星的龋病调查报告，调查所采用的多是卫生部 1957 年公布的龋病标准，与 WHO 的标准有很大差异，而且调查方法不尽相同，无法与世界各国龋病的流行状况和流行趋势进行比较和分析。1983 年以来的四次全国口腔健康流行病学调查均采用了 WHO 的标准和方法，使我国研究龋病的流行状况和流行趋势有了准确而翔实的资料，也可与世界各国进行比较和分析。

1983 年第一次全国学生龋病、牙周疾病流行病学抽样调查是以 29 个省（自治区、直辖市）7、9、12、15、17 岁学生为调查对象，调查结果显示，当时我国 12 岁学生人口加权龋均为 0.67，在世界上处于很低水平。1995 年第二次全国口腔健康流行病学抽样调查以 11 个省（自治区、直辖市）的 5、12、15、18、35～44、65～74 岁人群为调查对象，调查结果显示，12 岁年龄组人口加权龋均为 0.88。2005 年第三次全国口腔健康流行病学调查以 30 个省（自治区、直辖市）的 5、12、35～44、65～74 岁人群为调查对象，调查结果显示，12 岁年龄组人口加权龋均为 0.50。2015 年第四次全国口腔健康流行病学调查以 31 个省（自治区、直辖市）的 3～5、12～15、35～44、55～64、65～74 岁人群为调查对象，调查结果显示，12 岁年龄组人口加权龋均为 0.86，在世界上仍然处于很低水平。

下面将根据目前最新的第四次全国口腔健康流行病学调查结果介绍我国龋病的流行状况，并与第三次全国口腔健康流行病学调查结果相比，介绍我国龋病的流行趋势。

（一）我国龋病的流行状况

1. 3～5 岁年龄组　第四次全国口腔健康流行病学调查结果显示，全国 3～5 岁年龄组的乳牙患龋率为 62.5%，乳牙龋均（dmft 均数）为 3.35。全国 3 岁、4 岁、5 岁年龄组的乳牙患龋率分别为 50.8%、63.6%、71.9%（图 10-3），乳牙龋均（dmft 均数）分别为 2.28、3.40、4.24，乳牙患龋状况随年龄增加而加重（图 10-4）。全国 3～5 岁年龄组的龋补充填比为 3.1%，3 岁、4 岁、5 岁年龄组的龋补充填比分别为 1.5%、2.9%、4.1%，也随年龄增加而升高。

全国 3 岁、4 岁、5 岁年龄组乳牙患龋率及龋均（dmft 均数）农村高于城市，龋补充填比则为城市高于农村，全国 3 岁、4 岁、5 岁年龄组乳牙患龋率、龋均（dmft 均数）和龋补充填比男性与女性间差别不明显（表 10-7）。

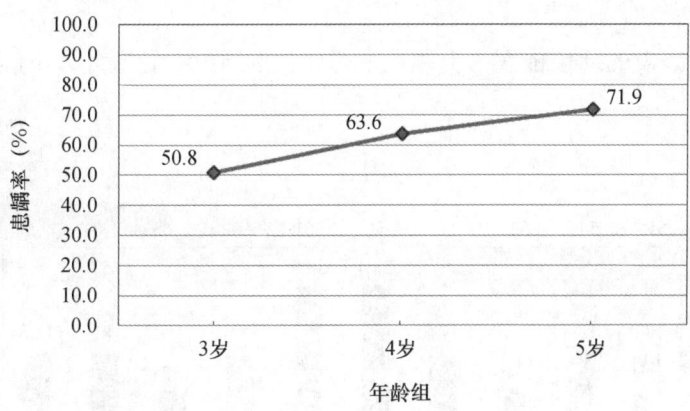

图 10-3　全国 3~5 岁年龄组乳牙患龋率（2015 年）

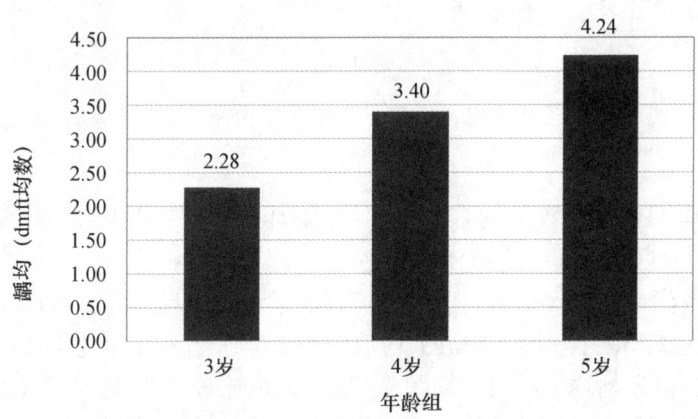

图 10-4　全国 3~5 岁年龄组乳牙龋均（2015 年）

表 10-7　全国 3~5 岁年龄组乳牙患龋率、龋均及龋补充填比（2015 年）

		患龋率（%）	龋坏牙（dt）		龋失牙（mt）		龋补牙（ft）		龋失补牙（dmft）		龋补充填比（%）
			$\bar{x}$	s	$\bar{x}$	s	$\bar{x}$	s	$\bar{x}$	s	
年龄组	3 岁	50.8	2.25	3.38	0.00	0.07	0.03	0.36	2.28	3.41	1.5
	4 岁	63.6	3.29	4.07	0.01	0.10	0.10	0.63	3.40	4.15	2.9
	5 岁	71.9	4.06	4.39	0.01	0.16	0.17	0.79	4.24	4.48	4.1
城乡	城	60.7	2.98	3.86	0.01	0.12	0.15	0.75	3.14	3.99	4.7
	乡	64.4	3.50	4.23	0.01	0.11	0.06	0.46	3.57	4.28	1.7
性别	男	62.7	3.28	4.08	0.01	0.11	0.10	0.64	3.39	4.16	3.1
	女	62.4	3.19	4.03	0.01	0.12	0.11	0.62	3.31	4.12	3.2
合计		62.5	3.24	4.06	0.01	0.12	0.11	0.63	3.35	4.14	3.1

在5岁患龋儿童中，75.4%的龋齿集中在1/3儿童中，这部分儿童的龋均［即显著龋病指数（SiC）］为9.61。

5岁年龄组龋齿好发的牙位依次为上颌乳中切牙、下颌第二乳磨牙、下颌第一乳磨牙、上颌乳磨牙（图10-5）。

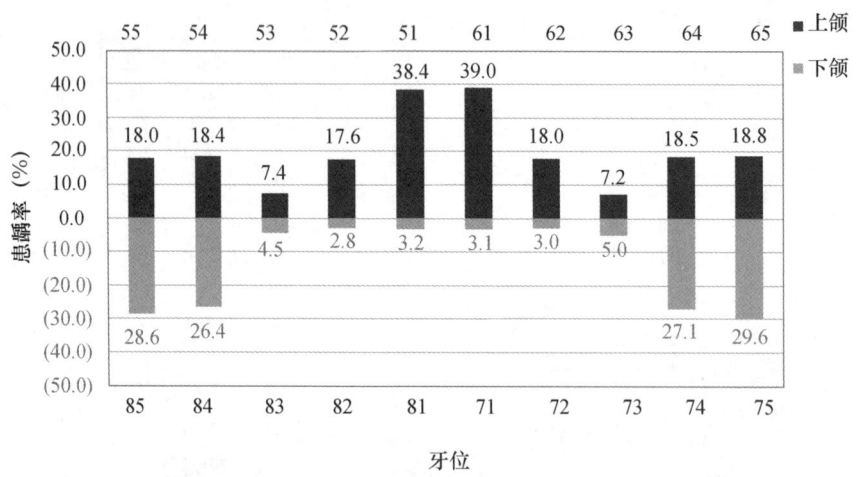

图10-5　全国5岁年龄组乳牙龋齿牙位分布（2015年）

5岁年龄组龋均（dmft均数）构成比分别为龋坏牙（dt）占95.8%，龋失牙（mt）占0.2%，龋补牙（ft）占4.0%，其中龋坏牙占的比例最大（图10-6）。

2. 12～15岁年龄组　第四次全国口腔健康流行病学调查结果显示，全国12～15岁年龄组的恒牙患龋率为41.9%，恒牙龋均（DMFT均数）为1.04，龋补充填比为17.5%。全国12岁年龄组恒牙患龋率、恒牙龋均（DMFT均数）、龋补充填比分别为38.5%、0.86和16.5%。全国15岁年龄组恒牙患龋率、恒牙龋均（DMFT均数）和龋补充填比分别为44.4%、1.20和18.5%。

全国12岁和15岁年龄组恒牙患龋率、龋均（DMFT均数）为农村高于城市，龋补充填比则为城市高于农村；全国12岁和15岁年龄组恒牙患龋率、龋均（DMFT均数）和龋补充填比均呈现女性高于男性（表10-8）。

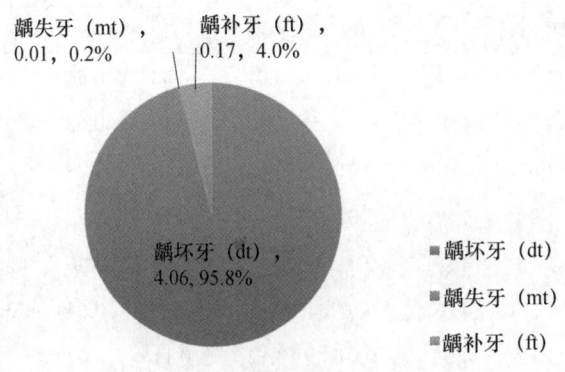

图10-6　全国5岁年龄组乳牙龋失补构成（2015年）

表 10-8　全国 12~15 岁年龄组恒牙患龋率、龋均及龋补充填比（2015 年）

		患龋率（%）	龋坏牙（DT）		龋失牙（MT）		龋补牙（FT）		龋失补牙（DMFT）		龋补充填比（%）
			$\bar{x}$	s	$\bar{x}$	s	$\bar{x}$	s	$\bar{x}$	s	
年龄组	12 岁	38.5	0.71	1.33	0.00	0.07	0.14	0.62	0.86	1.48	16.5
	15 岁	44.4	0.97	1.72	0.01	0.10	0.22	0.88	1.20	1.99	18.5
城乡	城	40.8	0.79	1.47	0.01	0.08	0.20	0.82	1.00	1.72	20.2
	乡	43.0	0.92	1.62	0.01	0.10	0.15	0.67	1.07	1.80	14.0
性别	男	36.8	0.71	1.39	0.01	0.08	0.13	0.60	0.84	1.55	15.5
	女	47.0	0.99	1.68	0.01	0.10	0.22	0.88	1.23	1.93	18.2
合计		41.9	0.85	1.55	0.01	0.09	0.18	0.75	1.04	1.76	17.5

在 12 岁患龋学生中，94.0% 的龋齿集中在 1/3 学生中，这部分学生的龋均［即显著龋病指数（SiC）］达 2.42。在 15 岁患龋学生中，90.8% 的龋齿集中在 1/3 学生中，这部分学生的龋均［即显著龋病指数（SiC）］达 3.26。

12 岁和 15 岁年龄组的龋齿好发牙位相似，前三位均为下颌第一恒磨牙、上颌第一恒磨牙、下颌第二恒磨牙（图 10-7）。

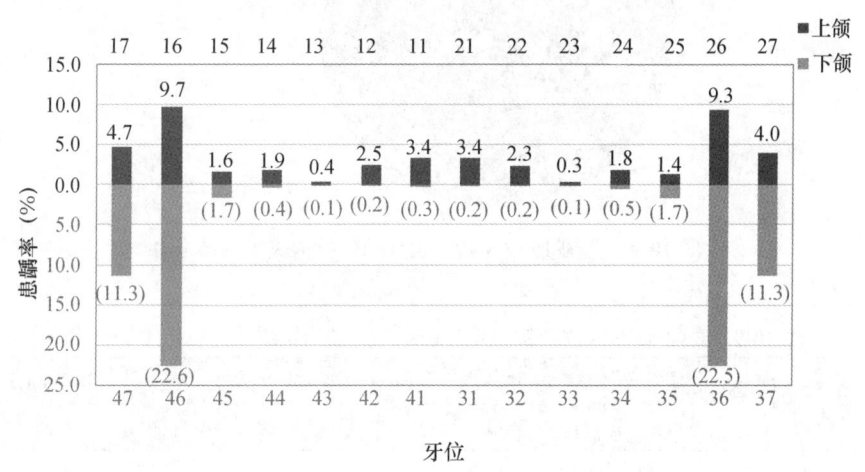

图 10-7　全国 15 岁年龄组恒牙龋齿牙位分布（2015 年）

全国 12 岁年龄组龋均（DMFT 均数）构成比分别为龋坏牙（DT）占 83.4%、龋失牙（MT）占 0.4%、龋补牙（FT）占 16.2%，其中龋坏牙占的比例最大（图 10-8）。

全国 15 岁年龄组龋均（DMFT 均数）构成比分别为龋坏牙（DT）占 81.3%、龋失牙（MT）占 0.7%、龋补牙（FT）占 18.0%，其中龋坏牙占的比例最大（图 10-9）。

3. 35~44 岁年龄组　第四次全国口腔健康流行病学调查结果显示，全国 35~44 岁年龄组恒牙患龋率为 89.0%，恒牙龋均（DMFT 均数）为 4.54，龋补充填比为 26.6%；恒牙患龋率和龋均（DMFT 均数）城乡差别不明显，龋补充填比城市高于农村；恒牙患龋率、龋均（DMFT 均数）、龋补充填比均为女性高于男性（表 10-9）。35~44 岁年龄组所患龋齿中龋失补构成比分别为 34.5%、53.0%、12.5%。

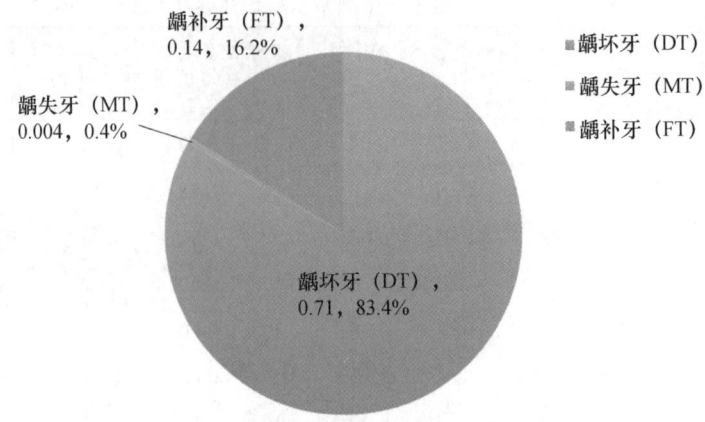

图 10-8　全国 12 岁年龄组恒牙龋失补构成（2015 年）

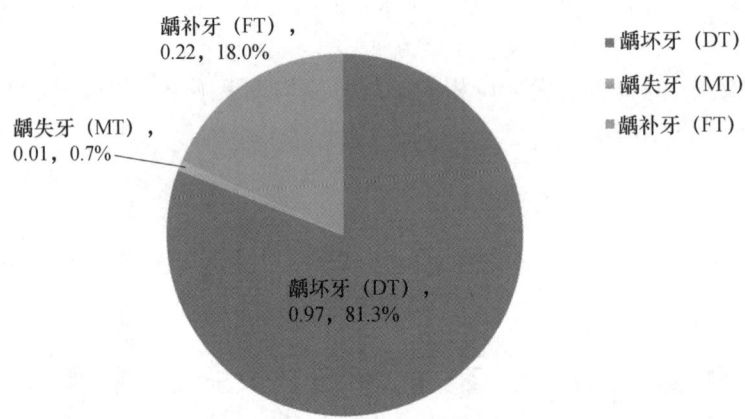

图 10-9　全国 15 岁年龄组恒牙龋失补构成（2015 年）

表 10-9　全国 35～44 岁年龄组恒牙患龋率、龋均及龋补充填比（2015 年）

城乡		受检人数	患龋率（%）	龋坏牙（DT） $\bar{x}$	s	龋失牙（MT） $\bar{x}$	s	龋补牙（FT） $\bar{x}$	s	龋失补牙（DMFT） $\bar{x}$	s	龋补充填比（%）
城乡	城	2239	89.4	1.43	2.32	2.40	2.21	0.67	1.49	4.49	3.74	31.9
	乡	2171	88.7	1.71	2.58	2.41	2.38	0.46	1.38	4.58	4.10	21.2
性别	男	2197	86.2	1.24	2.18	2.31	2.33	0.38	1.13	3.93	3.65	23.5
	女	2213	91.8	1.89	2.66	2.50	2.26	0.75	1.67	5.14	4.08	28.4
合计		4410	89.0	1.57	2.46	2.40	2.30	0.57	1.44	4.54	3.92	26.6

35～44 岁年龄组恒牙根龋的患龋率为 25.4%，农村高于城市，女性高于男性。恒牙根龋龋均为 0.57，农村高于城市，女性高于男性（表 10-10）。35～44 岁年龄组所患根龋中龋补构成比分别为 98.2%、1.8%。

4. 55～64 岁年龄组　全国 55～64 岁年龄组恒牙患龋率为 95.6%，恒牙龋均（DMFT 均数）为 8.69，龋补充填比为 16.9%；城乡差别不明显，恒牙龋均（DMFT 均数）农村高于城市，龋补充填比城市高于农村；恒牙患龋率、龋均（DMFT 均数）、龋补充填比均为女性高于男性（表 10-11）。55～64 岁年龄组所患龋齿中龋失补构成比分别为 28.3%、65.9%、5.8%。

表 10-10　全国 35～44 岁年龄组恒牙根龋患龋率及龋均（2015 年）

城乡		受检人数	根龋患龋率（%）	DRoot		FRoot		DFRoot	
				$\bar{x}$	s	$\bar{x}$	s	$\bar{x}$	s
城乡	城	2239	24.8	0.53	1.34	0.01	0.11	0.54	1.34
	乡	2171	29.1	0.67	1.57	0.01	0.12	0.68	1.58
性别	男	2197	22.5	0.48	1.36	0.01	0.13	0.49	1.37
	女	2213	28.3	0.64	1.55	0.02	0.27	0.66	1.58
合计		4410	25.4	0.56	1.46	0.01	0.22	0.57	1.48

注：DRoot：根面龋坏牙数；FRoot：根面因龋充填牙数；DFRoot：根面龋坏及因龋充填总牙数

表 10-11　全国 55～64 岁年龄组恒牙患龋率、龋均及龋补充填比（2015 年）

		受检人数	患龋率（%）	龋坏牙（DT）		龋失牙（MT）		龋补牙（FT）		龋失补牙（DMFT）		龋补充填比（%）
				$\bar{x}$	s	$\bar{x}$	s	$\bar{x}$	s	$\bar{x}$	s	
城乡	城	2342	95.4	2.15	2.99	5.54	5.87	0.67	1.59	8.36	6.90	23.8
	乡	2281	95.7	2.77	3.65	5.92	6.39	0.34	1.13	9.03	7.48	10.9
性别	男	2292	94.5	2.12	3.07	5.86	6.43	0.37	1.17	8.35	7.21	14.9
	女	2331	96.7	2.79	3.57	5.60	5.82	0.63	1.57	9.03	7.18	18.4
合计		4623	95.6	2.46	3.35	5.73	6.13	0.50	1.39	8.69	7.20	16.9

55～64 岁年龄组恒牙根龋的患龋率为 51.0%，农村高于城市，女性高于男性。恒牙根龋龋均为 1.66，农村高于城市，女性高于男性（表 10-12）。55～64 岁年龄组所患根龋中龋补构成比分别为 96.4%、3.6%。

表 10-12　全国 55～64 岁年龄组恒牙根龋患龋率及龋均（2015 年）

		受检人数	根龋患龋率（%）	DRoot		FRoot		DFRoot	
				$\bar{x}$	s	$\bar{x}$	s	$\bar{x}$	s
城乡	城	2342	47.3	1.34	2.41	0.09	0.58	1.43	2.48
	乡	2281	54.8	1.88	3.04	0.03	0.31	1.90	3.05
性别	男	2292	49.6	1.46	2.57	0.05	0.48	1.52	2.62
	女	2331	52.4	1.74	2.91	0.06	0.46	1.81	2.93
合计		4623	51.0	1.60	2.75	0.06	0.47	1.66	2.79

注：DRoot：根面龋坏牙数；FRoot：根面因龋充填牙数；DFRoot：根面龋坏及因龋充填总牙数

5. 65～74 岁年龄组　第四次全国口腔健康流行病学调查结果显示，全国 65～74 岁年龄组恒牙患龋率为 98.0%，恒牙龋均（DMFT 均数）为 13.33，龋补充填比为 12.8%；恒牙患龋率、龋均（DMFT 均数）城乡差别不明显，龋补充填比城市高于农村；恒牙患龋率、龋均（DMFT 均数）、龋补充填比均为女性高于男性（表 10-13）。65～74 岁年龄组所患龋齿中龋失补构成比分别为 25.0%、71.3%、3.7%。

65～74 岁年龄组恒牙根龋的患病率为 61.9%，农村高于城市，女性高于男性。恒牙根龋龋均为 2.64，农村高于城市，女性高于男性（表 10-14）。65～74 岁年龄组所患根龋中龋补构成比分别为 97.0%、3.0%。

表 10-13　全国 65～74 岁年龄组恒牙患龋率、龋均及龋补充填比（2015 年）

		受检人数	患龋率（%）	龋坏牙（DT）		龋失牙（MT）		龋补牙（FT）		龋失补牙（DMFT）		龋补充填比（%）
				$\bar{x}$	s	$\bar{x}$	s	$\bar{x}$	s	$\bar{x}$	s	
城乡	城	2247	98.4	3.02	3.81	8.99	8.29	0.70	1.70	12.71	8.96	18.8
	乡	2184	97.7	3.65	4.48	10.04	8.99	0.27	0.99	13.96	9.64	6.9
性别	男	2222	97.8	3.00	3.84	9.51	8.70	0.36	1.10	12.87	9.23	10.7
	女	2209	98.3	3.67	4.45	9.50	8.61	0.61	1.66	13.78	9.39	14.3
合计		4431	98.0	3.33	4.17	9.50	8.66	0.49	1.41	13.33	9.32	12.8

表 10-14　全国 65～74 岁年龄组恒牙根龋患龋率及龋均（2015 年）

		受检人数	根龋患龋率（%）	DRoot		FRoot		DFRoot	
				$\bar{x}$	s	$\bar{x}$	s	$\bar{x}$	s
城乡	城	2247	60.1	2.23	3.35	0.14	0.82	2.37	3.44
	乡	2184	63.9	2.90	4.04	0.03	0.25	2.93	4.04
性别	男	2222	59.2	2.36	3.50	0.08	0.57	2.44	3.54
	女	2209	64.7	2.76	3.92	0.09	0.66	2.85	3.95
合计		4431	61.9	2.56	3.72	0.09	0.61	2.64	3.76

注：DRoot：根面龋坏牙数；FRoot：根面因龋充填牙数；DFRoot：根面龋坏及因龋充填总牙数

（二）我国龋病的流行趋势

1. 我国儿童患龋呈快速增长趋势　2005—2015 年的 10 年间，我国 5 岁年龄组乳牙和 12 岁年龄组恒牙龋病患病水平都呈明显的上升趋势，其中 5 岁年龄组乳牙患龋率从 66.0% 上升到 71.9%，上升了 5.9；龋均从 3.50 上升到 4.24，上升了 0.74。12 岁年龄组恒牙患龋率从 28.9% 上升到 38.5%，上升了 9.6；龋均从 0.54 上升到 0.86，上升了 0.32（表 10-15）。

表 10-15　2005—2015 年儿童龋病患病状况变化趋势

年龄组	患龋率（%）		龋均	
	2005 年	2015 年	2005 年	2015 年
5 岁	66.0	71.9	3.50	4.24
12 岁	28.9	38.5	0.54	0.86

本次流行病学调查在学龄前儿童增加了 3 岁、4 岁两个年龄组，不仅可以了解 3～5 岁年龄组龋病的变化趋势，还发现 3 岁年龄组乳牙龋患病状况已经较为严重，形势严峻。我国 3～5 岁儿童乳牙龋患病率处于非常高的水平，3 岁年龄组达到 50.8%，5 岁年龄组高达 71.9%，所以乳牙龋防治工作应该关口前移，加强低龄儿童龋的综合防治。而且 5 岁年龄组龋补牙仅占 4.0%，大部分处于龋坏牙状态（95.8%），没有进行治疗，形势严峻，应引起高度重视。

2. 老年人存留牙数有所增加　2005—2015 年的 10 年间，中老年无牙颌率出现明显下降的趋势，35～44 岁年龄组无牙颌率从 0.06% 下降到 0.01% 以下，65～74 岁年龄组无牙颌率从 6.82% 下降到 4.50%（表 10-16）。同时，中老年人存留牙数有明显增加，65～74 岁年龄组存留牙数增加了 1.53 颗（表 10-17）。

表 10-16　2005—2015 年中老年人无牙颌率（%）变化趋势

		35~44 岁		65~74 岁	
		2005 年	2015 年	2005 年	2015 年
城乡	城	0.03	0.00	5.57	3.79
	乡	0.08	0.00	8.07	5.22
性别	男	0.04	0.00	6.29	4.55
	女	0.07	0.00	7.35	4.44
合计		0.06	0.00	6.82	4.50

表 10-17　2005—2015 年中老年人存留牙数（颗）变化趋势

		35~44 岁		65~74 岁	
		2005 年	2015 年	2005 年	2015 年
城乡	城	29.32	29.60	21.98	23.01
	乡	29.48	29.59	19.96	21.96
性别	男	29.60	29.69	21.30	22.49
	女	29.21	29.60	20.64	22.50
合计		29.40	29.60	20.97	22.50

第三节　影响龋病流行的因素
Factors related to the distribution of dental caries

龋病的流行状况和分布特征常受多种因素的影响，尤其表现在社会经济状况对龋病流行情况的影响。近几十年来，世界各国社会经济发生巨大变化，这些国家居民龋病患病情况发生很大改变。另外，人体氟摄入量及饮食习惯与龋病患病情况也有密切关系。

一、社会人口和经济学背景因素

关于性别与儿童患龋关系的研究较多，但是结果不一。许多研究显示，儿童随年龄增长，乳牙患龋率增加。我国上海的纵向研究也得出了相同的结论。Ismail 的研究也显示，随着年龄增长，5 岁以下儿童 2 年内 dmfs 的增加值逐渐增加。只有少数文献提出儿童患龋情况与种族有关系。

个体的社会经济状况（socioecnomic status）是一个广泛的测量指标，可以包括受教育程度、收入、职业、态度及价值观等。在英国，社会经济状况的指标是社会阶层，常用于健康相关的研究。社会经济状况因其复杂性而很难获得一个有效的测量指标。在美国，通常用年收入或受教育年限作为社会经济状况的评价指标。

许多研究结果显示，家庭社会地位低和经济条件差的儿童更易患龋，Ismail 等也发现居住在生活环境差的社区内的儿童 2 年内 dmfs 增加值更高。Klein 和 Palmer 在 20 世纪 30—40 年代的研究发现，美国社会经济状况不同的人群间整体龋均没有差异，而龋病的治疗状况则不同。社会经济状况差的人群有更多的龋坏和因龋失牙；而社会经济状况较好的人群则有更多的因龋充填牙。随着发达国家龋病患病程度的大幅度下降，社会经济状况较好的人群龋病患病程度下降更明显。在发达国家目前龋病患病程度较低的情况下，龋病可以被看作是一个贫穷的疾病。

在社会层面，社会经济因素决定了为大众提供公共保健服务的程度，包括口腔公共保健服务。在家庭层面，社会经济因素会影响家庭的经济情况、父母的受教育程度、父母的健康观念以及卫生习惯等。在个体层面，前面的这些因素又影响了个体对社会所提供的口腔保健服务的利用，影响他们利用氟化物，影响他们糖摄入的量，还影响他们个人的口腔卫生习惯。这些因素的变化会改变口腔环境，最终决定是否发生龋病。现在的观点认为，社会经济因素是龋病流行的重要影响因素之一。

二、氟化物的摄入

人体氟的主要来源是饮水，患龋率一般与饮水氟浓度呈负相关。我国1983年全国中小学生龋病、牙周病流行病学调查结果显示，无论在南方或北方，饮水氟浓度在 0.6~0.8 mg/L 时，龋均及患龋率最低，氟牙症患病率在 10% 左右，无中度氟牙症发生；当饮水氟浓度高于 0.8 mg/L 时，氟牙症患病率直线上升；当饮水氟浓度低于 0.8 mg/L 时，龋均、患龋率上升。由此说明，我国饮水氟浓度 0.6~0.8 mg/L 较适宜。

实行公共饮水氟化可以降低氟化水源区患龋率在20世纪60—70年代已被证实，不仅在美国，澳大利亚、英国、加拿大、爱尔兰和新西兰都有类似报道。尽管氟化水源的早期研究主要着眼于儿童龋的变化，但事实上氟化水源同样可以有效预防成人龋的发生。饮水氟化对各年龄组都有一定的减少龋病的作用。

在氟污染地区，人体氟的来源不同于非氟污染区。除水源性氟污染外，其他（如燃煤）引起的气源性氟污染，虽然当地的饮水氟浓度低，但龋均和患龋率却不高，居民总氟摄入主要通过呼吸道及消化道，可超过最大安全限量的几倍至十几倍，重病区居民氟牙症患病率可达 90% 以上，我国有少数地区属于这种情况。

三、饮食习惯

流行病学研究表明，糖的摄入量、摄入频率及糖加工的形式与龋病患病程度有密切关系。大量研究都支持摄糖或饮用含糖饮料每日量多、频率高、开始年龄早的儿童患龋危险性成倍增高。

日本、挪威和英国在第二次世界大战中及战前和战后的调查资料显示，糖的消耗量与患龋率相互关联。战前日本平均每人每年糖的消耗量为 15 kg，6~9 岁儿童患龋率为 90%。第二次世界大战期间，每人每年糖的消耗量减少到 1 kg 以下，患龋率下降到 50%~75%，1962年每人每年糖的消耗量增加到 12~15 kg，患龋率回升。Toverud 研究挪威的患龋情况，6~12 岁儿童每人每年糖的消耗量由战前的 15 kg 减少到 10 kg，5 年内 7 岁儿童患龋率从 65% 降低到 35%。同时还发现，吃糖的频率和糖加工形式的不同与患龋率有关，如加工成黏性的蜜饯食品等更易致龋。

四、口腔卫生习惯

口腔卫生习惯主要有刷牙习惯、是否采取防龋措施以及儿童口腔卫生状况。普遍认为，缺乏良好的刷牙习惯、口腔卫生状况差的儿童更易患龋。大部分研究都支持坚持每日规律刷牙的儿童更不易患龋。有研究显示，1.5 岁时是否坚持每日刷牙与 3 岁时患龋率有关。3 岁时的患龋率与是否每日规律刷牙相关，不规律刷牙的儿童 dt≥3 的比例是规律刷牙儿童的 2 倍。口腔卫生状况好的儿童，3岁时患龋率更低。

另外，父母是否帮助儿童刷牙也与变异链球菌检出率有关。父母帮助刷牙的儿童2岁时未检测到变异链球菌的比例更高。

五、其他因素

许多研究都发现了龋病有家族倾向，然而这种家族倾向是缘于遗传的基础，还是缘于致龋菌的传播、家族成员相似的饮食习惯或行为习惯，目前尚不明确。家族成员间致龋菌的传播（尤其是致龋菌母婴间的传播）被认为是致龋菌在婴儿口腔内定植的主要原因。在双生子中进行的研究发现，对于龋病的发生来说，环境因素的影响要强于遗传因素。

遗传因素对龋病发生的影响体现在一些与龋病发生密切相关的因素，如唾液流率和组成、致龋菌等可能受遗传因素影响。

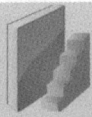

进展与趋势

龋病是人类最常见的口腔疾病之一，口腔内只要有牙齿存在，便面临发生龋病的风险。龋病的流行病学研究从传统的监测龋病的流行趋势和影响因素，逐步转向针对重点人群和龋病高危人群的影响因素评估和防控措施评价，尤其是社会经济因素对龋病流行状况的影响，以及龋病在人群中分布的不均衡性研究。

小 结
Summary

龋病是口腔健康流行病学调查的主要内容。被广为接受的龋病测量指标是龋失补指数，用于评价一个人群龋病患病状况的指标包括龋均或龋面均、龋病的患病率。龋均或龋面均反映一个人群龋病的患病程度，而龋病的患病率反映疾病在人群中的分布范围。全球范围内，20世纪，大部分发达国家人群的龋病患病状况经历了一个龋病患病率和患病程度显著下降的阶段，而这种下降趋势目前已不明显。另外，在发展中国家，龋病的患病程度基本平稳或呈略有升高的趋势。我国儿童恒牙龋病的患病状况属于很低的水平，而乳牙龋病的患病程度则较高，同时，我国人群绝大多数的龋病都没有得到有效的治疗。影响龋病流行状况的因素包括社会经济状况、氟化物的摄入、饮食习惯、家族和遗传因素等。

龋病是人的一生都有患病风险的慢性病，是一种与饮食相关的细菌感染性疾病。龋病导致疼痛、治疗费用高。20世纪，一些国家龋病的患病率和患病程度显著下降，但人们的口腔内只要有牙齿存在，就面临着越来越高的患龋风险。这种龋病患病风险的增加发生在儿童、成人、乳牙、恒牙、牙冠以及牙根。这已成为一个公共卫生问题。如果不开展有针对性的龋病预防项目，龋病将会使全球范围内的疾病负担进一步加重。

（司　燕　荣文笙）

第十一章 龋病的预防

Prevention of dental caries

第一节 龋病的预防措施
Measures of dental caries prevention

一、菌斑控制

细菌是致龋的主要因素，因而防龋的关键环节是控制牙菌斑。控制牙菌斑包括控制牙菌斑的数量、滞留时间以及致龋菌的毒性作用。具体方法如下：

（一）机械方法

使用机械方法清除牙菌斑是最简易的自我口腔保健方法，包括使用牙刷、牙膏、牙线、牙间隙刷等口腔保健用品清除口腔内牙菌斑。

1. 牙刷 是刷牙必不可少的用具。随着时代的发展，牙刷也在不断变化。目前牙刷的种类繁多，但基本的要求是：能够最大限度地清除牙面牙菌斑，减少对牙面的磨损及牙龈损伤。符合规定标准的牙刷是有效的牙刷或称之为保健牙刷，这些牙刷的刷毛细、软，末端磨圆，且刷柄便于把持。

刷牙方法很多，每一种方法都有它的特点，但并没有一种适合于所有人的统一方法。一种好的刷牙方法应当简单易学、去除牙菌斑效果好、不损伤牙体和牙周组织。大多数刷牙方法中都包括旋转、拂刷与颤动3种基本动作，这些基本动作有助于牙刷刷毛到达每个牙面或牙龈部位，以轻柔的压力振动牙菌斑，使其从牙面松脱，然后通过拂刷与擦洗达到清除牙菌斑和按摩牙龈的作用。因此，只要经过适当的训练，采用这些刷牙方法一般都可以收到较好的效果。对成人而言，推荐的刷牙方法是水平颤动拂刷法［改良Bass刷牙法］，对儿童而言，推荐的刷牙方法是圆弧刷牙法（Fones刷牙法）。水平颤动拂刷法和圆弧刷牙法具体参见中华口腔医学会官网下的科普资源站（http://www.cndent.com/booksoforal）。

口腔清洁范围还应包括舌部。因为舌背是口腔微生物的主要聚集部位之一，是唾液微生物的主要来源。舌背的菌落不恒定，经常改变。清洁舌背可以减少口腔食物残渣与微生物数量，延迟牙菌斑形成与总体牙菌斑沉积，有助于整个口腔清洁。清洁舌背可以用牙刷刷洗清洁舌背，也可用刮舌板等其他工具。

2. 牙膏 洁牙剂是刷牙时用以辅助洁牙的制剂。洁牙剂按剂型有粉状、液状与膏状之分。粉状制剂又称牙粉，使用时需蘸水稀释，使用和保存均不方便，目前已很少使用。液状制剂不含摩擦剂和洁净剂，摩擦力小，流动性大，没有足够的洁牙作用，也很少使用。膏状制剂即牙膏，性能较稳定，摩擦效果较好，有一定的功效，使用和保存方法都比较方便，因此目前被广泛使用。

膏状或凝胶状洁牙剂含有洗涤剂、摩擦剂、胶黏剂、润湿剂、防腐剂、甜味剂、芳香剂、着色剂与水。洗涤剂（又称发泡剂或表面活性剂）用来降低表面张力，浸松牙面沉积物与色素，乳化残渣，使之用牙刷易于清除；摩擦剂起到清洁与磨光的作用；胶黏剂是为了使牙膏在贮存期间防止固体与液体分离；润湿剂是为了保持水分，防止暴露于空气而硬化；防腐剂是为了防止细菌生长，延长贮存期限；甜味剂是为了给予使用者能够接受的愉快芳香；芳香剂是为了使洁牙剂成为所希望的口味，调节其他可能味觉不太好的成分；着色剂是为了引人注目。

3. 牙线和牙间隙刷　虽然用牙刷有可能清洁某些牙邻间区，但是有效地去除牙菌斑仅用牙刷是达不到这一目的的，因为牙刷的刷毛不可能完全进入牙邻间区。牙线和牙间隙刷有助于去除牙邻面牙菌斑。

牙线是被广泛推荐的牙间清洁用品，在健康的有适当外形的邻间龈组织中，牙线能正确地深入到龈乳头顶部以下 2～3.5 mm 而不引起牙周韧带或牙龈的损伤。使牙线进入接触区，以轻柔往返拉锯式动作移动，直到通过接触区，然后针对一个牙的邻面，轻压牙线，使牙线接触牙面的颊侧线角至舌侧线角，通过上下移动刮除牙菌斑。

牙间根面暴露的患者，除了那些暴露的根面有解剖学的变异之外，还有开放的牙间隙，用牙线去除牙菌斑可能比较困难或者效果不好。牙间隙刷能够用来清洁暴露的分叉部位，这是其他口腔保健用品难以达到的。

（二）化学方法

氯己定（洗必泰）有二价阳离子活性，对细菌表面有亲和力，对革兰氏阳性、阴性菌均有强的抑菌作用，对变异链球菌、放线菌作用显著。它可以和获得性膜蛋白的酸根结合，滞留于牙表面，阻止细菌附着。由于它是广谱抗菌药，还有使牙及舌背着色的问题，因而使用范围受到限制，不建议长期使用。

使用抗菌剂的目的是抑制致龋菌，从而达到控制牙菌斑的作用。但长期使用存在耐药性、毒性反应及副作用，并对口腔微生物无选择性抑制，可抑制有害菌，也抑制有益菌，一般不作为首选的防龋制剂。

（三）其他方法

1. 植物提取物　包括黄芩、厚朴、五倍子、金银花、三颗针、两面针、三七及茶叶等，主要功能是抑制致龋菌。提取物多放入漱口液及牙膏内使用。至于有效成分及作用原理，有待进一步探讨。

2. 生物方法　生物制剂主要指酶类，有特异性酶及非特异性酶。非特异性酶多是蛋白酶类，能破坏细菌细胞膜。特异性酶有葡聚糖水解酶（glucanase），用于溶解葡聚糖，减少牙菌斑在牙表面堆积。目前的产品主要是非特异性蛋白酶牙膏。

3. 抗牙菌斑附着剂　包括茶多酚、甲壳胺等，这些物质除有弱的抑菌作用外，主要作用是阻止牙菌斑在牙表面附着。一些无机离子（如氟、锌、镧）有明显抗附着作用。茶多酚、甲壳胺可以放在漱口液或牙膏内使用。

4. 替代疗法　是用致龋菌毒性因子缺陷株替代野生株定植于口腔的方法，以达到减少龋发生的作用。致龋菌毒性引自缺陷株必须有附着及生存代谢的能力。但早期研究还存在多基因损伤问题。Clancy 和 Burne（1997）构建成含有唾液链球菌尿素酶基因（UreA-G）质粒变异链球菌 GS-5 株，经实验鼠证明 GS-5 株具有尿素酶活性，可使牙菌斑及唾液中尿素产生氨基酸，缓冲牙菌斑内糖类分解产酸后 pH 下降的能力。替代疗法还需进一步的研究。

5. 免疫方法　防龋疫苗是主动免疫，以致病的特异性抗原使机体产生特异性抗体，中和致龋菌的毒性因子，使机体保持较长时间的预防作用，这个方法比较适合危险人群的防治。由于当前分子生物学的发展，用基因工程的方法能研制出纯抗原，避免了多克隆抗原造成与心内膜交叉反应的副作用。疫苗研究还处于完善阶段，虽然研究技术已趋成熟，但是还有待进行临床效果和安全性验证。

二、饮食控制

（一）控制糖的摄入

糖是致龋的三要素之一。蔗糖是人们日常生活中最普遍食用的糖，致龋性最强，饮食中的葡萄糖、果糖、麦芽糖等也具有一定的致龋性，乳糖的致龋性较弱。以淀粉为主要成分的食物（如马铃薯、面包、米饭等）有一定致龋性；特别是精制面粉经过加热处理与糖混合制成的食物（如饼干等），像糖本身一样具有致龋性。近年来，饮料在中国的消费量呈上升趋势，其中糖的致龋性也不应被忽视。控制糖的摄入需要控制摄糖总量及限制进食频率。

1. 控制摄糖总量 许多研究表明，每日食糖量的多少与龋的发生呈正相关。对于学龄儿童，2/3 的游离糖来源于零食、软饮料和餐桌上的糖，这也是口腔健康教育的重点。零食和饮料对儿童和成人的牙齿都有巨大的破坏作用。另外，也不能忽视奶制品中额外加入的糖，这也是儿童易患龋的原因。有些儿童使用糖浆类药品，其中含有较多的糖，也要引起注意，尤其是对于长期服用这些药物的特殊儿童，应引起重视。

2. 限制进食频率 摄取糖的频率对龋的发生更为重要，因此要减少摄糖频率。对于正在发育的儿童及青少年，在保证摄糖量满足发育的同时，要控制好摄糖的频率。尤其在散居的婴幼儿人群中，每日食糖量与摄糖频率是密切相关的。因此，应建议龋易感者减少食糖量和摄糖频率，同时每次摄糖后应注意清洁口腔。

（二）使用糖替代品

蔗糖代用品有两类：一类为高甜度代用品，如天冬苯丙二肽酯（aspartame）、苯甲酸亚胺、环拉酸盐、甜叶菊糖，这些糖比蔗糖甜 20~400 倍，有抑菌作用。另一类为低甜度代用品，如木糖醇（xylitol）、山梨醇（sorbitol）、甘露醇（mannitol）、麦芽糖（maltose）、异麦芽酮糖醇（isomalt）等。

在糖的替代品当中，强化甜味剂和木糖醇是不致龋的，而其他膨化甜味剂能被牙菌斑中的细菌代谢，但代谢率非常低，因而可以认为对牙齿是安全的。非糖甜味剂的运用，尤其是在糖果、软饮料、糕点中的使用，对预防龋病起了积极的作用。在实际生活中，糖代用品还不能完全代替蔗糖，因此控制食糖频率及食糖后及时清洁口腔，减少糖在口腔内的滞留时间尤为重要。

1. 木糖醇 是目前使用最多的糖替代品，通常作为甜味剂放在口香糖中，目的是避免蔗糖的不利作用。研究表明，木糖醇不致龋。当早期龋存在时，咀嚼木糖醇口香糖能够刺激唾液分泌，增强对 pH 下降的缓冲调节作用，并增加唾液中钙的含量而促进再矿化。

2. 山梨醇 是最先分离出来的多元醇，主要用于口香糖、牙膏以及糖果中。山梨醇的非致龋性没有被临床试验研究所证实，但口内实验研究表明，咀嚼含山梨醇的口香糖之后，牙菌斑 pH 不会下降到 5.7 以下。

3. 甘露醇 存在于天然海藻中，也可以从甘露糖中制备。口腔微生物对甘露醇的代谢很缓慢，因此甘露醇被认为具有很低致龋性，常用于牙膏和漱口液中。

三、增强特殊人群牙齿抵抗力

（一）加强妊娠期及婴幼儿期口腔保健

1. 妊娠期口腔保健 患有牙龈炎、牙周炎的孕妇应及时治疗，并加强口腔卫生，防止经口腔途径感染胎儿，防止早产儿、低体重儿的发生。注意妊娠期母亲的营养及全身健康状况，保证胎儿（尤其是牙齿）的正常发育。

2. 婴幼儿期口腔保健 在乳牙未萌出到恒牙胚发育期（3岁以内），应重视正确喂养及补钙，促使乳牙正常萌出及恒牙正常发育，减少牙冠钙化不全及牙釉质发育不全的出现。

（二）加强儿童及青少年口腔保健

在乳牙替换及恒牙萌出时期（5~12岁），应合理使用氟化物，促使年轻恒牙钙化完全，增强抗腐蚀能力。在发达国家，应用氟化物防龋已有半个多世纪的成功经验。具体方法见本书第十二章。

对下颌磨牙颊𬌗面、上颌磨牙腭（舌）𬌗面的深窝沟进行窝沟封闭，阻止牙菌斑滞留，减少龋病发病率。具体方法见本章第三节。

养成良好的饮食习惯，增强儿童咀嚼能力，促进颌骨发育，保证牙齿正常替换，减少因替换异常造成的牙列不齐。具体内容见第九章。

加强儿童及青少年的健康教育及建立良好自我口腔保健习惯及意识。

四、定期口腔检查

定期进行口腔健康检查，做到早发现、早治疗也是预防龋病的重要方法。对于不同人群，定期口腔检查的间隔时间并不是千篇一律的。

在婴儿6~12个月大时进行第一次口腔健康检查，最迟不能晚于婴儿1岁时；对于幼儿及学龄前儿童，建议每3~6个月进行定期口腔检查；对于学龄儿童，建议每6个月进行口腔检查；对于成人，则建议每6~12个月进行口腔检查；对于龋易感者，建议缩短定期复查的时间。

第二节 社区群体龋病预防
Prevention of dental caries in community

一、龋病的三级预防

预防即防患于未然，是公共卫生措施的理论与实践基础。按疾病自然发展史，预防措施可以从疾病发展的任何阶段介入，即预防贯穿于疾病发生前到疾病发生后和转归的全过程。根据各个阶段的特点与内容，分为三级预防策略，龋病的预防更是如此。

（一）一级预防

龋病的一级预防（primary prevention）是在龋病发生前进行的预防工作，以防止龋病的发生，维护社区群体的口腔健康，包括口腔健康教育及控制和消除龋病危险因素。口腔健康教育是普及口腔健康知识，使大众了解龋病发生的过程，树立自我保健意识，养成良好的口腔卫生习惯。控制和消除龋病危险因素是对口腔内存在的危险因素采取可行的防治措施，在口腔科医师的指导下，合理使用各种防龋方法，如窝沟封闭、局部用氟等。

（二）二级预防

龋病的二级预防（secondary prevention）主要是在龋病发生的早期，早期发现、早期诊断、及时采取适当的治疗措施，终止龋病的发展进程或防止龋病进一步发展，尽可能达到完全康复。龋病的二级预防包括定期口腔检查，结合拍摄X线片等辅助措施明确诊断，以发现早期的龋损。在检查、诊断和分析的基础上，根据群体或患者的具体情况采取综合措施，以控制龋损的发展或蔓延。

（三）三级预防

龋病的三级预防（tertiary prevention）包括修复已形成的龋损并防止进一步的并发症，尽可能恢复原来的牙体形态和功能。对龋病引起的牙髓炎及根尖周炎的牙，进行牙体牙髓治疗以保护自然牙列，阻止炎症向牙槽骨、颌骨深部扩展。对于严重破坏的残冠、残根应拔除，防止牙槽脓肿及颌面部化脓感染及全身感染。修复牙体组织的缺损和牙的缺失，以修复牙颌系统的生理功能，保持机体健康。由于龋发病的特殊性，在这个阶段，也要采取二级预防中提出的综合措施，控制疾病的进展。

二、口腔健康促进

（一）口腔健康教育与健康促进

1. 口腔健康教育 健康教育是通过信息传播和行为干预，帮助个人和群体掌握和树立观念，自愿采纳有利于健康行为和生活方式的教育与活动。其目的是消除或减轻影响健康的危险因素，预防疾病，促进健康和提高生活质量。社区健康教育是实施初级卫生保健任务的关键，也是卫生保健事业发展的必然趋势。

口腔健康教育（oral health education）是健康教育的一个分支，WHO（1970年）指出，口腔健康教育的目的是帮助并鼓励人们产生保持口腔健康的愿望，并知道怎样做才能达到这样的目的；促进每一个人或集体努力做好本身应做的一切，且知道在必要时如何寻求适当的帮助。通过口腔健康教育，使人们主动采取有利于口腔健康的行为，放弃不利于口腔健康的生活习惯，以达到建立口腔健康行为为目的。口腔健康教育是通过提供改变行为所必需的知识、技能和服务，让人们理解和接受各种预防措施。

例如，准备在某小学集体开展窝沟封闭措施预防第一恒磨牙龋。首先应该通过口腔健康教育，使校方、教师以及家长理解窝沟封闭的原理、作用、优点、治疗过程以及经济效益，从而能接受此项措施。对于需要接受窝沟封闭的学生，也需采取不同的口腔健康教育方式，促使学生愿意接受这项预防措施。还可通过已做过窝沟封闭的学生现身说法来增强其他同学对预防龋齿的认识和愿望。

2. 口腔健康促进 健康促进是指通过健康教育和环境支持改变个体和群体行为、生活方式和社会影响，降低本地区的发病率和死亡率，提高人民生活质量和文明素质。健康促进是运用行政或组织手段，广泛动员和协调社会各相关部门以及社区、家庭和个人，使其履行各自对健康的责任，共同维护和促进健康的一种社会行为和社会战略。其中包括了个人行为的改变、政府行为（社会环境因素）的改变，并重视发挥个人、家庭及社会的健康潜能。

口腔健康促进（oral health promotion）是整体健康促进的一部分。不仅制定能促进健康的公共政策、创造支持的环境、加强社区的行动，还要发挥个人的技能，调整卫生服务的方向。在组织上、经济上创造条件，并保证群体和个人得到适宜的预防措施，如调整自来水含氟浓度、食盐加氟以及应用其他氟化物、推广使用窝沟封闭、控制含糖食品的食用次数、采用糖代用品等。此外，口腔健康促进还包括保证各种措施实施所必需的条例、制度与法规等；也包括专业人员说服与协调机构将有限的资源合理分配；支持把口腔疾病预防措施纳入工作计划、组织培训等促进工作。

（二）口腔健康促进的原则

口腔健康促进的原则包括全社会参与、采取联合措施、发展社区口腔健康促进。

1. 全社会参与 口腔健康促进需要全社会的积极参与，并应结合日常生活。促进全社会人群的口腔健康，不仅要关注处于危险因素中的患者群，还要尽量动员全社会或全社区公众参与，使个人和社区都能获得发现健康问题并正确处理的能力。以健康为中心，以预防为主，政府、社区、个人、卫生专业人员、卫生服务机构相互协调，促进口腔健康教育的发展。

2. 采取联合措施 在口腔健康促进过程中，要采取多种措施，进行必要的组织机构调整，通过社区建设和地区行动确定并去除健康危险因素，这就要针对健康的决定因素，社会多部门协同行动。在口腔健康促进过程中，还要充分发挥领导部门的主导作用，合理利用口腔医疗、卫生资源，合理调配人力资源，加强政策督导。在口腔健康促进中，行政领导和公共卫生机构领导应起到主导作用。尽管不是医疗服务，但这是卫生和社会范畴的活动，卫生专业人员可以在教育和促进中发挥特殊的专业作用。

3. 发展社区口腔健康促进 口腔健康促进以一级预防方法为基础，在社区范围内发展口腔健康促进，这也是初级口腔卫生保健的主要内容。需要在社区管理部门领导下成立社区健康促进委员会，负责本社区的卫生服务工作组织、协调和规划设计。其职责是把社区卫生服务（特别是口腔健康）纳入社区的建设和管理之中；调查、了解社区居民对社区卫生服务的需求和意见；制定社区卫生规划；策划社区卫生服务网络布局和设置；促进本社区的初级卫生保健计划任务，包括口腔健康的一级预防工作；组织社会各部门、机构及居民参加初级卫生保健的相关活动；组织考评社区卫生服务的工作。

（三）口腔健康促进的评价

评价健康促进是一项复杂的任务。因其常涉及各种不同的活动，时间跨度长，或不同的合作伙伴各有其目标，但它仍属于健康服务。健康促进不只是考虑健康或行为的结果，而是广泛地强调目标，如增强能力、平等、参与、合作、广泛的活动，以及不同机构的参与。

评价健康促进之所以重要，是因为需要评价其结果，确定是否达到了目标，方法是否适当、有效。然后把这些发现反馈到计划过程，以便今后改进。然而，事实上，健康促进是一项复杂的活动，不同的人对其价值与重点可能意见不同。评价也是一个复杂的过程，不可能评价干预的每一个要素，并不能保证一定的投入会产生既定的作用。口腔健康促进的评价分为过程评价、效果评价与结果评价。

1. 过程评价 又称形成或启蒙评价，是评价项目实施的过程。它提出参与者对健康促进干预的理解与反应，确定支持或阻止这些活动的因素。因此，过程评价是评估可接受性的一种有用手段，也可评估一种健康促进干预的适当性与平等性。

2. 效果评价 是最普遍的选择，因其容易进行。效果评价可以是项目的最后一步。如一所学校口腔健康促进项目可以包括最后对项目的评价，可邀请学生参与评定项目开始后他们是怎样改变的，以及考虑项目怎样影响他们未来的行为。

3. 结果评价 比较困难，因为它涉及对长期作用的评价。如确定1年之后项目是否影响到学生的行为，并比较项目实施前后与健康有关的行为变化。较好的方法是与没有开展此项目的对照组学生进行比较。所以结果评价更为复杂，花费也更多。

三、高危人群的龋病预防

（一）龋病的危险因素

龋病的危险因素是指可能会发生龋病的潜在因素，也称易感因素或者有害因素，它包含在促使龋病发生的细菌、宿主及食物因素之中，这些因素与一个人是否有可能发生龋病有关。

1. 细菌因素 公认的致龋菌有变异链球菌、乳杆菌及放线菌。这些致龋菌通过黏附、产酸和耐酸等致龋毒性发挥作用，导致龋齿的形成。其中变异链球菌是口腔正常菌群，在口腔内定植的时间是在出生后 19～31 个月（平均 26 个月），正是乳牙萌出及乳牙列形成的时期。

细菌方面的危险因素表现为存在着口腔内牙菌斑菌群比例失调的现象，致龋菌及其酸性产物的数量超过一定的龋危险临界值，如唾液内变异链球菌比例增加、唾液乳杆菌比例增加、牙菌斑呈酸性、牙表面牙菌斑致龋菌及产酸菌数量增加等。

2. 宿主因素 龋在牙体容易发生的部位主要是牙釉质钙化不完全及牙菌斑易滞留的部位。牙体自然生长发育、病理发育及医源性原因造成的牙菌斑滞留区都可以是龋病发生的易感条件。

唾液是调节口腔微生态环境平衡的主要因素，有物理清洁、抗附着、抑菌及缓冲等多种功能，任何造成唾液分泌障碍的原因都可以成为龋病的易感条件。

由于人类的进化、社会的发展，现代社会的人咀嚼器官退化，再加上饮食丰富及精细化，食物中的营养成分易被口腔微生物直接利用，导致口腔与机体的生态平衡容易被打破，促使龋更容易发生，因此现代社会物质生活条件本身也可能成为龋的易感因素。

3. 食物因素 致龋食物主要指糖类食物，滞留在口腔内，容易被致病菌代谢产酸并合成细胞外多糖，主要有蔗糖，其次为葡萄糖、淀粉等糖类食物。糖的过量和频繁摄入，在口腔内滞留，助长了产酸菌的增殖，打破了口腔内微生态环境的平衡，造成了致龋的危险环境。

含糖类的致龋食物可使致龋菌代谢产酸，pH 下降，特别是蔗糖使致龋菌数量及毒性产物明显增加。现代人的饮食习惯，在一天的饮食中，常在两正餐间加餐，大多是蛋糕、饼干及含糖饮料等甜食。还有许多儿童、青少年平时经常以含糖饮料代替饮水。这些现象已经成为致龋的危险因素。

（二）龋病的预测

人群中每个人发生龋病的危险性是不同的，一部分人发生龋病的危险性高于其他人，将这部分人称为龋病的高危人群或易感人群。2015 年第四次全国口腔健康流行病学调查结果显示，我国 5 岁儿童 75.4% 的龋齿集中在 1/3 的儿童中，这部分儿童的龋均［即显著龋病指数（SiC）］达 9.61。龋齿的预测是一个比较复杂的问题，但根据一些易感因素和实验室检测指标，也可以进行不同程度的预测，这对发现易感人群、提高预防效率具有重要的意义。一方面，可以通过易感因素进行预测；另一方面，也可以通过实验室检测的方法进行预测。但龋病预测仍是比较复杂的，必须进行综合的预测才能得出相对确切的结论。

1. 龋病易感因素 龋病的易感因素包括既往患龋经历、致龋微生物、唾液、全身健康和社会行为等。儿童既往患龋经历可以作为乳牙或恒牙未来患龋情况的预测指标，临床及预防工作中，应加强对儿童乳牙多发龋的治疗及恒牙龋的预防；在致龋微生物中，变异链球菌群和乳杆菌属与龋齿发病和进展之间的关系已经明确；唾液缓冲能力、唾液流率及唾液氟水平也会影响龋齿发生的危险性；某些全身性疾病改变了机体的抵抗力，可以导致龋病；社会行为这个预测指标对儿童和老年人的龋预测较为有效。

2. 实验室检测方法 以致龋菌及酸性产物为指标，检测龋发生危险因素的试验称为龋活性试验（caries activity test，CAT）。目前较成熟的方法如下：Dentocult SM 试验可以观察唾液中每毫升菌落形成单位（CFU/ml）的变异链球菌数量，以此来判断龋的活性；Dentocult LB 试验可以观察乳杆菌在唾液的数量；Cariostat 试验可以检测牙表面牙菌斑内产酸菌的产酸能力；Dentobuff Strip 试验可以了解唾液的缓冲能力；刃天青纸片法可以用颜色显色法，观察唾液内变异链球菌的数量；定量 PCR 法可以检测受试者唾液内变异链球菌数量。

实验室的检测方法一般只能从单方面反映龋的危险因素，对于龋病这样的多因素疾病，其预测价值是有限的，进行预测时还应综合考虑。

(三)高危人群的龋病预防

在龋病的预防中,针对高危人群,需要做到以下几个方面:

1. 建立针对高危人群的长期专项管理机制并由专人负责。
2. 对高危人群进行筛查,登记建卡,内容包括口腔常规检查、辅助检查及龋活性试验等,分析致龋的危险因素,提供并实施具体有针对性的预防对策。
3. 采取有效的防龋措施,针对致龋的主要危险因素,制定和实施完善的个性化的防治措施。

四、龋病综合防治模式

(一)国内外龋病防治现状

一些国家和地区(如欧洲、美国、日本、韩国、新加坡、中国香港、澳大利亚等)的公立口腔医疗机构,在开展诊疗工作的同时,把口腔疾病防治措施纳入整体诊疗过程中,主要做法是为每个患者建立系统的口腔健康档案,根据每个患者的不同情况,制订详细的预防和诊疗计划,开展椅旁个性化口腔健康教育,并贯穿于诊疗过程的前、中、后3个阶段。为落实"预防为主,防治结合"的卫生工作方针,结合医改工作的推进,把口腔疾病预防工作与常规诊疗工作紧密结合,由北京大学口腔医院牵头,承担了卫健委(原卫生部)的"在医疗结构开展口腔疾病防治结合试点项目一期(2011—2012)和二期(2014—2016)"的研究工作,取得了实质性的成果,这也说明国内对龋病的综合防治模式在医疗机构的实施进行了全方位的探索。

(二)龋病综合防治的必要性

龋病是最常见的口腔疾病之一,从牙齿萌出后就有患龋的危险,目前我国龋齿的患病率仍然较高,口腔健康状况不容乐观。2015年第四次全国口腔健康流行病学调查结果显示,我国5岁儿童的乳牙龋患病率为71.9%,龋均4.24;12岁儿童患龋率为38.5%;成人患龋率为89.0%;老年人患龋率为98.0%。

因为龋病是多因素导致的慢性进行性破坏的一种疾病,而且龋病的防治方法多,仅凭某单一方法不能达到很好的防治效果,所以需要采取综合防治措施才能有效控制龋齿的发生。全国儿童口腔疾病综合干预项目就是一个非常成功的范例。

(三)龋病综合防治的原则

龋病的综合防治模式应该是以疾病发生前的预防为主,贯穿整个疾病发展过程,集合龋病一级预防、二级预防、三级预防的内容,且需要多方参与的综合预防,并应因地制宜开展龋病综合防治工作。具体内容需要根据各地区和人群的特点以及具备的人力、物力和财力资源的情况来确定,一般可以包括以下内容:建立口腔健康档案、开展全方位的口腔健康教育、合理应用氟化物、进行窝沟封闭、定期口腔检查以及口腔综合治疗等。

(四)中国儿童口腔疾病综合干预项目

中国儿童口腔疾病综合干预项目主要是针对儿童龋病这一危害儿童健康最常见的口腔疾病,是龋病综合防治的一个典范。从2008年开始,针对我国中部、西部地区儿童口腔保健的薄弱现状,在原卫生部(卫健委)疾病预防控制局口腔卫生处(口腔卫生处于2007年成立,2013年因机构调整,口腔卫生处撤销,其工作并入慢性病预防控制处)的领导下,由国家中央财政支持(中央转移地方支付)的中西部地区儿童口腔疾病综合干预项目(其中主要干预措施是窝沟封闭,此外还包括口腔检查、健康教育和健康促进、局部用氟等)开始实施。该项目涉及我国中部及西部23个省（自治区、直辖市）和新疆生产建设兵团，是迄今为止由政府主导的全国最大的口腔公共卫生项目。从2014年开始，这一项目扩展到东部的省（自治区、直辖市），成为覆盖全国的儿童口腔疾病干预项目，除了口腔健康检查、口腔健康教育和口腔健康促进外，其中主要的措施是对学龄儿童的第一恒磨牙开展窝沟封闭，对学龄前儿童进行局部用氟。中国儿童口腔疾病综合干预项目是龋病综合防治的典型范例，并取得了显著的效果。

（郑树国　司　燕）

第三节　窝沟封闭
Pit and fissure sealing

窝沟封闭（pit and fissure sealing，PFS）是指不损伤牙体组织，用一种高分子粘接材料涂布于牙齿咬合面、颊舌点隙窝沟并固化的操作，目的是形成一层保护性屏障覆盖在窝沟上，阻止致龋菌及酸性产物对牙齿窝沟处的侵蚀，从而达到早期有效预防窝沟龋的方法。窝沟封闭使用的高分子粘接材料称为窝沟封闭剂（pit and fissure sealant）。

一、窝沟封闭的防龋原理

（一）牙齿窝沟的形态

牙齿的咬合面是凹凸不平的，凹陷的部位即为窝沟，窝沟的形态因牙而异，不同个体的同一颗牙其点隙窝沟的形态和深度也不尽相同。有学者根据离体牙磨片的观察，从解剖形态上将窝沟分为P、V、U、I、IK、C 6种类型，但实际上可将窝沟简单地分为两类：①浅而宽的V形沟；②深而窄的I形沟（图11-1）。前者的窝沟发育得比较浅，好像宽敞的河床，食物和细菌不容易嵌塞进去，不易发生窝沟龋，这类窝沟又称为"非龋易感型窝沟"；后者牙齿的窝沟发育得非常深，沟裂狭窄而长，好像长长的峡谷，又类似瓶颈，底端膨大朝向釉牙本质界，食

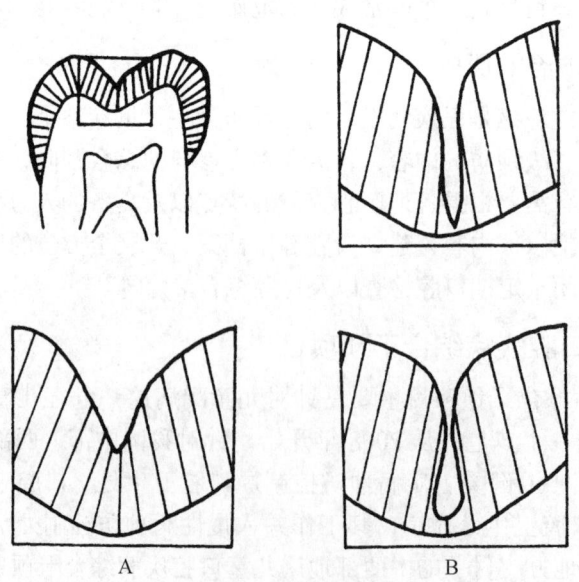

图11-1　牙齿的窝沟形态
A：浅而宽的V形沟；B：深而窄的I形沟

物和细菌容易嵌塞进去，很容易发生龋病，这类窝沟又称为"龋易感型窝沟"，它为细菌生长定植、牙菌斑集聚提供了一个微生态环境，漱口及刷牙很难使窝沟清洁。

（二）窝沟龋的患病特点

在牙齿的点隙窝沟部位发生的龋即为"窝沟龋"。点隙窝沟容易患龋与很多因素有关：①点隙窝沟的解剖形态容易为细菌聚集定植；②点隙窝沟的深度不能直接为患者与专业人员清洁所达到；③点隙窝沟口被缩余釉上皮、食物残渣，甚至牙菌斑阻挡，阻止局部氟进入；④点隙窝沟可能接近釉牙本质界，在一些情况下，可能实际位于牙本质内，由于覆盖在牙本质上的牙釉质层较薄，因此龋的发生较平滑面早而深，且较为隐蔽，难以早期发现。

恒磨牙（尤其是第一恒磨牙）俗称"六龄齿"，是窝沟龋的好发部位。由于其在乳牙列的末端萌出，家长以为是乳牙，从而忽视了龋病的防治；它是萌出时间最早的恒磨牙，加上儿童口腔环境的特殊性以及第一恒磨牙牙体硬组织容易发育缺陷，导致第一恒磨牙龋病高发，甚至造成过早脱落，所以保护儿童的第一恒磨牙很重要。窝沟封闭则是预防恒磨牙窝沟龋的最有效方法。

我国 1995 年进行的第二次全国口腔健康流行病学调查结果显示，在 12 岁年龄组儿童窝沟龋与平滑面龋的构成比分别为 90.32% 与 9.68%（表 11-1）。

表 11-1 1995 年我国 12 岁年龄组儿童龋均及构成比

城乡	人数	窝沟龋		平滑面龋	
		均数	构成比（%）	均数	构成比（%）
城	15 620	0.83	90.89	0.08	9.11
乡	7832	0.75	89.07	0.09	10.93
合计	23 452	0.80	90.32	0.09	9.68

（第二次全国口腔健康流行病学调查报告，1995）

2015 年开展的第四次全国口腔健康流行病学调查结果显示，12 岁年龄组儿童龋齿好发的牙位依次是下颌第一磨牙、上颌第一磨牙、下颌第二磨牙（图 11-2），这些都是窝沟龋好发的部位。另外，我国 12 岁年龄组龋齿分布十分不均匀，94% 的龋齿集中在患龋最严重的 1/3 的儿童中，这部分患龋最严重的 1/3 儿童的恒牙龋均[即显著龋病指数（SiC）]为 2.42，远高于 12 岁年龄组龋均 0.86。说明我国儿童的窝沟龋预防十分重要，需要将有限的资源用于高危儿童中。

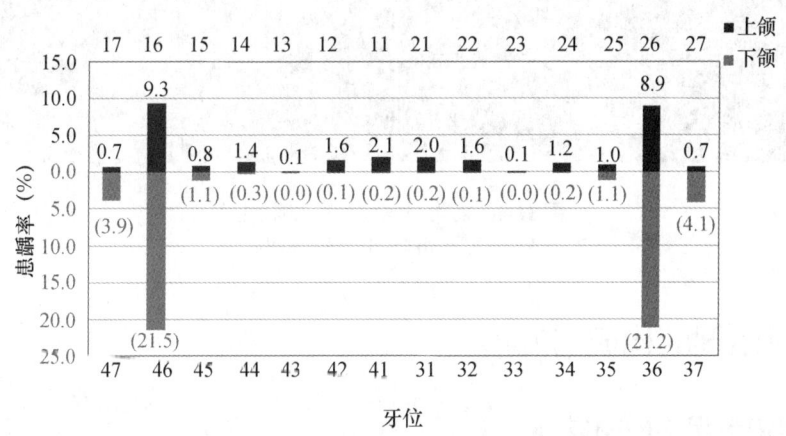

图 11-2 2015 年全国 12 岁学生恒牙龋齿牙位分布

（三）窝沟封闭的防龋原理

为了预防窝沟龋，早在1923年，Thaddeus Hyatt 提出了预防性充填法（prophylactic odontotomy），磨开易感部位，预备一个包括全部点隙窝沟的保守的Ⅰ类洞，然后用银汞合金充填，其目的是防止龋病进一步发展。1929年，Bodeckre 提出了窝沟磨除法（prophylactic odontoplasty）。采用大的圆钻磨除深窝沟，使其易于自洁。这些方法把许多不会患龋的窝沟也备洞做了充填，具有很大的盲目性，未被后人接受。

窝沟封闭的发明是基于 Buonocore 对牙釉质酸蚀作用的研究，发现用磷酸酸蚀牙釉质可使牙釉质表面产生微孔结构，增大与树脂的黏附面积。当酸蚀剂与牙面接触后，牙菌斑、有机膜及牙釉质表面的部分矿物晶体可以被除去，牙釉质表面张力减少，有利于树脂进入，可增加树脂材料的粘结性和改善边缘封闭性。

当封闭剂涂布于酸蚀牙釉质表面时，树脂材料即可渗入微孔结构，形成树脂突，与牙釉质机械地锁结起来。树脂突有许多功能，除使封闭剂机械锁扣固位，还围绕牙釉质晶体抵抗酸引起的脱矿，防止龋损沿树脂牙釉质界面发展。树脂突通过形成完整的树脂牙釉质界面，阻止细菌在沟裂定居、繁殖，使牙菌斑的有机酸产物及细菌的营养物质不能进入沟裂，从而起着屏障的作用。除物理性屏障作用外，围绕牙釉质间质的耐酸树脂突也对树脂牙釉质界面的脱矿起保护作用。

窝沟封闭的原理是用高分子材料把牙齿的窝沟填平，消除了磨牙窝沟发育缺陷，使牙面变得光滑、易清洁（图11-3）。一方面，窝沟封闭后，对于窝沟内原有的少量细菌来说，阻断了营养来源，细菌逐渐死亡；另一方面，外面的致龋菌不能再进入，阻止其在沟内定植，从而达到预防窝沟龋的目的。部分窝沟封闭剂还含有氟化物，可以缓释氟化物预防龋病。窝沟封闭剂固化后与沟壁紧密粘合，并具有一定的抗咀嚼压力，不影响进食，且窝沟封闭剂固化后无毒、无害。

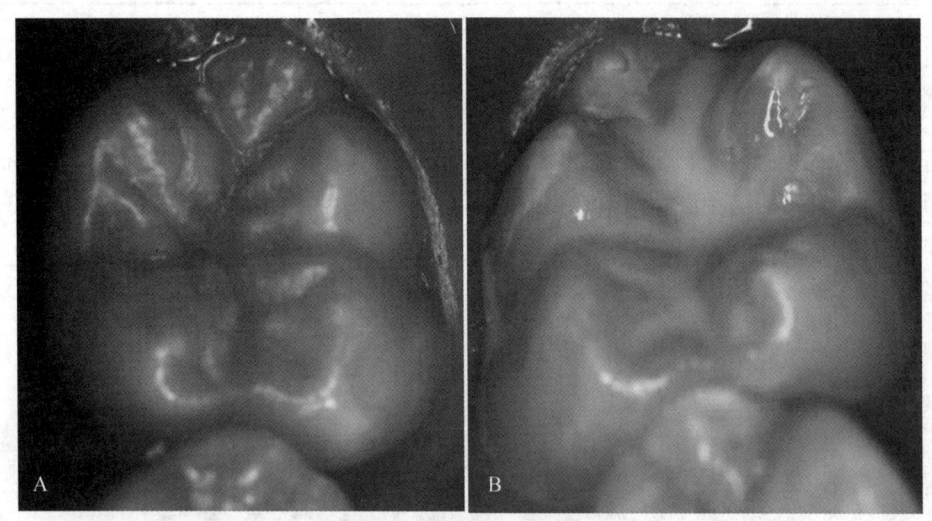

图 11-3　窝沟封闭前、后临床照片
A：窝沟封闭前；B：窝沟封闭后

二、窝沟封闭剂的构成与发展

（一）窝沟封闭剂的构成

窝沟封闭使用的封闭材料称为窝沟封闭剂。窝沟封闭剂通常由合成有机高分子树脂、稀释剂、引发剂和一些辅助剂（溶剂、填料、氟化物、涂料等）组成。

树脂基质是封闭剂的主要成分，目前广泛使用的是双酚A甲基丙烯酸缩水甘油酯。常在树脂基质中加入一定量活性单体作为稀释剂，以降低树脂黏度，一般有甲基丙烯酸甲酯等。引发剂可分为自凝引发剂与光固引发剂两种，自凝引发剂常由过氧化苯甲酰（BPO）和芳香胺，如NN-二羟乙基对甲苯胺（DHPT）组成；光固引发剂中，紫外光固化引发剂用安息香醚类，可见光固化引发剂采用α-二酮类光敏剂，如樟脑酯。

（二）窝沟封闭剂的发展

窝沟封闭剂的发展经历了4个阶段：

第一代封闭剂是365 nm的紫外光固化封闭剂，由于此材料表面过多吸收紫外光，阻止深部封闭剂完全固化，加之光输出密度不稳定，输出光斑小，能量低，固化需要较长时间，效果较差。

第二代封闭剂为自凝固化，或称为化学固化封闭剂。它包括树脂基质和催化剂两种系统，混合之后1~2分钟发生放热的固化反应。

第三代封闭剂则是于20世纪70—80年代初期开发的可见光固化封闭剂，使用波长为430~490 nm的高强度的可见光为固化光源。在几十秒内即可固化，可见光固化使操作更方便。

第四代封闭剂是近年来开发的含氟和释放氟的窝沟封闭剂。氟以两种方式加入树脂，一种使用的是氟盐，封闭后释放氟离子；另一种是有机氟化学粘接于树脂，通过与系统其他离子的交换方式逐渐释放氟。

三、窝沟封闭的适应证与非适应证

（一）窝沟封闭的适应证

决定是否需要窝沟封闭涉及很多因素，其中最重要的是窝沟的外形以及对既往患龋经历的评价，因为患者其他牙齿（特别是对侧同名牙）患龋，这部分人群常被认为具有较强的患龋倾向。窝沟封闭的适应证包括：

1. 牙齿萌出后，咬合面完全暴露。
2. 未发生龋病。
3. 咬合面、颊面及舌腭面的点隙窝沟深。

窝沟封闭的最佳时机为牙齿完全萌出且尚未发生龋坏时。儿童牙齿萌出达到咬合平面即适宜行窝沟封闭。一般在牙齿萌出4年之内，多数学者认为恒磨牙在萌出后4年内的患龋风险性很高：乳磨牙3~4岁，第一恒磨牙7~9岁，第二恒磨牙11~13岁，第一前磨牙9~13岁。多数学者认为，在恒磨牙上进行窝沟封闭效果最好，且成本效益最佳。也有学者认为，在乳牙上进行窝沟封闭防龋也是可行的。对口腔卫生状况不良的残疾儿童，虽然年龄较大或牙齿萌出口腔时间较久，可考虑放宽窝沟封闭的年龄。

（二）窝沟封闭的非适应证

如果符合下列情况之一，则不推荐使用窝沟封闭。

1. 牙面无深的点隙窝沟、自洁作用好。
2. 牙齿尚未完全萌出，被牙龈覆盖。
3. 牙齿已患龋或者进行充填治疗。
4. 患者不能配合正常操作。

一般来说，中老年人已度过窝沟龋的易感期，有的已患龋，同时后牙窝沟随咀嚼食物的磨耗逐渐变浅或消失，因此一般情况下不必行窝沟封闭。

四、窝沟封闭的操作步骤

窝沟封闭的操作步骤包括清洁、酸蚀、冲洗和干燥、涂布封闭剂、固化、检查，须由专业人员进行操作，辅以必要的仪器和设备。窝沟封闭的成功依赖于每一步骤的认真操作，这是封闭剂完整保留的关键。在有条件的情况下，使用橡皮障效果更好。

（一）清洁

在低速手机上装上小毛刷，彻底清洁准备封闭的牙齿窝沟部位，然后用水枪充分冲洗。清洁剂可以用浮石粉或不含氟牙膏，要注意不使用含有油质的清洁剂或过细磨料。

注意事项：必须用机用小毛刷配合三用枪进行牙面窝沟的清洁，单独使用三用枪达不到清洁效果；不能忽视上颌磨牙舌（腭）沟和下颌磨牙颊沟的清洁；如果有的窝沟在机用小毛刷清洁后仍有软垢存留，可用探针配合三用枪清洁。

（二）酸蚀

清洁牙面后立即隔湿，将牙面吹干并保持干燥。用小毛刷或小棉球蘸适量酸蚀剂涂在需封闭的牙面窝沟部位，不要反复涂擦，酸蚀面积一般为牙尖斜面的2/3。常规用37%磷酸凝胶酸蚀20~30秒（不同产品的酸蚀时间可能有差异，需仔细阅读产品使用说明）。酸蚀后，用水枪冲洗牙面10~15秒，确保将残余酸蚀剂冲洗干净。边冲洗边使用吸唾器，切忌让患者自行吐出冲洗液，以免酸蚀牙面被唾液污染。

注意事项：酸蚀剂涂布的面积不能过大，否则可能腐蚀牙龈；另外，还应注意隔湿，防止舌体运动触及酸蚀剂导致腐蚀；下颌磨牙的颊沟、上颌磨牙的舌（腭）沟均须酸蚀，勿遗漏；无论上磨牙还是下磨牙，视野不清时应配合口镜的使用，避免遗漏牙面窝沟。

（三）冲洗和干燥

冲洗后立即隔湿并吹干牙面，吹干后的牙面应呈白垩样，如果酸蚀后牙面无此现象，说明酸蚀程度不够，应重新酸蚀。在操作过程中，要确保酸蚀牙面不被唾液污染，如果发生唾液污染，应再冲洗牙面，彻底干燥后重复酸蚀步骤。

注意事项：防止三用枪有油和水污染，可在干燥前先试一下三用枪，确保气枪仅有压缩空气时再吹干牙面，防止水油气混合影响干燥效果；当干燥上磨牙窝沟时，控制气枪，使气流不要过大，以免溅起唾液污染牙面；干燥过程中如果唾液分泌过多，可以同时配合吸唾器的使用。

（四）涂布封闭剂

用小毛刷或专用器械蘸取适量封闭剂，一般从远中至近中依次涂布在干燥的牙面上。要使封闭剂充分渗入点隙窝沟中，可用小毛刷或探针引导，注意封闭后的点隙窝沟中不能留有气泡。

注意事项：涂布封闭剂前，应确认有效隔湿，保证牙面处于干燥状态；封闭剂不要涂得过多，以免形成咬合高点，导致封闭剂过早脱落；封闭剂应涂在窝沟处，尖嵴不要涂布，以免影响咬合；涂布过程中应避免气泡产生，可用小毛刷或探针排除气泡。

（五）固化

光固化封闭剂涂布后，立即用光固化灯照射。照射时尽量靠近，但不能接触牙面。照射时间要根据采用的产品类型与可见光源性能决定，一般为20~40秒。

注意事项：为了避免交叉感染，一般光固化灯头都套有灯套，在固化时应避免灯套接触封闭剂，导致封闭剂表面形态改变；另外，应严格按照产品说明和光固化灯的强度，保证封闭剂完全固化。

（六）检查

封闭剂固化后，用探针进行全面检查。检查固化程度、有无气泡存在，寻找遗漏或未封闭的窝沟并重新封闭；观察有无过多封闭材料和是否需要去除，如发现问题，应及时处理；检查咬合关系，如果封闭剂过厚，应调磨。

注意事项：不要遗漏下磨牙颊沟和上磨牙舌（腭）沟的检查；牙面远中窝沟、下磨牙颊沟和上磨牙舌（腭）沟的封闭剂过多波及龈缘，调磨时应避免对牙龈的损伤。

封闭失败（封闭剂脱落）的主要原因一是酸蚀不充分，牙面干燥后没有呈现白垩样外观；二是唾液或气枪压缩空气中混有水（油），污染了酸蚀后的牙面，致使封闭剂脱落。影响封闭质量的其他原因还有适应证的选择、临床操作技能等。

五、窝沟封闭的效果评价

（一）评价窝沟封闭效果的指标

窝沟封闭成功的标志是封闭剂能够完整保留，封闭剂一般可长期保留，可以磨损，但不能脱落，因此需要封闭后定期（3个月、半年或1年）复查，观察封闭剂保留情况，脱落时应重新封闭。评价窝沟封闭防龋效果的指标常用窝沟封闭剂保留率和龋病降低率。

1. 窝沟封闭剂保留率 窝沟封闭剂的存留情况一般分为完整保留、部分保留、完全脱落、部分脱落。完整保留指窝沟封闭剂保留完整；部分保留、部分脱落是指窝沟封闭剂有部分脱落，但点隙窝沟内的封闭剂保留；完全脱落指点隙窝沟内的窝沟封闭剂完全脱落。

窝沟封闭剂保留率的计算公式为：

窝沟封闭剂保留率 = 窝沟封闭剂保留牙数（完整保留 + 部分保留）/ 窝沟封闭总牙数 ×100%

窝沟封闭剂完整保留率 = 窝沟封闭剂完整保留牙数 / 窝沟封闭总牙数 ×100%

窝沟封闭剂全部脱落率 = 窝沟封闭剂全部脱落牙数 / 窝沟封闭总牙数 ×100%

窝沟封闭剂部分脱落率 = 窝沟封闭剂部分脱落牙数 / 窝沟封闭总牙数 ×100%

2. 龋病降低率 龋病降低率的评价又分为龋病发病率和龋病降低相对有效率。

龋病发病率 = 新发生龋的牙数 / 总受检牙数 ×100%

龋病降低相对有效率 =（对照组患龋牙数 – 试验组患龋牙数）/ 对照组患龋牙数 ×100%

（二）窝沟封闭的临床效果评价

窝沟封闭的防龋效果是肯定的，已经得到系统综述的证实。2005年Bravo等评价了窝沟封闭和含氟涂料Duraphat对恒牙咬合面龋的防龋效果，与空白对照组比较，涂布含氟涂料Duraphat组和窝沟封闭组4年的儿童龋病发病率分别减少43.9%和76.3%；停止应用含氟涂料Duraphat 5年，9年后龋病发病率减少27.3%；而窝沟封闭9年后儿童龋病发病率减少65.4%；结果表明，涂布含氟涂料Duraphat对咬合面的防龋效果逊于窝沟封闭。

在http://ohg.cochrane.org上可以查到的关于窝沟封闭效果的系统综述分别在2004年、2008年、2013年和2017年进行了更新。

Anneli于2017年对窝沟封闭的随机对照临床试验研究进行荟萃分析，筛选条件为针对20

岁以下受试者以及至少为期1年，共纳入38个临床试验7924名儿童，系统综述发现中等证据表明，应用树脂基质窝沟封闭剂与不封闭相比，2年后可以减少恒牙龋11%~51%，比值比（OR值）为0.12，95%可信区间为0.08~0.19，与追踪到4年的结果相似，随着随访时间的延长，证据水平下降。李彩等曾收集我国1980—2005年窝沟封闭防龋的临床研究文献，根据循证医学方法建立纳入和排除标准，采用Revman42软件对符合条件的所有研究结果进行荟萃分析，结果包括了7304名试验对象，平均样本量为406名，得出结论：采用窝沟封闭防龋的牙齿发生龋病的危险性是未采用窝沟封闭防龋的牙齿的19%，95%可信区间为0.16~0.22。

Anneli于2016年对窝沟封闭和（或）含氟涂料的随机对照临床试验研究进行荟萃分析，筛选条件为20岁以下受试者以及至少为期1年，系统综述发现，低证据表明在恒牙咬合面应用树脂基质的窝沟封闭剂与使用含氟涂料相比，2年后可减少恒牙龋3.7%，9年后可减少29%；树脂型窝沟封闭剂和含氟涂料联合应用与单纯使用含氟涂料相比，2年后可以减少恒牙龋14.4%。美国牙科协会（American Dental Association，ADA）2018年公布的指南中建议，可以将窝沟封闭和局部涂氟联合应用，可以有效预防和控制乳、恒牙窝沟处的非成洞性龋。

第四节　预防性树脂充填
Preventive resin restoration

1977年，Simonsen提出预防性树脂充填（preventive resin restoration，PRR），适用于恒磨牙的点隙窝沟龋仅局限于牙釉质或牙本质表层（牙本质只有少量龋坏），即小的窝沟龋和窝沟可疑龋。这为窝沟龋的治疗提供了一种新方法。

一、预防性树脂充填的原理

预防性树脂充填是针对窝沟早期及可疑龋，仅去净腐质（磨除少量龋损处组织），不做预防性扩展，在酸蚀基础上，用复合树脂材料充填龋洞，并将其余窝沟用封闭剂封闭。其基本理念是结合了"窝沟龋充填"及"窝沟封闭"，前者主要是针对龋坏部位进行，阻止了早期龋的发展；后者主要是针对尚未龋坏的其余窝沟进行，防止新龋坏的发生。并且此法兼顾了"微创原则"及"预防原则"，前者需要仅去除腐质，不进行预防性扩展，可以保留更多的健康牙体组织；后者需要将其他窝沟进行窝沟封闭，同时采取预防性措施，可以预防其余窝沟发生龋坏。

预防性树脂充填使用的材料包括"充填材料"及"窝沟封闭剂"，前者一般用复合树脂材料或玻璃离子水门汀作为充填剂；后者一般用光固化（含氟）封闭剂。这些材料与牙釉质的化学及机械结合较好，可达到较好的防龋效果。

二、预防性树脂充填的适应证与禁忌证

（一）适应证

1984年，Hicks提出预防性树脂充填的适应证：①在一个完整的𬌗面，窝沟和点隙能卡住探针；②窝沟深，不易使涂布的封闭剂流入窝沟基部；③窝沟基部可能发生了龋坏；④窝沟壁呈不透明、白垩色外观，意味着要发生龋。1985年，Henderson提出树脂-封闭剂结合充填适用于窝沟浅龋，深度未累及釉牙本质界，且对牙髓没有危险性。1985年Houpt指出这一技术

应用于牙齿咬合面浅龋或中龋，但龋损累及的范围不能广。1987年Swift提出深窝沟且有广泛副沟或伴有小范围龋损也是适应证，但不适用于大范围、深的多面龋损。

目前较为公认的适应证如下，即符合以下条件的患牙适合进行预防性树脂充填：

1. 窝沟和点隙有龋损，能卡住探针。
2. 深的点隙窝沟有患龋倾向，可能发生龋坏。
3. 沟裂有早期龋迹象，牙釉质混浊或呈白垩色。

（二）禁忌证

预防性树脂充填也不是适合所有情况，如果符合下列情况之一，则不推荐使用预防性树脂充填，即其禁忌证包括：

1. 牙齿邻面发生龋坏。
2. 牙齿龋坏较深，可能波及牙髓。

三、预防性树脂充填的操作步骤

临床上可将预防性树脂充填分为3种类型，操作有各自的要求。

第一类：用最小号圆钻去除脱矿牙釉质，用不含填料的窝沟封闭剂充填。

第二类：用小号或中号圆钻去除龋损组织，洞深基本在牙釉质内，通常用流动树脂材料充填。

第三类：用中号或较大圆钻去除龋坏组织，洞深已达牙本质故需垫底，涂布牙本质或牙釉质粘接剂后用复合树脂材料充填。

常规预防性树脂充填的临床操作步骤包括去腐、清洁与隔湿、护髓（必要时）、酸蚀、充填及窝沟封闭、检查。Craene提出术前是否采用局部麻醉应视具体情况而定，若龋坏达牙本质层，可考虑术前采用局部麻醉。在有条件的情况下，使用橡皮障隔湿患牙效果更好。

1. 去腐 用圆钻去除龋坏组织，不做预防性扩展。

2. 清洁与隔湿 清洁牙面，彻底冲洗、干燥，隔湿，防止唾液污染。

3. 护髓（第三类窝洞） 酸蚀前将暴露的牙本质用氢氧化钙间接盖髓，避免对牙髓的刺激。

4. 酸蚀 窝洞和咬合面的2/3。

5. 充填及窝沟封闭 第三类窝洞涂布粘接剂、后牙树脂充填；第二类窝洞用稀释树脂或有填料的封闭剂，之后涂布封闭剂；第一类窝洞仅用封闭剂。厚薄合适，均匀，避免产生气泡。

6. 检查 有无遗漏（磨牙颊、腭沟），有无高点等。

四、预防性树脂充填的效果

研究表明，预防性树脂充填与窝沟封闭的保留率相似，预防性树脂充填较窝沟封闭的防龋效果更好，且预防性树脂充填是处理局限于窝沟的早期龋的一种临床技术。

预防性树脂充填的优点：

1. 无预防性扩展，最大限度地保留了牙体组织。
2. 无龋窝沟封闭预防早期龋的发生。
3. 使用复合树脂、玻璃离子材料充填，既有机械结合，又有理化性结合，同时使用封闭剂，减少微渗漏，减少继发龋。
4. 颜色美观。
5. 充填物易修整或重做。

预防性树脂充填的缺点：
1. 需严格的酸蚀及隔湿技术，消耗过多临床操作时间。
2. 耐磨性和保留率有待提高。

（司　燕）

小　结
Summary

　　龋病是一个多因素的疾病，对个体而言，应从菌斑控制、饮食控制、增强牙齿的抵抗力和定期口腔检查4个方面做好预防工作。对群体而言，龋病的预防分为一级预防、二级预防和三级预防。首先，最关键的是做好一级预防，防患于未然；其次是做好二级预防，做到早期检查、早期诊断和早期治疗，即三早工作；最后，从预防的角度，尽量做好一级和二级预防，避免三级预防。龋病又是一个受生活方式影响的疾病，因此健康教育和健康促进对改变人们的知、信、行，养成良好的行为习惯，进而改善口腔健康状况，都会起到非常重要的作用。此外，在做好全人群的龋病预防工作外，还应注重对龋患高危患者的健康管理。正是因为龋病是多因素的疾病，针对这些多个因素进行综合干预，往往可达到比较好的效果，而全国儿童口腔疾病综合干预项目是龋病综合干预的典范。

　　窝沟封闭是预防恒磨牙窝沟龋的最有效方法。窝沟封闭的原理是用高分子材料将牙齿的窝沟进行封闭，消除了磨牙窝沟发育缺陷，使牙面变得光滑、易清洁。窝沟封闭使用的封闭材料称为窝沟封闭剂，窝沟封闭剂通常由合成有机高分子树脂、稀释剂、引发剂和一些辅助剂（溶剂、填料、氟化物、涂料等）组成。窝沟封闭的最佳时机为牙齿完全萌出且尚未发生龋坏时。窝沟封闭的操作步骤包括清洁、酸蚀、冲洗和干燥、涂布封闭剂、固化、检查。评价窝沟封闭防龋效果的指标常用"窝沟封闭剂保留率"和"龋病降低率"，窝沟封闭的防龋效果是肯定的，已经得到系统综述的证实。

　　预防性树脂充填是针对窝沟早期及可疑龋，仅去净腐质（磨除少量龋损处组织），不做预防性扩展，在酸蚀基础上，用复合树脂材料充填龋洞，并将其余窝沟用封闭剂封闭。其基本理念是结合了"窝沟龋充填"及"窝沟封闭"，兼顾了"微创原则"及"预防原则"。常规预防性树脂充填的临床操作步骤包括去腐、清洁与隔湿、护髓（必要时）、酸蚀、充填及窝沟封闭、检查。研究表明，预防性树脂充填与窝沟封闭的保留率相似，且预防性树脂充填是处理局限于窝沟的早期龋的一种微创的临床技术。

名词术语
Definition and terminology

　　龋病的一级预防（primary prevention）：是在龋病发生前进行的预防工作，以防止龋病的发生。一级预防更多的是考虑口腔卫生的维护，例如通过口腔健康教育来控制和消除龋病危险因素，也要考虑全身或口腔环境改变可能导致的龋危险性增加。

　　龋病的二级预防（secondary prevention）：主要是在龋病发生的早期，早期发现、早期诊断、及时采取适当的治疗措施，逆转病理过程或终止龋病的发展，达到完全康复。二级预防包括再矿化和充填治疗。

龋病的三级预防（tertiary prevention）：包括修复已形成的龋损并尽可能恢复原来的牙体形态和功能，防止进一步的并发症。三级预防包括修复牙体组织的缺损和修复牙的缺失，以修复牙颌系统的生理功能，保持机体健康。

口腔健康教育（oral health education）：目的是帮助并鼓励人们产生保持口腔健康的愿望，并知道怎样做才能达到这样的目的；促进个人或集体做好本身应做的一切，且知道在必要时如何寻求适当的帮助。通过口腔健康教育，使人们主动采取利于口腔健康的行为，放弃不利于口腔健康的生活习惯，以达到建立口腔健康行为为目的。口腔健康教育是通过提供改变行为所必需的知识、技能和服务，让人们理解和接受各种预防措施。

口腔健康促进（oral health promotion）：是整体健康促进的一部分。要促进制定公共健康政策、创造支持的环境、加强社区的行动，包括保证各种措施实施所必需的条例、制度与法规等，也包括对资源合理分配的研究与建议。还要促进发挥个人的技能，调整卫生服务的方向，保证群体和个人得到适宜的预防措施。

窝沟封闭（pit and fissure sealing，PFS）：是一种预防窝沟龋的有效办法。用一种高分子粘接材料涂布牙齿咬合面、颊舌面点隙裂沟，当它流入并渗透窝沟后固化变硬，形成一层保护性屏障，覆盖在窝沟上，不会被刷牙去除，阻止致龋菌、产酸菌及酸性产物对牙体的侵蚀，从而早期有效预防窝沟龋。

预防性树脂充填（preventive resin restoration）：在处理发生于牙窝沟个别部位的初期龋时，只将龋损部位的病变组织去除，在酸蚀的基础上，用树脂材料修复窝洞，并对附近尚未龋坏的点隙裂沟涂布树脂封闭剂，达到修复缺损并预防周边组织龋损的目的。

（郑树国　司　燕）

第十二章 氟化物防龋

Fluoride in caries prevention

第一节 氟化物与人体健康
Fluoride and human health

自20世纪40年代第一项氟防龋措施——氟化水源开始实施,至各种全身和局部用氟措施被广泛应用的今天,人们对氟化物安全性的研究伴随着氟防龋机制和应用的研究一直在进行着。适量氟对牙齿和骨健康有益,但过量摄入氟会对人体产生不良影响,已经得到了共识。氟的利用应遵循"兴氟利,除氟弊"安全用氟的原则,谨慎行事。在决定应用氟化物防龋之前,应该首先了解氟对人体健康的作用、氟化物防龋的历史和氟可能对人体的危害。

一、人体对氟的摄入与代谢

(一)人体总氟摄入量和适宜氟摄入量

在自然界中,氟元素广泛存在于水、土壤、大气、动物和植物体内,因此人体可通过多种途径获得氟,但总体摄入量则因地域、气候、饮食及生活习惯的影响而有很大差异。

人体对氟的日常摄入主要来源于饮水和食物,其中通过饮水摄氟占较大比例。调查资料显示,我国各地区自然水源含氟量差别较大,可为 0.1~21.8 mg/L。饮水氟浓度较高的地区遍布除上海市以外全国的各个省(自治区、直辖市),主要分布在干旱和半干旱省或自治区,如黑龙江、吉林、辽宁、内蒙古、河北、河南、山西、陕西、宁夏、甘肃和新疆。但我国大部分城市饮用自来水的氟含量较低。我国制定的现行生活饮用水国家标准中规定氟含量不得超过 1.0 mg/L。各种饮品(如碳酸类、果汁类、牛奶类、冰茶类和矿泉水类饮料)中的氟浓度一般都很低,但饮品氟浓度可能会受生产地区饮水氟浓度的影响。茶氟是一些拥有饮茶习惯的人重要的摄氟来源,因为茶树具有富集周围环境中氟的作用。研究发现,砖茶氟含量最高,红茶、乌龙茶和花茶氟含量居中,绿茶最低,约 80% 的茶氟可通过开水冲泡溶入茶水中。

食物是人体摄氟的第二个主要来源。人类食用的一般动物及植物食品的含氟量偏低,但不同地区土壤中氟含量的差别使某些食物的氟含量不同。沙丁鱼和一些干的海产品中氟含量较高,是沿海地区人们的一个摄氟来源。另外,从氟化食盐和氟化牛奶中摄入的氟也应考虑在内。

空气中通常含有极微量的氟,对总的氟摄入影响甚微,但我国曾有报道在湖北、贵州等地居民以石煤作为燃料做饭、取暖、烘烤粮食,使煤中氟大量散发于空气中,使局部微小气候空气氟含量明显增高,并污染食品和蔬菜,成为当地居民主要的摄氟来源。我国现行环境空气质量国家标准中,日平均最高容许氟浓度为 0.007 mg/L。

随着含氟牙科产品的广泛应用,人体从中可能摄取的氟受到关注。特别是对于7岁以前处于牙齿发育期的儿童，过量摄入氟可导致氟牙症。由于儿童吞咽反射功能尚未完善，使用含氟口腔保健用品（如含氟牙膏、漱口液、酸性磷酸含氟凝胶）有可能误咽，需引起注意。

在评价氟摄入量时，要特别注意每日总氟摄入量。人体的总氟摄入量（total fluoride intake）是指机体每日从饮水、食物、空气和含氟牙科产品等途径摄取氟量的总和。每日人体对氟的总体摄入量受地域、气温、营养状况和生活习惯等因素的影响而存在个体差异。每日适宜氟摄入量（optimal fluoride intake）是指人体从各种途径摄入的、维持机体正常生理功能，而不会对健康产生不良影响的总的摄氟量。一般认为在 $0.05\sim0.07$ mg/（kg·d），这样既能有效减少龋病，又不会引起氟牙症增加。我国现行的人群总摄氟量国家标准中规定：8～16 周岁（包括 16 周岁）人群，每人每日总氟摄入量≤2.4 mg；16 周岁（不包括 16 周岁）以上的人群，每人每日总氟摄入量≤3.5 mg。

（二）氟在体内的代谢过程

1. 氟的吸收 口腔摄入的氟在胃和小肠中被吸收进入血液，并在 20～60 分钟达到峰值，吸收入血液的氟一部分分布在机体软、硬组织中，其余部分主要从尿中排出。

被摄入人体中的氟 75%～90% 被吸收，一部分摄入氟以氟氢酸的形式在胃中被吸收，其余部分在小肠中被吸收。氟在胃肠中的吸收情况与氟化物的物理及化学特性、溶解性、胃肠道的酸性及进食状态有关。易于溶解的氟化物（如氟化钠片剂或溶液）几乎全部被吸收，而不易溶解的氟化物（如氟化钙、三氟化铝）不被完全吸收。氟与食物同服会影响其吸收率，特别是含钙类食物会使氟的吸收率下降。氟的吸收是在胃肠道中被动扩散的过程，吸收机制和速率与胃肠道的酸性有关，在胃酸性条件下，氟离子转变成氟氢酸的形式而易于通过胃肠黏膜被吸收。

2. 血浆中的氟 氟在血浆中以离子氟和结合氟的形式存在，血浆离子氟具有更重要的生物学意义。血浆氟浓度值域较宽（0.7～2.4 mol/L）。这种差异可能与受试者的空腹状态、测氟方法有关，也与骨的生长和吸收、肾排泄率有关。血浆氟峰值的高低和出现时间快慢与摄入剂量、吸收速率、摄入时间（餐前或餐后）以及身体的重量和体表面积有关。

3. 氟的分布 氟被吸收后，会迅速在机体软组织和硬组织分布。婴儿 80%～90% 的吸收氟存留于体内，成人约 60% 的吸收氟存留于体内，其余部分被排出体外。由于氟是亲骨元素，身体中 99% 的氟存在于矿化组织中。氟与矿化组织选择性亲和作用是由于氟可在骨晶体表面发生等离子或异离子交换，也可以在晶格中形成氟化羟基磷灰石。骨氟水平依部位、年龄和性别而不同，骨氟水平可以反映长期氟暴露（fluoride exposure）的情况。

在牙齿组织形成期，氟可结合到牙硬组织中，牙硬组织中的氟含量从牙釉质表面到釉牙本质界存在着从高到低的分布趋势。牙齿在萌出前的发育过程和萌出后的成熟过程中不断与周围液体环境进行物质交换，使得氟在牙釉质中的分布存在梯度，牙釉质表面氟含量高达 300～6 000 mg/kg，一般氟含量为 3000 mg/kg，釉牙本质界只有 100 mg/kg，而且牙釉质表面氟含量受萌出前用氟、萌出后用氟、萌出后酸蚀和磨损的影响。在牙齿发育矿化期，摄入超过适宜量的氟时会发生氟牙症，影响美观。因此，应控制牙齿发育期氟的摄入量，控制氟牙症的发生。

胎盘对氟没有屏障作用，氟可被胎儿骨和牙齿矿化组织所吸收。因此，妊娠期过量摄入氟有可能导致胎儿在出生前发育的牙齿发生氟牙症。

4. 氟的排泄 氟主要通过肾排泄，一部分氟可被重吸收进入血液循环，其余部分被排出体外。因此，氟排出量受肾功能的影响。这种重吸收主要依赖于肾小管管液的 pH。在酸性条件下，氟离子转变为氟氢酸，通过上皮扩散回血液。在碱性条件下，更多的氟以离子形式存在于尿液中，随尿液被排出体外。因此，任何对尿液 pH 产生影响的饮食、药物和疾病等都会最终对氟的代谢产生影响。尿氟是反映人群氟暴露水平的最佳指标。WHO 于 1999 年提出 3~5 岁儿童摄入适量氟时，24 小时尿氟排泄标准为 0.36~0.48 mg，超过此界限，意味着摄氟过多。另外，从乳汁排泄的氟量有限，不到 10% 的摄入氟从粪便中排出，一般认为氟不会从粪便中重吸收，从汗液中排泄的氟可以忽略不计。

由此可见，人体氟的来源是多种途径的，其代谢和生物利用度受机体功能状态的影响，对这些知识的全面了解是我们合理实施用氟方法，为患者提供更好的用氟指导，掌握预防龋病和避免慢性氟中毒的平衡点和安全、有效用氟的基础。

二、氟对牙齿矿化的影响

在牙齿组织形成期，氟离子可进入正在形成的牙齿磷灰石晶体中，形成含氟磷灰石，使磷灰石晶体的结晶性、稳定性和硬度都得到增强。

然而，牙齿发育过程中，若长期摄入过量氟，可能造成氟中毒，其最早和最显著的表现为氟牙症。轻者表现为牙面斑块着色，重者造成牙釉质缺损。氟牙症的形成机制尚未明确，一般认为氟对牙齿的影响是发生于生物矿化的早期阶段。现有研究证据大多表明，氟是直接作用于发育中的成釉细胞，或间接作用于细胞外基质。氟影响牙齿形成可能的机制包括：影响体内钙的平衡和基质的生物合成；影响基质蛋白酶分泌和活性，从而影响基质蛋白的清除；影响细胞代谢和功能的特异性。

分泌期成釉细胞对氟非常敏感，很多研究都集中于氟对基质分泌和组成的影响上。有研究发现，在高浓度氟作用下，氨基酸的转运受到影响，蛋白质合成受到抑制，基质蛋白的分泌量会下降，但蛋白质组成未发生改变。

研究表明，长期过量摄入氟后，氟可与釉基质蛋白结合，可能通过干扰最初基质的成核部位而影响矿化过程。

蛋白质清除对于最终的牙釉质矿化是关键的步骤，因为体外试验证明，釉原蛋白和非釉原蛋白都会抑制晶体的生长。氟可以特异地改变蛋白酶的质和量，包括金属蛋白酶和丝氨酸蛋白酶，从而影响釉基质蛋白的清除及随后矿物的获得。因此，釉原蛋白的清除受阻延迟了晶体的生长可能是氟牙症形成的关键。

氟影响牙釉质成熟过程从而导致牙釉质矿化不全的机制已被动物实验所证实。但尚不明确氟是否也在成熟前期发挥作用而最终导致牙釉质的矿化不全，因为氟的药物动力学半衰期较长，很难将氟的作用完全限定于分泌期。因而，早期氟暴露形成的携带效应比晚期氟暴露会导致更严重的氟牙症。

三、过量摄入氟对人体健康的影响

（一）氟对牙齿的影响

1. 氟牙症的发现与氟防龋的提出 氟牙症的发生是由于在牙釉质形成期间长期摄入高于适量的氟化物后，成釉细胞功能受到影响，造成牙釉质矿化不良，表现为牙釉质白斑或棕色斑，甚至出现不同程度的牙釉质凹坑状缺损，最初人们将这种状况称为"斑釉牙"。氟化物对牙齿的这种作用最初是在 1916 年由美国的年轻牙医 Frederick McKay 报道的。他在科罗拉多斯普林斯地区行医时，发现很多当地居民的牙釉质表面存在棕色斑点，而且只发生于那些在当地出生和幼小时迁入当地的人们。由于这种染色是外源性的，Frederick McKay 推断是环境中的一种物质在牙齿发育期间发挥的作用。由于他找不到任何关于此表现的记载，就寻求与当时就任美国芝加哥西北大学牙学院的主任 GV Black 合作，第一次对这种表现进行了描述，即"斑釉"。

通过研究，他们推断是社区供水中的一种成分在起作用。当他建议更换水源后，当地新出生的儿童不再出现斑釉。

到 1931 年，由于微量测定技术的发展，人们对饮水矿物含量和其他化学成分进行了分析，发现只有氟与牙釉质斑点有关系。美国化学家 Churchill 等在 3 个不同地区几乎同时发现了氟牙症流行区水中的氟化物问题，这立刻引起了人们的关注。美国公共卫生署指派牙科官员 Dean 来调查这一问题。Dean 同他的合作者们进行了流行病学调查，发现了饮水氟浓度与氟牙症发生率和程度呈正相关关系，与此同时，他们也发现了饮水氟浓度与患龋率呈负相关关系。他们发现饮水氟浓度为 1.8 mg/L 地区的 12~14 岁儿童的患龋率还不到饮水氟浓度为 0.2 mg/L 地区儿童的一半，低患龋率伴有很高的氟牙症发生率，这使得他们开始寻找在低患龋率与可能接受的氟牙症之间的适宜饮水氟浓度，即后来进行的"21 城市"系列研究。Hodge 第一次根据这些研究结果分析了随着饮水氟浓度的升高，氟牙症指数和患龋率相反的变化趋势，发现两条趋势线的相交点为 1.0 mg/L 饮水氟浓度，此时具有最大的抗龋效果和最小的氟牙症指数，以此确立为"适宜饮水氟浓度"，并将其作为计算其他系统用氟方法（如片剂和滴剂）给药剂量的依据。Gerald 通过对流行病学数据的分析，第一次发表了在饮水中加氟以预防龋病的提议。1945 年 1 月，饮水加氟首次在美国密歇根州开始实施。

2. 氟牙症的分类和诊断标准　Dean 于 1934 年提出了氟牙症的概念和分类标准，并于 1942 年进行了修订，列于表 12-1。这个分类法及指数已被沿用半个多世纪，被证明是简单、易行的。其中很轻以下的情况一般不会被普通人所注意，不产生美观问题。

表 12-1　氟牙症分类及诊断标准（Dean，1942）

分类	诊断标准
正常	牙釉质呈类似透明玻璃状结构，表面光滑，有光泽，通常呈浅乳白色
可疑	牙釉质透明度与正常牙釉质比有轻度改变，从少数白纹到偶有白色斑点。临床不能诊断为很轻，而又不完全正常的情况
很轻	小的似纸样的白色不透明区不规则地分布在牙面上，且不超过牙面的 25%。前磨牙或第二磨牙的牙尖顶部常可见直径不超过 1~2 mm 的白色不透明区
轻度	牙釉质白色不透明区更广泛，但不超过牙面的 50%
中度	牙釉质表面受累超过 50%，常可见磨损和棕色斑，影响外观
重度	牙釉质表面严重受累，明显发育不全，甚至可影响牙齿的整体外形。此型诊断要点为不连续或融合的凹陷缺损区，棕染广泛。牙齿常有侵蚀样表现

3. 氟牙症与摄氟量的关系　不同牙齿的发育矿化期不同，恒牙列前牙和第一恒磨牙在出生后约 4 岁以前完成，其他后牙大约在 7 岁以前完成。如在牙釉质发育的易感期内过量用氟，氟牙症的发生就难以避免，氟牙症的发生与个体摄氟量有直接关系。在推广氟化物防龋的同时，人们也在密切观察氟牙症的流行情况。希望不会因为防龋的目的而增加氟牙症的发生，尽管单纯的轻度氟牙症不会影响美观，更不会影响全身健康。

对摄氟适宜量的关注是最重要的事情。Dean、Richards 和 Butler 等研究者分别于 20 世纪 40 年代、60 年代和 80 年代，在美国对饮水氟浓度与氟牙症的发生率和严重程度之间的关系进行了大规模的流行病学调查，发现在摄入很低量氟时，即可见氟牙症，但在"适宜饮水氟浓度"以下时，氟牙症多为很轻或轻度，对牙齿结构没有明显影响，并不被一般人们所注意，也不造成通常意义的临床美观问题。这个适宜饮水氟浓度当时定为 1 mg/L。很多研究表明，在牙齿发育阶段摄入的氟越多，发生氟牙症的危险性就越高，说明任何系统性氟摄入的增加都会导致氟牙症发生的增加。

许多关于饮水氟化和氟片的研究都表明,每日摄入超过 0.02 mg/kg 的氟可能引起恒牙列的氟牙症。而且每增加 0.01 mg/kg 的氟摄入,氟牙症指数会增加 0.2。任何其他来源氟的摄入也会增加氟牙症发生和程度的危险度。

使用含氟牙膏刷牙可以增加人体氟的摄入总量,但在饮水氟浓度低于 0.3 mg/L 的低氟区仅使用含氟牙膏而且没有吞咽时,不可能引起严重的氟牙症。也有研究发现,使用含氟牙膏刷牙后用清水漱口,不会增加氟牙症的患病率。不少研究认为婴儿期的氟摄入可能是恒牙发生氟牙症的危险因素之一,研究表明,人和其他哺乳动物乳汁的氟含量很低,所以哺乳期间氟的摄入较低,而使用氟化水冲调奶制品是婴儿摄氟的来源。因此,喂养方式影响氟的摄入。1~6岁儿童饮用氟化水制作的饮品是摄氟的潜在来源。

研究报道,在适宜饮水氟浓度的地区,氟牙症多为极轻度和轻度,一般不被人们所注意,不产生美观问题。尽管如此,为了减少氟牙症的发生,应尽量避免除氟化牙膏之外自行使用含氟制品。公共饮水加氟、使用高浓度氟制品和系统用氟必须在专业人士指导和监督下进行。

4. 氟牙症的控制　　随着社会的发展,人们对牙齿美观的要求越来越高,对氟牙症造成的美观问题的心理承受能力越来越弱,而且由于氟牙症是在发育过程中形成的,对于严重的病例,达到美学上的满意治疗修复较为困难,因此,预防氟牙症仍然是在氟防龋的同时必须考虑的问题。由于人体摄氟是多源性的,任何一种用氟方法的实施都应因地制宜,综合考虑这一地区氟的总体摄入情况,平衡人体摄氟量与龋病和氟牙症的关系。特别应控制 6 岁以下儿童的摄氟量,因恒切牙和尖牙在此期发育,是影响美观的主要牙齿。在地方性氟中毒流行的高氟区,应高度重视控制 6 岁以下儿童的氟摄入量。在非高氟区,调查与分析表明,饮水氟化引起的氟牙症占很小的比例,而不恰当使用含氟产品是氟牙症发生的主要危险因素。因此,完全可以通过密切监督儿童正确、合理使用含氟产品减少氟牙症的发生危险。措施包括:6 岁以下儿童使用"豌豆"大小的牙膏刷牙;应在家长监督下使用,以防刷牙时吞咽牙膏;2 岁以前使用含氟牙膏应咨询牙医;氟补充品仅用于龋高危儿童,而且没有其他日常用氟措施,并且严格监控;美国牙科协会建议 6 岁以下儿童不使用含氟漱口液;在饮水氟浓度高于 2 mg/L 的地区,应考虑减少儿童氟牙症的措施。越来越多的科学证据表明,合理使用氟可以有效控制龋病,并使氟牙症发生的危险性控制在最低水平。

(二) 氟骨症

氟骨症是指长期摄入过量氟导致的严重的慢性氟中毒症状——骨畸形,常见于地方性氟中毒和工业性氟中毒。氟骨症表现为全身性骨硬化、肌腱韧带骨化、骨脆性增加、骨皮质增厚及骨松质矿化不良。关于氟在骨内的沉积机制和病理过程尚未明确,一般认为,氟主要与骨磷灰石的羟基发生离子置换,并影响骨的代谢,如氟可抑制骨吸收,长期摄氟可使骨形成增多、改变骨结构和引起矿化缺陷等。在我国造成氟骨症的氟摄入包括饮水、燃煤、茶氟和工业氟接触等。虽然关于摄氟量与氟骨症发生的剂量-反应关系尚未明确,但国际化学品安全署(IPCS)分析认为成人每日摄氟在 6 mg 以上并持续数年,会增加氟骨症的危险性,每日摄氟在 14 mg 以上则会对骨骼产生明显的副作用。

(三) 氟与癌症及其他

美国和其他国家的研究者对饮水氟化防龋的安全性做了大量研究。自 1959 年,美国牙科协会就开始对饮水氟化的有效性和安全性的疑问进行周期性科学总结。到目前为止,大量科学的、得到国际同行公认的研究结果表明,饮用适量氟浓度的水与癌症和肾、骨骼、心血管、神经、免疫等多种系统疾病的发生率之间没有联系。

（四）急性氟中毒

短时间内大量摄入氟会造成急性氟中毒，这种情况多发生于误服事件。偶有病例发生于幼儿大量误吞牙科用含氟产品，如氟片、含氟牙膏和含氟漱口液。急性氟中毒的症状通常为恶心、呕吐、腹痛，严重的会出现生命体征衰竭。通过对急性氟中毒死亡病案的分析，基本确定了氟的致死剂量、安全耐受剂量和可能中毒剂量。致死剂量是指短时间内摄入的可导致死亡发生的剂量。一般认为成人的致死剂量为 2.24～4.48 g 氟，儿童为 0.64～1.28 g 氟。安全耐受剂量是指不会导致死亡的最大剂量。成人的安全耐受剂量为 0.15～0.35 g 氟，儿童为 0.06～0.10 g 氟。可能中毒剂量（probably toxic dose，PTD）是指短时间内摄入的可能引起严重的、危及生命的中毒症状和体征，需要急诊或住院治疗的一次服用的最低剂量。一般认为氟可能的中毒剂量为 5 mg/kg 氟。成人的可能中毒剂量为 0.35 g 氟，儿童为 0.1 g 氟。

饮用适宜浓度的氟化水和食用正常含量的氟化食盐不会造成急性中毒，因为氟浓度低、摄入量有限。对于含氟牙科产品，了解其氟浓度、每个产品包装总的氟含量以及产品的日常使用量与可能中毒剂量的关系对于安全用氟非常重要。我国含氟牙膏的国家标准中规定总氟含量为 0.05%～0.15% 的氟，儿童牙膏总氟含量为 0.05%～0.11% 的氟，市场出售的家庭用含氟漱口液的氟含量多为含 0.05% 的氟化钠溶液。产品包装和剂型均考虑了可能出现的安全性问题。专业人员使用的含氟产品较少，酸性磷酸氟（APF）胶的氟含量为 1.23%。表 12-2 列出了几种主要牙科含氟产品氟含量、日常使用量及其中的含氟量与可能中毒剂量之间的关系。从表中可以看出，无论是专业用氟，还是家庭个人使用氟产品，都应严格遵循正确的使用方法，或按公认的推荐量使用，以避免急性或慢性氟中毒的发生。对于 1.23%APF 胶、高浓度氟化亚锡溶液及其他高氟产品，只供专业人员使用，应尽量减少使用量和口内残留量。对于含氟牙膏，年幼儿童必须在家长监督下使用。所有含氟产品应放于年幼儿童不易触及的地方。

急性氟中毒的发生与所使用的氟化物的种类、溶解性、给药方式，机体对氟的吸收、分布和排泄等代谢状态密切相关。氟化物的溶解性高，胃酸分泌旺盛，机体处于骨骼生长期都利于机体对氟的吸收。由于氟在血浆、组织液和细胞内液之间的扩散主要形式为氟氢酸，因此，组织液的酸碱度会影响氟的分布，肾的功能状态和尿液的酸碱度会影响氟的排泄，从而影响血浆氟浓度。因此，一般认为，摄入氟后的血浆氟峰值浓度的高低是影响急性中毒的决定因素。

发生急性氟中毒后，应立即采取措施减少氟在胃肠道中的进一步吸收，如采用催吐剂催吐，口服 1% 氯化钙或葡萄糖酸钙，也可让患者尽量多饮牛奶。对不能张口或昏迷、抽搐者，

表 12-2　各种含氟牙科产品氟含量、日常使用量与可能中毒剂量的关系

产品种类	氟化物及其含量		氟浓度（%）	日常使用量及其含氟量		达到可能中毒剂量的使用量	
	氟化物	含量（%）		日常使用量	含氟量（mg）	10 kg 儿童	20 kg 儿童
含氟牙膏	氟化钠	0.24	0.11	1 g	1.1	45 g	90 g
	单氟磷酸钠	0.84	0.11	1 g	1.1	45 g	90 g
	单氟磷酸钠	1.14	0.15	1 g	1.5	33 g	66 g
含氟漱口液	氟化钠	0.05	0.023	10 ml	2.3	215 ml	430 ml
	氟化钠	0.20	0.091	10 ml	9.1	55 ml	110 ml
专业人员用胶体	氟化钠（APF）	2.72	1.23	5 ml	61.5	4 ml	8 ml
氟片	0.25 mg 氟			每日 1 片	0.25	200 片	400 片
	0.50 mg 氟			每日 1 片	0.50	100 片	200 片

催吐有误吸危险时，应行气管插管，然后用含钙或活性炭的溶液洗胃，并尽快将患者送往医院进行住院监护治疗。

第二节 氟化物防龋的机制
Anticaries mechanism of fluoride

自20世纪初期氟化物的防龋作用被发现以来，为了弄清氟化物确切的防龋机制，人们在过去的几十年里进行了大量的体外试验、动物实验和临床试验研究，探讨了氟与牙硬组织之间的生化反应，如氟对发育中和发育完成后牙釉质的影响；氟对牙齿组织溶解性的影响与防龋的意义；氟在口腔液体（如唾液、牙菌斑液）中的药物动力学；氟对龋病过程，即对脱矿和再矿化过程的影响；氟在牙菌斑中的动态分布；氟对口腔致龋菌的代谢和对牙菌斑生态的影响。

一、牙釉质结合氟与龋的关系

龋病表现为牙矿物盐的溶解脱矿，因此当人们最初发现氟的防龋作用时，自然推断氟是通过影响牙釉质的溶解性而发挥作用的，认为氟防龋机制是由于牙发育期间摄入适量的氟时，氟替代了羟基磷灰石的羟基形成氟化磷灰石而使牙釉质不易溶解脱矿。此后，人们用很长时间通过体内及体外研究来验证这一机制假说。人们研究了不同程度氟替代形成的含氟羟基磷灰石溶解性的改变，发现氟替代羟基使晶体结构变得稳定，存在替代量增加、溶解性降低的趋势。人们又研究了氟化区和非氟化区牙釉质结合氟含量的差异，却发现由系统摄氟造成的牙釉质氟含量差异较小，对牙釉质溶解性影响不大，不足以影响龋的发生。甚至有研究表明，即使是完全由氟化磷灰石组成的鲨鱼的牙齿组织，在类似牙菌斑的环境中也可发生脱矿。同时，另一方面的研究表明，牙体矿物不是纯的羟基磷灰石，碳酸盐含量很高，碳酸盐是影响牙体矿物溶解性的主要成分，使牙釉质溶解性增加。流行病学调查的结果也不完全支持上述假说，如牙发育完成萌出后用氟仍可获得防龋效果；个体牙釉质氟含量与患龋情况无关，乳牙列和恒牙列牙的易患龋部位的氟水平与不易患龋部位的氟水平无差别；在水氟含量为1.0 mg/L地区生长的人在牙齿萌出后迁入低氟区，其患龋程度与生长在低氟区的人一样；高水氟区与低水氟区牙釉质表层或表层下氟含量的差别不足以解释这两组人群之间患龋率的差异；局部用氟导致的患龋率下降与牙釉质中结合氟量无关。总之，在牙釉质结合氟含量与临床患龋率之间没有找到确切的联系。

二、氟对龋病形成动力学过程的影响

随着人们对龋病形成动力学过程不断深入的认识，对氟的防龋机制也逐渐明确。龋病的形成是脱矿与再矿化过程不断交替发生，互相对抗，最终脱矿占据优势而使牙齿表现为溶解破坏。氟正是通过发挥抑制脱矿和促进再矿化作用而影响龋的发展进程。

在非进食状态时，静止牙菌斑的牙菌斑液为中性，由于牙菌斑中含有较高的矿物离子，牙菌斑液相对于牙齿矿物为过饱和状态。此时，提升牙菌斑液中氟离子活度可增加含氟矿物盐在牙菌斑内和牙菌斑下脱矿牙齿表面的沉积，即促进了再矿化过程的发生。体外试验证实，在这种条件下，0.1～2 mg/L浓度的氟就可增加氟化羟基磷灰石的沉积速率，磷灰石晶体的生长率也大大增加。

另外，ten Cate 和 Arends 等人的研究以及许多体外试验发现，在酸性不饱和溶液中加入低浓度的氟即可大大减慢牙釉质脱矿的速率。Margolis 的研究发现，随着酸性不饱和溶液中氟浓度的增加，牙釉质脱矿的速率减低，在形态学上，脱矿程度逐渐减轻。这是因为在酸性不饱和溶液中加入氟后，溶液对含氟磷灰石变得过饱和，此时在溶液中存在着羟基磷灰石溶解和含氟磷灰石沉积两个同时存在又相互竞争的反应，随着氟浓度的增加，含氟磷灰石在牙面的沉积速率加快，当这一沉积速率超过羟基磷灰石溶解的速率时，脱矿就会受到有效抑制。因此在进食产酸条件下，牙菌斑液呈酸性不饱和状态时有氟存在，可通过加速含氟矿物在牙齿表面的沉积，有效抵抗脱矿的进展过程。

很多体外研究也证明了牙周围酸性溶液中有很低浓度游离氟存在时，比牙中很高含量的固态结合氟能更有效地抑制脱矿。目前认为液态环境中氟离子抑制脱矿和促进再矿化过程减慢了龋病的进展，是氟防龋主要的机制，因此，牙齿周围液态环境中氟的存在和浓度对于防龋具有重要意义。

三、口腔液中氟的来源

唾液、牙菌斑液以及晶体周围间隙液体构成牙齿的液态环境，而且三者之间可通过扩散作用进行物质交换。使用含氟制剂时，口腔液中氟浓度的变化可对龋病脱矿和再矿化动力学过程产生影响，发挥抗龋的作用。

（一）使用含氟制剂对口腔液中氟的直接影响

用氟措施有很多，如氟化水源，家庭使用的含氟牙膏、含氟漱口液，专业人员使用的含氟制剂（如凝胶、液体、糊剂和涂漆）等。口腔接触氟化物时，氟离子可直接进入唾液，并扩散进入牙菌斑液等口腔液中，短时提高氟的浓度。一般唾液氟浓度在 0.01~0.05 mg/L。当使用含氟牙膏或含氟漱口液等含氟产品后，唾液氟浓度会迅速升高 100~1000 倍，随后在大约 1 小时之内又迅速下降，3~6 小时后回到基线水平。氟的清除具有个体差异，可因唾液流率、解剖结构和牙齿数目的不同而异。有研究表明，唾液中含 0.1 mg/L 的氟就足以影响牙釉质晶体的生长，因此提高唾液中的氟浓度可影响脱矿-再矿化的平衡。

唾液氟可通过扩散进入牙菌斑液起作用。通常唾液中的氟浓度很低，可能不是牙菌斑或牙菌斑液中氟的主要来源，使用含氟产品时，氟可从唾液向牙菌斑液中扩散。牙菌斑液中的氟浓度一般比较低，为 0.04~0.1 mg/L，有研究表明，当使用含氟牙膏或含氟漱口液时，牙菌斑液中的氟含量会升高。牙菌斑氟含量高时，龋活动性低。

研究发现，晶体间隙溶液中有游离氟存在。当牙菌斑内 pH 下降时，氟可以氟氢酸的形式向牙内扩散，使晶体周围间隙液体中的氟升高，但速度很慢。另外，晶体、釉柱间隙液体中的氟还可以来源于牙齿晶体的溶解。在酸性条件下，当氟存在于晶体间液时，可以减慢或抑制酸的侵蚀，而且当 pH 回升时，晶体间液中低浓度氟的存在还可以促进含氟钙磷酸盐的形成和已溶解脱矿的晶体的生长，使得晶体表面更加抗酸。低浓度氟的应用有利于氟离子向晶体间液中的扩散和渗透。

（二）氟化钙类物质的形成——氟储库

口腔接触氟化物时，氟还可以在牙表面和牙菌斑内以含氟矿物盐或氟化钙的形式沉积下来，形成氟的储库，作为口腔液中氟的来源。

1. 氟与牙组织的反应　一般认为，低浓度氟长时间与牙接触时，在牙表面可形成氟化磷灰石和氟化羟基磷灰石；而高浓度氟制剂与牙釉质反应的主要产物是氟化钙。氟化钙的形成依赖于制剂的氟浓度、pH、作用时间以及牙的溶解性。使用中性含氟溶液时，氟化钙的形成需要氟浓度较高，时间较长，而在使用低 pH 制剂时，由于牙表面的溶解，钙离子的释放，反应表面积的增加，氟化钙可在短时间内大量形成。在早期龋坏的牙组织内，由于反应表面积增加，氟的沉积更加容易，是早期龋组织比周围正常组织含氟量高的原因。一般认为，由于咀嚼或唾液的冲刷，在牙表面形成的氟化钙会很快丢失，不如牙菌斑中氟化钙的作用重要。

2. 牙菌斑中的氟　牙菌斑作为龋病形成的环境，其化学成分对龋病形成的影响多年来受到人们的关注。很多学者对牙菌斑中氟的存在形式、牙菌斑产酸作用下氟的动态变化、是否存在有效浓度的氟离子、局部用氟措施对牙菌斑氟含量的影响、牙菌斑氟与患龋的关系等问题进行了研究。

研究认为，牙菌斑可以聚集和存留氟，对于防龋起重要作用。牙菌斑中只有少量的氟以离子形式存在于牙菌斑液中，而大部分以结合氟的形式存在于牙菌斑固体。这是因为牙菌斑中含有较高浓度的钙、磷矿物盐离子。使用氟化物时，氟化钙或含有磷酸根的氟化钙类物质（calcium-fluoride-like material）可在牙菌斑中形成。氟还可通过钙与细菌细胞膜结合。当牙菌斑 pH 降低时，结合氟可被分解，释放氟离子。一些研究证明，应用含氟牙膏刷牙、含氟漱口液以及应用含有钙、磷和氟的制剂，可提高牙菌斑固体和牙菌斑液中的氟含量。有研究发现，牙菌斑接触糖以后，牙菌斑液 pH 与氟浓度呈负相关关系。

3. 氟化钙类物质的作用　使用氟制剂后，氟化钙类物质在口腔中的形成对于防龋具有重要意义。氟化钙可在口腔内存留数日或数周，甚至更长时间，原因是氟化钙在唾液中被磷酸根和蛋白质层所覆盖，形成氟化钙类物质，降低了其溶解性。而在酸性条件下，磷酸根和蛋白质可与氢离子结合，氟离子会被释放出来。因此，氟化钙的沉积在口内形成了氟的储库，当牙菌斑内产酸，pH 降低时，提供氟离子，发挥抗脱矿和促进再矿化的作用，抑制龋病的进展。研究认为，应用低浓度氟产品可以提高口腔液中的氟水平，而应用高浓度氟产品可形成氟化钙氟储库，通过长时间提供氟而发挥作用。

由此可见，氟化物防龋作用的发挥有赖于口腔液中一定氟浓度的维持，这种氟浓度的维持又有赖于氟离子从氟库中的释放和供应。牙菌斑液中的氟可来源于唾液、龈沟液，也可来源于牙表面和牙菌斑中沉积的氟化钙的解离。另外，牙在溶解时，其中的结合氟也可释放扩散进入牙菌斑液中。还有研究认为，用氟过程中被口腔黏膜软组织吸收的氟也可进入牙菌斑液中，但不是牙菌斑液氟的主要来源（图 12-1）。

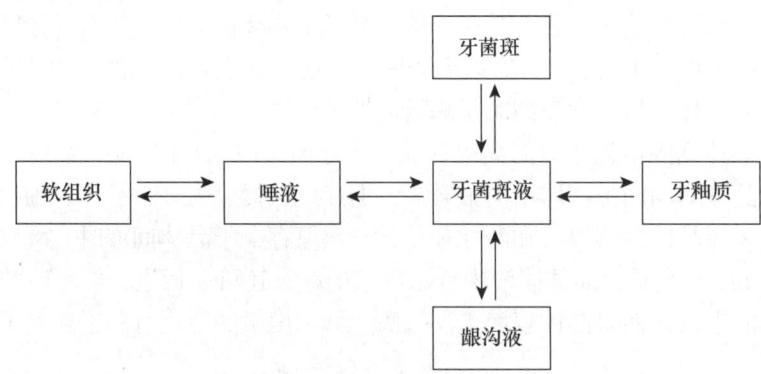

图 12-1　牙菌斑液中氟的来源示意图

四、氟化物对细菌的作用

由于致龋菌作为龋病病原的地位，人们在研究氟与牙釉质之间生化反应的同时，也对氟的抗菌作用进行了深入研究。20 世纪 40 年代就有研究报道氟可抑制纯培养的变异链球菌和乳杆菌对多糖的代谢，随后又有很多有关氟对口腔细菌和牙菌斑生态影响的报道。

氟可抑制糖代谢途径中的烯醇化酶和细胞膜质子泵ATP酶，影响牙菌斑产酸性。在细菌糖酵解的己糖二磷酸途径（糖酵解途径）中，烯醇化酶可催化3-磷酸甘油酸转化为磷酸烯醇式丙酮酸。烯醇化酶需要镁离子活化，而氟化物可与镁离子结合，并结合磷酸盐，从催化位点上去除镁离子，从而抑制了酶活性，使反应底物堆积，产酸减少。另外，氟对质子泵ATP酶产生抑制作用。口腔产酸菌的一个重要的生理特性是，在产生胞外酸的过程中保持胞内pH不变，膜结合型质子泵ATP酶可催化ATP的水解作用，放出酸性终末产物，提供能量。氟化物的抑制作用使得通过质子泵ATP酶途径排出氢离子的能力下降，而使胞质酸化，使菌体内pH平衡受到破坏。然而，氟对烯醇化酶和质子泵ATP酶的抑制作用的研究大都是在体外利用纯化的细菌酶和裂解细胞的结果，有人怀疑氟在体内对于完整细胞是否还具有同样的抑制作用。与其他弱酸一样，氟还可通过胞质酸化作用影响细菌的糖代谢过程，因为低pH条件下氟以氟氢酸的形式渗透进入胞内，影响烯醇化酶和糖转运系统酶的活性。

氟对牙菌斑细菌组成和牙菌斑生态产生影响。尽管一些体外试验表明氟有减少变异链球菌数量的作用，但在体内，仅在使用高浓度氟制剂（如含1.23%的含氟凝胶和使用含0.25%氟的漱口液）时发现变异链球菌的数目减少，而应用低浓度的氟制剂、在高氟区和服用氟片时，特别是使用具有确切防龋效果的含氟牙膏刷牙时，没有发现减少变异链球菌的作用。

体外和体内研究证明，使用某些氟化物可减少细菌的黏附，但是其效果应通过是否抑制细菌的生长和是否减少细菌的产酸性来评价。然而，氟影响牙菌斑产酸性的研究比较少，有研究观察到短时间使用高浓度氟制剂（如2%氟化钠溶液和1%氟化钠凝胶）时，可减少牙菌斑酸的产生，而应用0.5%氟化钠漱口液漱口时，未观察到对牙菌斑产酸性的影响。近年来的体内研究发现，应用氟与铵、锡、铜和锌等金属阳离子的复合物，可降低牙菌斑的产酸性，而这一影响被认为主要是金属离子的抑菌作用所致，而且尚缺乏临床防龋的证据。

虽然体外试验已经证实了氟对口腔细菌糖代谢的抑制作用，但牙菌斑中结合的胞内和胞外氟化物是否能释放出来，并且达到足够高的浓度而发挥这一作用，尚不清楚。如果牙菌斑中的结合氟在pH低于5.5时能够充分释放，细菌的代谢会受到抑制，然而牙菌斑中结合氟的动态过程也不太清楚。氟减少产酸的作用很弱，是否具有防龋意义，微生物产酸速率以及牙菌斑中较小的pH变化对于龋病形成的作用都是未知的问题。因此，应对氟影响牙菌斑生长、对细菌酶的作用和产酸方面进行更多的体内研究，建立更完善的细菌脱矿和再矿化模型，以减少体内及体外研究结果的差异。

基于上述种种问题，目前氟化物在龋病过程中影响细菌代谢的作用已经淡化，认为氟主要在影响脱矿和再矿化方面发挥抗龋作用，因为发挥抗脱矿和促进再矿化作用所需的氟浓度远远低于发挥抗菌作用所需氟浓度。

（王晓灵）

第三节　氟化物防龋的应用
Application of fluoride in caries prevention

目前氟化物防龋的应用方式按照氟化物的作用途径，可以分为全身应用和局部应用两大类。对氟化物防龋机制的理解是确立氟化物防龋方法的理论基础。因此无论是全身用氟，还是局部用氟，都随着氟防龋机制的研究经历一个发展过程，由原来追求增加氟在牙釉质矿物中的结合量，到如何提高牙齿周围溶液中游离氟或氟存留方法的改进。

一、全身应用氟化物

氟化物的全身应用（systemic flouride）是机体通过消化道摄入氟化物，经胃肠道吸收进入血液循环，然后传输至牙齿及唾液等组织，达到预防龋病的目的。具体使用何种氟化物全身应用的方法依循证医学的证据确定，具体包括饮水氟化、食盐氟化、牛奶氟化和使用氟片几种。

（一）饮水氟化

饮水氟化（water fluoridization）是将饮用水的氟浓度调整到最适宜的饮水氟浓度，以达到既能防止龋病的发生，又不引起氟牙症的流行的目的。饮水氟化可分为自来水氟化、学校饮水氟化和家庭饮水氟化。

1. 饮水氟化的历史 饮水氟化的发展过程是典型的由临床观察到流行病学调查，进而实行以社区为基础的公共卫生干预措施的过程，据此可将饮水氟化的发展史分为4个阶段。

第一阶段是临床发现阶段，从1901年至1933年。临床观察结果表明，饮水中氟化物对减少儿童患龋率有作用。第二阶段是流行病学调查阶段，从1933年至1945年。这一阶段主要调查了饮水氟浓度与龋病的关系。Dean调查饮水氟浓度、氟牙症及龋病之间的关系，首次提出氟牙症与龋病的负相关关系，并发现当饮水氟浓度为1 mg/L时，龋病下降最明显，并只出现散在的氟牙症。第三阶段是证明阶段，从1945年至1954年。在饮水中加入少量的氟化物以预防龋病最早在美国密歇根州的大急流城开展。第四阶段是技术转化阶段，从1950年至今。美国努力在所有适合实行且技术、设备允许的地区实行饮水氟化，涉及多种组织的共同努力。据美国疾病预防控制中心统计，截至2016年，美国接受氟化水的人口百分比为62.4%（201 565 162 / 323 127 513）。

2. 饮水氟化的应用 饮水氟化已得到全球150多个科学和卫生组织的认可，如世界卫生组织（WHO）、国际牙科联盟（FDI）、国际牙科研究协会（IADR）等。Mullane于2016年发表的文章汇总估算全球接受氟化水源供应的总人数为369 226 000人，截至2011年4月，在25个开展饮水氟化的国家和地区中，中国香港地区、新加坡饮用氟化水人口达100%，文莱达92%，澳大利亚达79%，爱尔兰、马来西亚达73%，以色列达69%，智利达64%，美国达60%，新西兰达53%，加拿大达42%，巴西达38%。

我国于1965年在广州市开始实施饮水氟化，加氟标准平均为0.8 mg/L，1975年改为0.7 mg/L，1984年10月被迫停止；1974年在原广东省东莞县莞城镇实行饮水氟化，平均加氟浓度为0.6 mg/L，没有出现氟牙症，1987年完全停止。两地均有调查显示，自实施饮水氟化以来，龋病患病率显著下降，且1990年的调查显示，广州停止饮水氟化后，患龋率有所上升。

D.M. O' Mull于2016年提出实施饮水氟化应满足以下条件：①社区患龋率水平较高或呈中等水平，或有明显上升趋势；②一个国家（或地区）的经济和技术发展达到中等水平；③市政自来水供应可为大部分家庭提供；④人们饮用水来自市政供水系统，而不是来自水井、蓄水池或其他水源；⑤自来水处理厂或泵站有所需的设备；⑥有可靠来源的氟化物制剂，且质量合格；⑦自来水处理厂有接受过培训的工人，且能够维护系统并进行必要的记录；⑧有足够的资金作为启动和运行成本。

3. 饮水氟化的评价 饮水氟化的优点包括：①饮水氟化的安全性已得到充分肯定；②饮水氟化的防龋效果非常显著；③与其他方法相比，饮水氟化简单易行、费用低廉；④饮水氟化具有初级卫生保健要求的公平性。

饮水氟化的不足之处：①可引起轻度氟牙症的患病率升高，尽管大多数学者认为这种轻度的氟牙症不影响美观，但仍有人对此表示忧虑；②人群应用的氟化水的量仅占氟化水总量的2%~3%，这样可能会造成氟的浪费以及环境中氟的污染；③需要通过立法程序，增加了实施的难度。

（二）食盐氟化

食盐氟化（salt fluoridation）是调整食盐的氟浓度，并以食盐作为载体，将氟化物加入食品中，以达到适量供氟、预防龋病的目的。

1. 食盐氟化的应用　食盐氟化适用于没有开展饮水氟化或没有自来水的低氟区。不同国家或地区由于饮食习惯的不同，人群对盐的摄入量也不尽相同，因此在选用食盐氟化时，其含氟量也有所不同，一般为 90~350 mg/kg。瑞士是世界上最早研究和应用食盐氟化预防龋病的国家，到目前为止，世界已有多个国家和地区应用氟化食盐防龋，如瑞士、澳大利亚、法国、德国等，我国湖北武汉曾进行过临床试验研究。

D.M. O'Mull 于 2016 年提出实施食盐氟化应满足以下条件：①社区患龋率水平较高或呈中等水平，或有明显上升趋势；②饮水氟浓度较低；③饮用水来源多，给饮水氟化带来严重的经济障碍；④缺乏开展饮水氟化的政治支持、社区居民的意愿及相关资源；⑤可集中生产或在合适的地方生产国产食盐，且有包装和监测的经验；⑥建议在卫生机构、食盐生产者、销售人员、分销商和社区之间进行协调，建立适当的监测机制，以便有效执行；⑦如果地区或国家没有能力生产氟化食盐，可以引进氟化食盐，或者在引进的食盐中加入氟化物，也需要建立上述协调和监测机制。

2. 食盐氟化的评价　实施食盐氟化除了具有与饮水氟化类似的效果外，还有一些饮水氟化所没有的优点，主要包括：①覆盖人群广泛，不受地区条件限制，可大规模地生产和供应；②不需要设备完好的供水系统；③与饮水氟化相比，减少氟的浪费；④生产和控制方法简单，费用较低；⑤每个家庭可自由选择，无心理上的压力。

氟化食盐的不足之处在于：①防龋效果与大众接受程度和范围有关，因此，氟化食盐的推广需要加强对大众的宣传和教育；②难以精确控制每一个体的耗盐量，特别是对幼儿，存在着摄盐量过少而达不到良好的防龋效果；③食盐摄取量在不同地区与不同人群之间差异很大，WHO 推荐每人每日摄入量为 6 g，我国全国平均为 13.2 g，北方地区可高达 20 g 以上，这对氟化食盐氟含量的确定带来一定困难；④氟化食盐的销售范围难以控制，如果氟化食盐进入高氟或适氟地区，会造成危害。

（三）牛奶氟化

牛奶氟化（milk fluoridation）是将适量的氟化物添加到牛奶之中，使牛奶达到所需要的氟化物浓度。

1. 牛奶氟化的应用　氟化牛奶可以不同形式生产，如液体奶和奶粉。牛奶是一种氟化物的良好载体，又属于非致龋食品。用于牛奶氟化的氟化物有氟化钠、氟化钙、单氟磷酸钠和硅氟。

20 世纪 50 年代瑞士儿科专家 Ziegler 就提出牛奶氟化防龋的设想。1986 年 WHO 与英国 Borrow 基金会（BDMF）共同建立了国际牛奶氟化防龋社区试验项目，在 10 余个国家和地区进行，开展了一系列的研究。依据不同年龄儿童饮奶量的不同，牛奶氟化的剂量在 2~5 mg/L，儿童摄氟量为 0.4~1.0 mg/d。

2. 牛奶氟化的评价　牛奶氟化预防龋病是 WHO 推荐的一种可供选择的全身用氟措施，它与饮水氟化和食盐氟化一样，安全、有效和经济，只是氟的生物利用率略低于饮水氟化（80% 左右）。国际上有研究表明，每日用氟化牛奶可降低乳牙龋 40%~53%，可降低恒牙龋 44%~89%。我国北京已开展了社区牛奶氟化的试点工作，2 年结果显示，降低乳牙新生龋 33%。氟化牛奶防龋效果还需做更多的研究，应鼓励对开始年龄、剂量和每年最低摄入量进行进一步研究。

（四）使用氟片

氟片（fluoride tablet）是由氟化钠或酸性氟磷酸盐加香料、赋形剂、甜味剂制成的片剂。

1. 氟片的应用 口服氟片适用于低氟区没有实施任何全身用氟防龋措施的儿童，特别是龋病高危或易感儿童。目前推荐的有 0.25 mg 和 0.5 mg 两种不同的含氟量，由口腔科医师开处方后方可服用，每次处方氟化钠总剂量不得超过 120 mg。应用剂量与当地饮水氟浓度和儿童年龄有关。2008 年美国儿童牙科学会（AAPD）推荐的不同年龄儿童的日需供氟标准剂量列于表 12-3。

表 12-3 儿童每日供氟标准剂量（mg/d）

年龄（岁）	饮水氟浓度（mg/L）	
	<0.3	0.3~0.6
0~0.5	0	0
0.5~3	0.25	0
3~6	0.50	0.25
6~16	1.00	0.50

注：在上述年龄范围内，如饮水氟浓度 > 0.6 mg/L，则不推荐使用氟片

欧洲的推荐剂量为：在饮水氟浓度<0.3 mg/L 的情况下，2 岁以下儿童不建议使用氟片，2~6 岁儿童建议每日摄入 0.25 mg 氟，7~18 岁儿童及青少年建议每日摄入 0.5 mg 氟；在饮水氟浓度≥0.3mg/L 的情况下，不建议再进行全身应用氟化物。新西兰的推荐剂量为：3 岁以下儿童不建议使用氟片，3~5 岁儿童建议每日摄入 0.25mg 氟，6~8 岁儿童建议每日摄入 0.5 mg 氟，9 岁及以上儿童建议每日摄入 1 mg 氟。

在制定儿童补充氟片的用量时，需要充分考虑以下因素：饮用水中氟化物浓度、氟牙症患病率、婴儿开始服用含氟滴剂或片剂的年龄及氟化物含量、儿童的患龋风险、氟化物牙膏的销售和使用情况等。各国需要仔细考虑是否建议使用氟化物补充剂（滴剂和片剂），因为依从性存在不确定性，如果 6 岁以下儿童服用超过建议剂量，就有氟中毒的风险。

2. 氟片的评价 系统回顾分析表明，口服氟片对乳牙龋的预防效果不明显，而对学龄儿童的恒牙龋预防效果较肯定（龋面均降低 20%~70.5%）。

口服氟片可有效降低龋病的患病率，同时具有成本低廉、方法简单以及能精确控制氟的摄入量的优点。但由于家长易忘记、怕麻烦等因素，致使不易长期坚持，日常生活的依从性可能很差。因此，作为一项公共卫生措施，氟片的应用是有限的。

出于对用药安全性的考虑，到目前为止，我国卫生医药主管部门尚未审核、批准用于儿童龋病预防的氟片和滴剂。而且在世界卫生组织（WHO）推荐的全身应用氟防龋措施中并没有包括使用氟片。

二、局部应用氟化物

局部应用氟化物（topical flouride）是采用不同方法将氟化物直接用于牙的表面，目的是抑制牙表面的溶解脱矿和促进再矿化，以提高牙齿的抗龋力。局部用氟的适用范围较广，既适用于未实施全身用氟的低氟区或适氟地区，也可与全身用氟联合使用，以增强其防龋效果。局部用氟适用于大多数人群，尤其多用于儿童和青少年。局部用氟的途径包括含氟牙膏、含氟漱口液、含氟涂料、含氟凝胶及含氟泡沫等。

（一）含氟牙膏

含氟牙膏（fluoride toothpastes）是指含有氟化物的牙膏。用于含氟牙膏的氟化物有氟化

钠、单氟磷酸钠及氟化亚锡等。

1. 含氟牙膏的种类　氟化钠（sodium fluoride）是首先在牙膏中采用的一种"离子"型氟化物。早期，氟化钠牙膏中氟化钠的浓度是 0.22%，由于氟化钠与牙膏中的碳酸钙、磷酸钙等摩擦剂不相容，使氟离子失去活性，防龋效果不明显。经过对磨料进行了合理选择后，新的氟化钠牙膏中氟化钠的浓度为 0.24%（含 0.11% 氟），遇水即刻释放出氟离子。氟化钠牙膏的 pH 接近中性，一般比较稳定，没有使牙染色的缺点。

单氟磷酸钠（sodium mono-flurophosphate，SMFP）牙膏是一种共价型氟化物牙膏，含单氟磷酸钠（Na_2PO_3F）的浓度为 0.76%，单氟磷酸钠相当于含 0.1% 氟。主要特点是：①单氟磷酸钠与多种摩擦剂（如不溶性偏磷酸、无水磷酸二钙、二水合磷酸二钙、三氧化铝、二氧化硅及磷酸钙等摩擦剂）的相容性好。②含单氟磷酸钠牙膏对牙不染色，pH 接近中性且比较稳定，对人无不良反应。

氟化亚锡（stannous fluoride）具有内在抗菌作用、抗龋作用及牙本质脱敏作用。具有代表性的产品是 0.4% 氟化亚锡牙膏，摩擦剂为与氟化亚锡有较好的相容性的焦磷酸钙，临床防龋效果良好。1964 年得到美国牙医学会（ADA）认可，是第一个得到认可的含氟牙膏。

氟化胺作为一种有机氟化物，具有特殊的分子结构，氟离子与一种有机脂肪酸胺结合。氟化胺牙膏的摩擦剂为不溶性偏磷酸钙或硫酸钡。氟化胺是典型的表面活性剂，使用氟化胺牙膏能使氟快速分布于牙表面，增加氟的沉积与牙釉质对氟的摄取，增强牙釉质的抗酸能力并促进再矿化。

2. 含氟牙膏的应用　含氟牙膏是世界上应用最广泛的局部用氟防龋方法，也是容易学习和掌握的自我口腔保健方法和公共卫生措施，适用于低氟和适氟地区的各年龄组人群。目前发达国家市场上的牙膏 90% 以上是含氟牙膏。50 多年以来，大量的临床试验结果表明，含氟牙膏的防龋效果是肯定的。许多专家的共识是含氟牙膏在世界范围内的广泛应用是使龋病患病水平持续下降的主要原因之一。

目前大多数牙膏含氟量为 1000~1100 mg/kg。2019 年发表的一篇 Cochrane 系统综述显示，牙膏中的含氟浓度与防龋效果间存在着剂量-效应关系。含氟牙膏的防龋效果与人群中患龋（龋面均）的基线水平呈正相关，即基线水平越高，防龋效果越显著。在专业人员的指导下使用可获得较高的防龋效果。

6 岁以上的儿童和成人，每日用含氟浓度高于 1000 mg/kg 的牙膏刷牙 2 次，每次牙膏用量约 1 g，可达到有效的预防效果。3~6 岁的儿童，每次牙膏用量约为"豌豆"大小（约为 0.5 g），同时应在家长监督与指导下使用，以免儿童过多地吞咽牙膏。出生 6 个月到 3 岁的婴幼儿，第一颗乳牙萌出后，家长应使用含氟牙膏为他们每日刷牙 2 次。为确保安全性和有效性，建议 0~3 岁婴幼儿使用氟浓度为 500~1100 mg/kg（即总氟量为 0.05%~0.11%）的含氟牙膏，每次刷牙牙膏使用量为"米粒"大小（15~20 mg）。

3. 含氟牙膏的评价　由于含氟牙膏的使用方法简便、易于被接受，效果显著、无不良反应，是值得大力推广的一种理想的自我口腔保健措施。

2019 年发表的一篇 Cochrane 系统综述显示，对于儿童乳牙龋的预防，使用 1500 mg/kg 含氟牙膏与不使用含氟牙膏相比防龋效果增加，1055 mg/kg 与 550 mg/kg 的含氟牙膏防龋效果相似，1450 mg/kg 与 440 mg/kg 含氟牙膏相比防龋效果略增加。对于儿童和青少年恒牙龋的预防，使用 1000~1250 mg/kg 或 1450~1500 mg/kg 含氟牙膏防龋效果与不使用含氟牙膏相比防龋效果增加，1450~1500 mg/kg 含氟牙膏与 1000~1250 mg/kg 相比，防龋效果略增加，1700~2200 mg/kg 和 2400~2800 mg/kg 含氟牙膏与 1450~1500 mg/kg 相比防龋效果相似。

在北京完成的含氟牙膏防龋临床试验，1334 名 3~6 岁儿童被分为试验组和对照组，在 24 所幼儿园的老师监督下应用 0.243%（1100 mg/L）氟化钠牙膏和空白对照牙膏早、晚刷牙 2 次，每次用"黄豆"大小膏体（用量约 0.48 g），2 年后试验组与对照组相比龋面均减少 20.7%。值得一提的是，在试验的同时进行了尿氟安全性监测，结果显示，开始刷牙后尿氟排量试验组比对照组高 40%，1 个月后至 2 年结束时两组儿童的刷牙后尿氟排量没有显著性差异，说明幼儿园老师监督学龄前儿童刷牙和控制牙膏用量的方法是可以解决学龄前儿童应用含氟牙膏刷牙预防龋病可能引起摄入氟安全性问题。

（二）含氟漱口液

含氟漱口液（fluoride mouth rinse）是指用中性或酸性氟化钠、氟化亚锡、氟化铵等配成的漱口液。

1. 含氟漱口液的应用　常用的含氟漱口液是氟化钠漱口液，浓度包括 0.2%NaF（氟离子浓度为 900 mg/L）溶液以及 0.05%NaF 溶液（氟离子浓度为 230 mg/L）。使用 0.2%NaF（氟离子浓度为 900 mg/L）溶液，建议每周一次，适用于学校或幼儿园的防龋项目，需要在老师或专业人员的监督下使用。使用 0.05% NaF 溶液（氟离子浓度为 230 mg/L），建议每日一次，可由患者在家使用，患儿需在家长的监督下使用。

使用含氟漱口液时，根据儿童的年龄，用量筒或注射器取 5 ml 或 10 ml 配好的溶液于漱口杯中，5~6 岁儿童每次用 5 ml，6 岁以上儿童每次用 10 ml，嘱儿童将溶液含入口中，鼓漱 1 分钟后吐出，半小时内不进食或漱口。使用含氟漱口液要防止误吞，学龄前儿童最好不用。各种含氟漱口液要用塑料容器包装，以保证有效氟浓度的稳定。

使用含氟漱口液是简便易行、经济有效的局部用氟措施，氟化钠漱口液因价格便宜和味道易于接受最为常用。含氟漱口液适用于居住在中等或高发龋地区的人群，对龋活跃性较高或易感人群、牙齿正畸戴固定矫治器者以及一些不能实行口腔自我健康护理的残疾患者。含氟漱口液在龋病低发地区使用效果不明显或不值得推荐应用。

2. 含氟漱口液的评价　对于某些特殊人群，应用含氟漱口液能收到良好的防龋效果，如经放射治疗或手术治疗等造成唾液腺功能减退，唾液分泌量减少的患者；配戴正畸矫治器或可摘义齿造成牙菌斑堆积的患者；保持口腔卫生有障碍的残疾人；牙龈萎缩，根龋易感的老年人；猛性龋患者等。但是对于 6 岁以下的儿童，世界卫生组织不推荐使用含氟漱口液预防龋病。

Marinho 于 2016 年发表的一篇 Cochrane 系统综述纳入了 37 项临床试验研究，涉及 15 813 名 16 岁及以下儿童及青少年，含氟漱口液的防龋效果用预防分数（prevented fraction，PF）来评价，即试验组与对照组新发龋的差异占对照组新发龋的比例。结果表明，使用含氟漱口液的防龋效果用龋面均 D（M）FS 评价时，预防分数为 27%（95% 可信区间 25%~30%），用龋均 D（M）FT 评价时，预防分数为 23%（95% 可信区间 18%~29%）。且此篇系统综述没有发现使用含氟漱口液的防龋效果与受试者基线患龋情况、氟化物的暴露情况、含氟漱口液浓度和使用频率有关。

（三）含氟涂料

含氟涂料（fluoride varnish）是一种加入了氟化物的有机溶液，将其涂布于牙齿表面，以预防龋病。

1. 含氟涂料的应用　始于 20 世纪 60 年代，1964 年 Schmidt 首次提出使用一种高氟浓度的涂料，作为局部用氟的防龋制剂，之后在欧洲得到广泛应用，并取得良好的防龋效果。在中国的儿童龋病预防公共卫生项目中含氟涂料也有一定的应用。含氟涂料需定期使用，一般情况下每年使用 2 次。对于高危人群，可每年使用 4 次。

目前常见的含氟涂料产品有 Duraphat（氟离子浓度为 22 600 mg/L）和 Fluor Protector（氟离子浓度为 1000 mg/L），还有一些产品如 Duraflor（氟离子浓度为 22 600 mg/L）、Carex（氟离子浓度为 18 000 mg/L）、Bifluoridl2（氟离子浓度为 27 100 mg/L）等。Duraphat 以一种天

然树脂（松香）为基质，含 5% 氟化钠，溶于乙醇，是一种黄褐色、凝胶状黏稠的涂料。Fluor Protector 是以合成的、多氨基甲酸乙酯为基础的透明树脂，二氟硅烷（0.9% 湿重）溶于乙酸乙酯和丙酸异戊酯溶液中，是一种无色、流动性较强的液体，凝固后呈透明状。

使用含氟涂料方法非常简单，但操作必须严格按步骤进行。①清洁牙面：用低速慢钻带动橡皮杯蘸清洁剂或抛光膏清洁牙齿表面，也可让患者自己用牙刷刷牙，彻底清洁牙齿表面。②隔湿和干燥：用棉卷进行隔湿，用气枪吹干牙面。③涂含氟涂料：涂 Duraphat 时，用小刷子或棉签将涂料直接涂抹于牙齿上，并可借助牙线将涂料带到邻面；涂 Fluor Protector 时，可用小刷子或带钝针头的注射器将涂料直接涂抹于牙齿上。④固化：涂料可以很快在口腔内的潮湿环境中凝固；⑤医嘱：要求患者最好在 2~4 小时内不进食，以保证涂料与牙齿表面的最大接触，不脱落。嘱患者于治疗后 4 小时内进流食或松软食品，不要咀嚼过硬的食物，当晚不能刷牙、使用牙线以及其他口腔卫生保健措施。

2. 含氟涂料的评价　许多临床试验证实了含氟涂料的防龋功效，到目前为止，大多数研究都用于儿童。Marinho 于 2013 年发表的一篇 Cochrane 系统综述纳入 22 项研究，分析显示，与安慰剂或不使用含氟涂料相比，每年应用 2~4 次含氟涂料可使儿童和青少年的恒牙患龋风险降低 43% 和乳牙患龋风险降低 37%，且防龋效果不受初始患龋水平及是否暴露于其他来源氟化物的影响。

含氟涂料有以下优点：①含氟浓度高。由于所需剂量少，减少了被吞咽的危险。因此，涂料中可含较高的氟。②快速凝固并黏附到牙齿表面。这样不但提高了牙釉质表面的氟化物浓度，而且延长了氟化物与牙釉质表面的接触时间。③操作简单，需时少。由于潮湿的表面能促进涂料的凝固，因此，无须严格干燥牙面；每例患者仅需 3~5 分钟。④少有恶心、呕吐等不适反应，患者易于接受。

使用 Duraphat 的缺点在于涂布后可导致牙齿短暂变色，刷牙可使其恢复正常；少数患者可对其产生接触性过敏；牙龈出血者禁用。

（四）含氟凝胶

含氟凝胶（fluoride gel）和含氟泡沫（fluoride foam）是两种局部用氟用品，均使用酸性磷酸氟。

1. 含氟凝胶的应用　含氟凝胶有不同的含氟浓度。个人自我保健使用 0.5%（5000 mg/L）的酸性磷酸氟（APF）凝胶、0.1%（1000 mg/L）的氟化亚锡（SnF_2）凝胶；供专业人员使用的 APF 凝胶的含氟浓度为 1.23%（12 300 mg/L）。含氟凝胶一般第 1 年每个季度使用 1 次，以后每半年使用 1 次。

专业人员与个人使用的含氟凝胶现在都较少用作公共卫生措施，含氟凝胶适用于下列人群：①高度易感光滑面龋危险的人群；②高度易感根龋危险的人群；③正畸患者、头颈部放疗患者或口干症患者；④恒磨牙需要封闭，但不能做封闭的儿童。

供个人使用的凝胶可以放置在托盘内使用或直接用于刷牙。由专业人员使用的含氟凝胶适用于医院和牙科诊所，如用于学校，在牙科医师监督指导下，由经过培训的卫生人员来操作。专业人员使用的含氟凝胶的应用程序如下。①选择合适的托盘：将托盘试置于儿童口中，选择的托盘大小应和牙列相一致。②放置适量的含氟凝胶：将含氟凝胶置于托盘的边缘下 2 mm 左右，此时既能覆盖全部牙齿，又能避免凝胶溢出托盘。③放置含氟凝胶托盘：使用高压空气干燥牙面，但不需要对牙面进行预清洁，再轻柔地放置含氟凝胶托盘进入儿童口内，嘱其轻咬，使凝胶布满整个牙面和牙间隙。④引流口腔唾液：在治疗过程中，要求儿童身体应坐直，最好使用吸唾装置吸出凝胶和唾液的混合物；如果没有吸唾装置，头应该向前、向下，使口内混合液流入可回收的塑料治疗盘中，以减少儿童对含氟凝胶的吞咽。⑤含氟凝胶与牙列必须接触 4

分钟后取出托盘，嘱儿童吐出残留的凝胶或取出托盘后，拭去黏附在牙面上和牙间隙的凝胶。⑥嘱患儿治疗后半小时不要漱口、饮水和进食。

2. 含氟凝胶的评价 含氟凝胶是一种局部用氟的防龋方法，Marinho 于 2015 年发表的一篇 Cochrane 系统综述纳入了 28 项临床试验研究，涉及 9140 名 16 岁及以下儿童及青少年，含氟凝胶的防龋效果用预防分数（prevented fraction，PF）来评价，即试验组与对照组新发龋的差异占对照组新发龋的比例。结果表明，大部分研究（25 项研究，8479 名受试者）是探讨含氟凝胶对于恒牙列的防龋效果，预防分数为 28%（95% 可信区间 19%～36%），少数研究（3 项研究，1254 名受试者）探讨含氟凝胶对于乳牙列的防龋效果，预防分数为 20%（95% 可信区间 1%～38%）。

含氟凝胶的优点有：①用托盘放置含氟凝胶一次可以处理全口牙；②操作简单；③所用时间少；④可被大多数儿童接受。

含氟凝胶的缺点有：①对胃肠道有刺激，可引起恶心和呕吐反应；②使用之后血浆及尿氟浓度较高；③操作过程中需使用吸唾装置。

（五）含氟泡沫

含氟泡沫是一种富含氟离子的泡沫，局部应用于牙表面，以预防龋病。

1. 含氟泡沫的应用 含氟泡沫的含氟浓度和 pH 与含氟凝胶相同。含氟泡沫使用方法与注意事项同含氟凝胶，虽然含氟泡沫的用量只有含氟凝胶的 1/5～1/4，但它们对提高牙釉质中氟离子含量的效果却是相近的。但是，在世界卫生组织推荐的氟防龋措施中并没有包括使用含氟泡沫。

2. 含氟泡沫的评价 关于含氟泡沫对儿童乳、恒牙的防龋作用的临床研究较少。2005 年武汉大学口腔医学院进行了 2 项整群随机、安慰剂对照、双盲的 1.23% 含氟泡沫预防乳牙及恒牙的临床研究。其中一项研究是对 392 名 3～4 岁幼儿园儿童每年 2 次应用含氟泡沫，每次 4 分钟，2 年后与对照组相比，试验组儿童乳牙新生龋减少 24.2%；试验组儿童乳牙邻面新生龋比对照组减少 36.8%。另一项研究是针对 6～7 岁的学龄儿童，观察含氟凝胶和含氟泡沫对第一恒磨牙的防龋效果，结果显示，2 年后试验组儿童第一恒磨牙光滑面的新生龋比对照组儿童减少 41%，并且证实含氟泡沫、含氟凝胶均对光滑面龋有明显的预防作用。

三、氟化物防龋的注意事项

无论从专业、个人还是公共卫生的角度，合理、有效地利用氟化物防龋，都依赖于对龋病形成的动力学过程、氟化物的作用机制、氟的药物动力学，特别是氟在较低浓度时与氟牙症的关系以及氟对骨组织的影响等基础理论的深入了解，提出科学的用氟方法。

（一）氟化物防龋的基本原则

不存在哪种用氟方法是最好的和唯一的。在决定采用一种最适合的公共卫生用氟措施时，应同时考虑社区的经济发展状况、教育水平、龋患和龋发状况、牙科资源、特殊生活条件或饮食习惯，而且任何一种用氟方法实施前都应综合考虑氟的总体摄入情况，因为人体摄氟是多源性的。建议开展氟化物防龋时，应遵循以下原则。

1. 低浓度、高频率使用氟化物 由于氟化物防龋的主要机制是病变部位存在游离氟离子，抑制矿物溶解的脱矿过程和促进矿物沉积的再矿化过程。因此，无论从个人、专业还是公共卫生的角度，都应采用能够通过局部反复接触，以维持口腔液体中有效氟离子浓度的用氟措施。

2. 控制总摄氟量在安全范围内 因为增加任何一种氟防龋措施都有可能增加过多摄氟的危险。任何一种氟防龋措施实施前，口腔公共卫生管理人员都应该明确目标人群的总摄氟量以及患龋状况，并进行防龋效果的评估和安全性的定期监测。

3. 在某一地区只能采用一种全身用氟的方法 饮水加氟是迄今为止世界上最有效、最经济、最易行的公共卫生措施。因此，安全实施饮水加氟措施应做好饮水氟浓度的监测和加氟过程的监管工作。应保障适宜的加氟设备以及操作人员的培训，既不能因为加氟量不足造成防龋效果不佳，更不能加氟过量而导致急性中毒或慢性氟牙症的增加。

4. 使用含氟牙膏刷牙是最简便、易于接受的局部用氟方式 儿童应用牙膏的氟浓度应考虑儿童的年龄、龋患情况和存在其他氟暴露的可能性。患龋率高时，可考虑在学校应用含氟溶液漱口，对龋易感患者，也可推荐每日常规使用。专业人员使用的含氟涂料、含氟凝胶，特别推荐用于龋高风险患者使用。口腔专业人员应综合分析个体的龋易感状况，有针对性地选择不同剂型和浓度的氟化物。

（二）专业人员采取局部用氟措施的建议

对临床应用方式而言，含氟凝胶（泡沫）和含氟涂料操作方法比较简单，可由经过培训的口腔护士进行操作；患者对含氟涂料的接受性高于含氟凝胶（泡沫），且含氟涂料操作时间亦少于含氟凝胶（泡沫）。在专业人员使用局部用氟措施后，关于患者对氟摄入的危险性方面，含氟凝胶的危险性最大，其次是含氟泡沫，含氟涂料最低。但从成本角度考虑，含氟涂料的费用高于含氟凝胶（泡沫）。

总结专业人员使用的局部用氟措施，须遵循的原则如下：

1. 专业人员使用的局部用氟措施能有效预防乳、恒牙龋的发生，推荐用于社区儿童乳、恒牙龋病的预防，但不推荐在有适宜饮水氟化社区的低龋活性的人群使用。6岁以下儿童不能使用含氟凝胶防龋。

2. 从成本效益考虑，专业人员使用的局部用氟措施并不是口腔临床工作中常规应用的一种预防项目。在临床上应用时，必须首先对个体龋敏感性进行评估，针对不同的个体制订防龋措施。

3. 专业人员使用的局部用氟措施的频率取决于患者对龋的敏感性，从成本效益考虑，一般推荐每半年应用1次。

4. 在专业人员使用局部用氟措施时，对牙面预清洁并不是一项不可缺少的步骤。

5. 含氟凝胶和含氟泡沫在口腔内应用4分钟才能发挥最大的防龋作用。

6. 在专业人员使用局部用氟措施过程中，必须严格监控，尽量减少患者对氟的摄入。专业人员对学龄前儿童局部用氟后，需要至少观察30分钟后才能准许儿童离开诊室。

7. 高浓度的含氟涂料具有明显的抗牙本质敏感的作用，应用后再结合使用抗敏感牙膏，能取得更好的抗牙本质敏感效果。

（三）世界卫生组织关于氟防龋的建议

2016年世界卫生组织专家组对世界各国应用氟化物预防龋病提出了15点建议：

1. 社区饮水氟化是安全、有效的预防龋病的方法，并具有良好的成本效益，建议在社会可接受和可行的地方开展。饮水中氟化物的最佳浓度通常在 0.5～1.0 mg/L。

2. 在社会不能接受或不可行的情况下，应考虑将最低浓度为含氟量 250 mg/kg 的氟化食盐作为切实可行的替代方法。

3. 牛奶氟化防龋的效果是肯定的，特别是与学校健康项目整合或是在加入饮食和营养计划的情况下，牛奶氟化是非常具有成本效益的。

4. 需要对现有水源的含氟水平进行详细的了解，并对地方性氟中毒地区进行水质化学分析调查。相关的政府部门应就地下水的开发制定明确规定，以避免在高氟地区挖饮水井。

5. 有向大气中排放氟化物的工业或有富含氟化物矿物的矿山的国家，应采取和执行环境保护措施。

6. 应了解增加婴幼儿从各种来源过度接触氟的危险的饮食习惯，并采取适当行动将氟暴露减少到最佳水平。

7. 开展氟防龋公共卫生项目时，需要在人群中定期监测尿氟水平，并定期监测儿童氟牙症的患病率和严重程度，使口腔公共卫生负责人在必要时调整接触氟化物。

8. 对于一些氟牙症流行的氟病区，建议研究和开发可负担得起的家庭和社区局部除氟技术。

9. 在实施现有和新方案时，应对预防龋病方案的有效性进行评估。

10. 氟片和滴剂作为一种公共卫生措施的应用有限。在中、低龋病患病率的地区，应采取保守的处方政策。在龋病患病率高的地区，应根据儿童的年龄和接触氟化物的情况，包括饮用水的氟化物含量，采用剂量方案。

11. 在任何时间，在社区或个别人身上只应使用一种全身应用氟化物的方法，除非儿童有患上龋病的高风险。

12. 世界卫生组织建议使用含氟牙膏，其含氟量应在 1000～1500 mg/kg。由于含氟牙膏是控制龋病的一种非常有效的手段，因此必须尽一切努力确保发展中国家能够买得起含氟牙膏。含氟牙膏防龋作为一项公共卫生措施，国家应给予生产企业税收等方面的优惠。

13. 含氟牙膏应该含有这样的建议：对于 6 岁以下的儿童，刷牙时应在家长的监督下进行，以尽量减少吞咽。牙膏用量要非常少［长度小于 5 mm、"豌豆"大小、或一薄层（约 0.25 g）］，涂于牙刷或牙签上。低含量氟化物牙膏的预防龋病功效是专门为儿童制造的，但还没有得到很好的证实。

14. 在低氟地区，可建议在学校开展刷牙项目或含氟漱口液项目，但需考虑推行的成本，并根据社区的患龋情况而定。儿童不宜使用含氟漱口液。

15. 建议进一步研究氟化物防龋在成年人中的作用。

（司　燕）

小　结
Summary

氟广泛分布于自然界中，人体对氟的摄入是多元性的，主要的摄入来源是水和食物。含氟牙科产品也是一个不可忽视的潜在的摄氟来源。氟主要从胃肠道吸收，主要分布于矿化组织中，主要从肾排出。用氟具有防龋的作用，同时也有发生氟牙症的危险，但按推荐的使用方式和使用量，用氟不会发生急性中毒反应。氟防龋主要的机制是口腔液体中低浓度氟的存在可以抑制脱矿，减慢病变的进展和促进再矿化修复。口腔液体中有效氟浓度的维持主要依赖于牙菌斑中氟库的存在和氟离子的释放。因此，临床医师应该向患者推荐氟化物防龋的合理应用方式是低浓度高频率的用氟方式，以维持口腔中的有效氟浓度，从而达到将其副作用降低至最低程度的前提下，最大限度地发挥其抗龋效应。

目前氟化物防龋的应用方式按照氟化物的作用途径，可以分为全身应用和局部应用两大类。氟化物的全身应用是机体通过消化道摄入氟化物，经胃肠道吸收进入血液循环，然后传输至牙齿及唾液等组织，达到预防龋病的目的。氟化物全身应用的方法包括饮水氟化、食盐氟化、牛奶氟化和使用氟片几种。局部用氟是采用不同方法将氟化物直接用于牙的表面，目的是抑制牙表面的溶解脱矿和促进再矿化，以提高牙齿的抗龋力。局部用氟的途径包括含氟牙膏、含氟漱口液、含氟涂料、含氟凝胶及含氟泡沫等。采取哪种应用氟化物的措施需要因人而异、因地制宜。

名词术语
Definition and terminology

总氟摄入量（total fluoride intake）：人体对氟的"总体摄入量"，即通过饮水、食物、空气和含氟牙科产品等途径摄入的总氟量。

适宜氟摄入量（optimal fluoride intake）：是指人体从各种途径摄入的、维持机体正常生理功能而不会对健康产生不良影响的总的摄氟量。一般认为在 0.05～0.07 mg/（kg·d），这样既能有效减少龋病，又不会引起氟牙症增加。

可能中毒剂量（probably toxic dose，PTD）：是指短时间内摄入的可能引起严重的、危及生命的中毒症状和体征，需要急诊或住院治疗的一次服用的最低剂量。

（王晓灵　司　燕）

中英文专业词汇索引

Stephan 曲线（Stephan curve） 75

A

暗层（dark zone） 89

B

饱和度（degree of saturation） 79
变异链球菌（*S. mutans*） 63
表层（surface zone） 89
表层下脱矿（subsurface demineralization） 92
病损体部（body of the lesion） 89
病灶感染（focal infection） 136

C

残留龋（residual caries） 109
成牙本质细胞（odontoblast） 29
成牙本质细胞层（odontoblast layer） 30
成牙本质细胞上区（supraodontoblast region） 30
成牙本质细胞突（odontoblastic process） 25
成牙本质细胞突周间隙（periodontoblastic space） 25
成牙本质细胞下层（subodontoblastic zone） 30
成牙骨质细胞（cementoblast） 27
成釉器（enamel organ） 12
成釉细胞（ameloblast） 14
成釉细胞突（ameloblastic process） 19
窗口感染（windows of infection） 152

D

蛋白溶解-螯合学说（proteolysis-chelation theory） 55
蛋白溶解学说（proteolytic theory） 54
低龄儿童龋（early childhood caries，ECC） 138
第三期牙本质（tertiary dentin） 26，106
点隙窝沟龋（pit and fissure caries） 107
洞底剩余牙本质厚度（residual dentin thickness，RDT） 107，113

E

二级预防（secondary prevention） 183

F

反应性牙本质（reactionary dentin） 26
放射性龋（radiation caries） 108
氟化钙类物质（calcium-fluoride-like material） 206
氟化双氨银（silver diamine fluoride，SDF） 142

G

根面龋（root-surface caries） 107
根龋（root caries） 107
根龋指数（root caries index，RCI） 166
骨样牙本质（osteodentin） 26
固有牙髓（pulp proper） 31
管间牙本质（intertubular dentin） 25
管周牙本质（peritubular dentin） 25
果糖基转移酶（frucosyltransferase，FTF） 67

H

赫特维希上皮根鞘（Hertwig root sheath） 16
横纹（cross striation） 21
化学寄生学说（chemico-parasitic theory） 52
化学细菌学说（chemico-bacterial theory） 52
坏死崩解层（zone of destruction） 97
患龋率（prevalence of caries experience） 165
获得性膜（acquired pellicle） 50，71

J

基质泡（matrix vesicle） 24
急性龋（acute caries） 108
继发龋（secondary caries，recurrent caries） 109，118
继发性牙本质（secondary dentin） 26
间接牙髓治疗（indirect pulp therapy，IPT） 141，144
绞釉（gnarled enamel） 22
颈环（cervical loop） 14
静止龋（arrested caries） 108，119

K

颗粒层（granular layer） 26
孔隙率（porosity） 86
口干性龋（xerostomia caries） 108
口腔常驻微生物（the resident oral microflora） 39
口腔健康促进（oral health promotion） 184
口腔健康教育（oral health education） 184

L

蕾状期（bud stage） 13
类牙骨质（cementoid） 27
链球菌属（*Streptococcus*） 40

邻面龋（approximal smooth-surface caries） 107
磷酸转移酶系统（phosphotransferase system, PTS） 62

M

慢性龋（chronic caries） 107
帽状期（cap stage） 13
猛性龋（rampant caries） 108, 119, 139

N

耐酸反应性（acid tolerance response, ATR） 66
耐酸性（acid tolerance） 62
内釉上皮（inner enamel epithelium） 13
年轻恒牙（young permanent teeth, immature permanent teeth） 139

P

皮革样牙本质（leathery dentine） 116
偏光显微镜（polarization microscope） 86
平滑面龋（smooth surface caries） 88, 107
葡聚糖结合蛋白（glucan-binding proteins, Gbps） 65
葡糖基转移酶（glucosyltransferase, GTF） 66

Q

前期牙本质（predentin） 25
潜行性龋（undermining caries） 94, 106
球间牙本质（interglobular dentin） 26
龋斑（caries spot） 106
龋病（dental caries） 1
龋病的测量指标（measuring index of dental caries） 164
龋病发病率（caries incidence rate） 165
龋病风险评估（caris risk assessment） 127
龋病管理（caries management） 129
龋病学（cariology） 2
龋齿（decayed tooth） 1
龋均（mean DMFT） 165, 167
龋面均（mean DMFS） 165
龋损（caries lesion） 102

R

乳酸脱氢酶（lactate dehydrogenase, LDH） 65
软牙本质（soft dentine） 116

S

三级预防（tertiary prevention） 184
三联因素学说（three principle factors theory） 56
上皮根鞘（epithelial root sheath） 16
施雷格板（Schreger band） 22
适宜氟摄入量（optimal fluoride intake） 199
双折射（birefringence） 86
死区（dead tract） 26
酸原学说（acidogenic theory） 52
髓核（pulp core） 31
髓周牙本质（circumpulpal dentin） 26
缩余釉上皮（reduced dental epithelium） 16

T

特纳牙（Turner tooth） 135
透明层（translucent zone） 88, 95
透明牙本质（translucent dentin） 25
透性酶系统（permease system） 62
托姆斯突（Tomes process） 19
脱矿（demineralization） 79
脱矿层（zone of demineralization） 96
唾液分泌低下（hyposalivation） 32
唾液流率（salivary flow rate） 32

W

外釉上皮（outer enamel epithelium） 13
微创牙科（minimal intervention dentistry） 141
喂养龋（nursing caries） 138
温度测验（thermal test） 113
窝沟封闭（pit and fissure sealing, PFS） 188
窝沟龋（fissure caries） 94
无龋率（caries-free rate） 165
无细胞牙骨质（acellular cementum） 27
无釉柱牙釉质（aprismatic enamel） 20

X

细胞牙骨质（cellular cementum） 27
细菌侵入层（zone of bacterial invasion） 96
显著龋病指数（significant caires index, SiC） 166
新生线（neonatal line） 21
星网状层（stellate reticulum） 13
修复性牙本质（reparative dentin） 26

Y

牙板（dental lamina） 12
牙本质（dentin） 23
牙本质发生（dentinogenesis） 23
牙本质磷蛋白（dentin phosphoprotein, DPP） 24
牙本质龋（dentin caries） 94
牙本质小管（dentinal tubule） 24
牙本质液（dentinal fluid） 25
牙骨质（cementum） 27
牙骨质发生（cementogenesis） 27
牙骨质龋（cementum caries） 97
牙菌斑（dental plaque） 57, 70
牙菌斑液（dental plaque fluid） 73
牙蕾（dental bud） 12
牙囊（dental sac） 12
牙胚（tooth germ） 12
牙乳头（dental papilla） 12
牙髓（dental pulp） 29
牙髓-牙本质复合体（pulp-dentin complex） 23, 106
牙髓电活力测验（electric pulp test, EPT） 114
牙髓干细胞（dental pulp stem cell） 30
牙髓诊断试验（pulp diagnostic test） 113
牙釉质（enamel） 18

牙釉质发生（amelogenesis） 18
牙釉质龋（enamel caries） 87
牙釉质生长线（incremental line of enamel） 21
牙釉质牙骨质界（enamelo-cemental junction） 28
一级预防（primary prevention） 183
隐匿性龋（hidden caries） 107
硬化牙本质（sclerotic dentin，firm dentine） 26，116
硬牙本质（hard dentine） 116
游离面龋（free smooth-surface caries） 107
釉板（enamel lamella） 21
釉丛（enamel tuft） 21
釉面横纹（perikymata） 21
釉梭（enamel spindle） 21
釉小皮（enamel cuticle） 22
釉牙本质界（enamel-dentine junction，EDJ） 21
釉柱（enamel rod） 19
预防性树脂充填（preventive resin restoration，PRR） 141
原发龋（primary caries） 109
原发性上皮带（primary epithelial band） 12
原发性牙本质（primary dentin） 26

Z

再矿化（remineralization） 79
早期龋（incipient caries，initial caries lesion） 106
早期釉质龋（early enamel caries） 106
罩牙本质（mantle dentin） 25
蔗糖非依赖性黏附（sucrose-independent adhesion） 64
指数（index） 164
致龋菌（cariogenic bacteria） 57
中间层（stratum intermedium） 14
钟状期（bell stage） 14
重度低龄儿童龋（severe early childhood caries，S-ECC） 138
总氟摄入量（total fluoride intake） 199

主要参考文献

[1] 冯希平. 口腔预防医学 [M]. 7版. 北京：人民卫生出版社，2020.
[2] 王兴. 第四次全国口腔健康流行病学调查报告 [M]. 北京：人民卫生出版社，2018.
[3] 冯希平. 中国龋病防治指南 [M]. 北京：人民卫生出版社，2016.
[4] 高学军. 临床龋病学 [M]. 2版. 北京：北京大学医学出版社，2013.
[5] 高学军，岳林. 牙体牙髓病学 [M]. 2版. 北京：北京大学医学出版社，2013.
[6] 葛立宏. 儿童口腔医学 [M]. 2版. 北京：北京大学医学出版社，2013.
[7] 徐韬. 预防口腔医学 [M]. 2版. 北京：北京大学医学出版社，2013.
[8] 高岩，李铁军. 口腔组织学与病理学 [M]. 2版. 北京：北京大学医学出版社，2013.
[9] 谢秋菲. 牙体解剖与口腔生理学 [M]. 2版. 北京：北京大学医学出版社，2013.
[10] 张筱林. 口腔生物学 [M]. 2版. 北京：北京大学医学出版社，2013.
[11] 岳松龄. 岳松龄现代龋病学 [M]. 北京：科学技术文献出版社，2009.
[12] 齐小秋. 第三次全国口腔健康流行病学调查报告 [M]. 北京：人民卫生出版社，2008.
[13] 刘天佳. 口腔疾病的微生物学基础 [M]. 北京：人民卫生出版社，1999.
[14] 郑麟蕃，吴少鹏，李辉菶. 中国口腔医学发展史 [M]. 北京：北京医科大学中国协和医科大学联合出版社，1998.
[15] 北京医学院口腔医学系. 口腔病防治学 [M]. 北京：人民卫生出版社，1974.
[16] 郑麟蕃. 口腔内科学 [M]. 北京：人民卫生出版社，1960.
[17] MACHIULSKIENE V, CAMPUS G, CARVALHO J C, et al. Terminology of Dental Caries and Dental Caries Management: Consensus Report of a Workshop Organized by ORCA and Cariology Research Group of IADR [J]. Caries Res, 2020, 54（1）:7-14.
[18] DUNCAN H F, GALLER K M, TOMSON P L, et al. European Society of Endodontology position statement: Management of deep caries and the exposed pulp [J]. Int Endod J, 2019, 52（7）: 923-934.
[19] PERES M A, MACPHERSON L M D, WEYANT R J, et al. Oral diseases: a global public health challenge [J]. Lancet, 2019, 394（10194）: 249-260.
[20] TOUMBA K J, TWETMAN S, SPLIETH C, et al. Guidelines on the use of fluoride for caries prevention in children: an updated EAPD policy document [J]. Eur Arch Paediatr Dent, 2019, 20（6）: 507-516.
[21] WALSH T, WORTHINGTON H V, GLENNY A M, et al. Fluoride toothpastes of different concentrations for preventing dental caries [J]. Cochrane Database Syst Rev, 2019, 3（3）: CD007868.
[22] RITTER A V, BOUSHELL L W, WALTER R. Sturdevant's art and science of operative dentistry [M]. 7th ed. St. Louis：Elsevier, 2018.
[23] Scottish Dental Clinical Effectiveness Programme Committee. Prevention and management of dental caries in children: dental clinical guidance [M]. 2nd ed. Dundee：Scottish Dental Clinical Effectiveness Programme, 2018.
[24] SLAYTON R L, URQUHART O, ARAUJO M W B, et al. Evidence-based clinical practice guideline on nonrestorative treatments for carious lesions: A report from the American Dental Association [J]. J Am Dent Assoc, 2018, 149（10）: 837-849.
[25] NANCI A. Ten Cate's Oral histology, development, structure and function [M]. 9th ed. St. Louis：Elsevier, 2018.
[26] BERKOVITZ B K B, HOLLAND G R, MOXHAM B J. Oral anatomy, histology and embryology [M]. 5th ed. philadelphia：Elsevier, 2018.
[27] Schwendicke F. Management of deep carious lesions [M]. Berlin：Springer, 2018.

[28] AHOVUO-SALORANTA A, FORSS H, WALSH T, et al. Pit and fissure sealants for preventing dental decay in permanent teeth [J]. Cochrane Database Syst Rev, 2017, 7 (7): CD001830.

[29] GOLDBERG M. Understanding dental caries from pathogenesis to prevention and therapy [M]. Paris: Springer, 2016.

[30] MCDONALD R, AVERY D. Dentistry for the Child and Adolescent [M]. 10th ed. St. Louis: Elsevier, 2016.

[31] Policy on Early Childhood Caries (ECC): Classifications, Consequences, and Preventive Strategies [J]. Pediatr Dent, 2016, 38 (6): 52-54.

[32] AHOVUO-SALORANTA A, FORSS H, HIIRI A, et al. Pit and fissure sealants versus fluoride varnishes for preventing dental decay in the permanent teeth of children and adolescents [J]. Cochrane Database Syst Rev, 2016, 2016 (1): CD003067.

[33] O'MULLANE DM, BAEZ RJ, JONES S, et al. Fluoride and Oral Health [J]. Community Dent Health, 2016, 33 (2): 69-99.

[34] INNES N P, FRENCKEN J E, Bjørndal L, et al. Managing Carious Lesions: Consensus Recommendations on Terminology [J]. Adv Dent Res, 2016, 28 (2): 49-57.

[35] FEJERSKOV O, NYVAD B, KIDD E. Dental caries: the disease and its clinical management [M]. 3rd ed. Oxford: Wiley-Blackwell, 2015.

[36] YOUNG D A, NOVY B B, ZELLER G G, et al. The American Dental Association Caries Classification System for clinical practice: a report of the American Dental Association Council on Scientific Affairs [J]. J Am Dent Assoc, 2015, 146 (2): 79-86.

[37] ISMAIL A I, PITTS N B, TELLEZ M, et al. The International Caries Classification and Management System (ICCMS^{TM}) An Example of a Caries Management Pathway [J]. BMC Oral Health, 2015, 15 (Suppl 1): S9.

[38] KASSEBAUM N J, BERNABE E, DAHIYA M, et al. Global burden of untreated caries: a systematic review and meta regression [J]. J Dent Res, 2015, 94 (5): 650-658.

[39] GOLDBERG M. The dental pulp: biology, pathology, and regenerative therapies [M]. Berlin Heidelberg: Springer, 2014.

[40] MEYER-LUECKEL H, EKSTRAND K R, PARIS S. Caries management - science and clinical practice [M]. Stuttgart: Thieme, 2013.

[41] LI MY. Contemporary Approach to Dental Caries [M]. Rijeka: InTech, 2012.